疾患を有する高齢者の口腔健康管理

編集／下山和弘　羽村　章

一般財団法人　口腔保健協会

序　文

　高齢者になっても好きなものを美味しく食べるためには幼少期からの適切な口腔清掃による口腔環境の維持が必須である．口腔環境の維持はセルフケアなくしてなし得ない．適切なセルフケアが困難になると，介護者による日常的ケア，専門的ケアの重要性が増してくることになる．いわゆる口腔ケアのためには高齢者の心身の理解に基づいた指導やケアの実践が望まれる．歯科治療や摂食嚥下リハビリテーションにおいても高齢者の心身の理解は不可欠のものである．すなわち口腔健康管理のためには高齢者の心身の理解は不可欠な前提条件であるといえる．

　本書刊行の目的は，口腔健康管理を安全，安楽に，しかも効果的に行うための基本的および臨床的な知識・技術を提供することにある．本書では，口腔健康管理の基本的事項，栄養管理と食事介助，口腔健康管理の実践のために必須の心身の問題について，臨床の場で役立つという視点から解説を行っている．本書の対象は歯科医師，歯科衛生士ではあるが，医師，看護師，保健師，言語聴覚士など多くの専門職種にも活用できるように配慮している．

　口腔機能の改善は患者のみならず患者の家族にも大きな影響を与えることがある．パーキンソン病の高齢者が食事のときにむせて義歯が口から飛び出してしまうので，飛び出さない義歯を作ってほしいと依頼を受けたことがある．食事に苦しむ父親の姿をみるのがつらく，また外食ができない父親がいるため6年間家族一緒に外食をしたことがなかったと息子夫婦は語っていた．パーキンソン病では嚥下障害が起こるのはやむを得ないと医師に説明されているので，今更検査は受けたくないと言われ，摂食嚥下機能の検査を受けてもらえなかった．患者と家族の強い希望により新たに全部床義歯を製作したところ，むせずに食べられるようになったと感謝されたことになった．食事が普通にできるようになったので父親と一緒に家族が外食できるようになり，家族の生活も変わったと息子夫婦から喜ばれた．口腔健康管理が果たす役割の大きさが理解できよう．

　歯を失って初めて歯の大切さがわかる．健康長寿を目指して食に気を付けてはいるが，肝心の歯を失ってしまい，「バランスのよい食事がとりにくくなった」「自分の歯で好きなものを食べられなくなった」「食の好みが変わった」などと訴える高齢者は多い．「口腔機能の向上」から「栄養改善」，さらに「運動器の機能向上」に至ることを考えると，栄養管理，食事介助は必須の事項であるといえる．歯科診療の場では義歯などによる治療の効果判定のために栄養状態をみるべきであるといわれている．とりわけ要介護者では食事の状況を観察することが重要であると指摘されている．栄養管理と食事介助については本書でも重要な項目として取り上げた．

　超高齢社会となったわが国において本書が役立つことができれば幸いである．最後に，本書の完成の労を惜しまなかった口腔保健協会関係諸氏に深く感謝の意を表す．

　2017年7月

編集者一同

目　　次

第1章　口腔健康管理の基本　　　　　　　　　　　　　　　　　下山和弘　1

1. 口腔衛生管理 …………………………………………………………………………… 1
   1) 口腔健康管理とは／1　　2) 口腔衛生管理の重要性／2
   3) 口腔衛生管理の基本的なプロセス／2
2. 口腔機能管理 …………………………………………………………………………… 28
   1) 摂食嚥下とその障害／28　　2) 摂食嚥下障害の原因／28
   3) 摂食嚥下障害の症状／30　　4) スクリーニング／30　　5) 嚥下内視鏡検査／37
   6) 嚥下造影／37　　7) 臨床的重症度分類と摂食状態／38　　8) 訓練法／40

第2章　栄養管理と食事介助　　　　　　　　　　　　　　　　　石井良昌　43

1. 栄養管理とは ………………………………………………………………………… 44
   1) 口腔管理の重要性／44　　2) 健康寿命／46　　3) 栄養管理／48
   4) NST（nutrition support team：栄養サポートチーム）／48　　5) 栄養評価／49
   6) 経腸栄養と静脈栄養／55
2. 安全な食事介助を行うため …………………………………………………………… 57
   1) 嚥下食，介護食（食材）／57　　2) 摂食姿勢／60　　3) 食事環境，食器／67

第3章　誤嚥性肺炎の病態と予防策　　　　　　　　　　　　　　須田牧夫　70

1. 誤嚥性肺炎とは ……………………………………………………………………… 70
   1) 定義／70　　2) 原因／70　　3) 症状／72　　4) 検査・診断／72
   5) 医療・介護関連肺炎診療ガイドライン／72
2. 特に配慮が必要な患者とは ………………………………………………………… 73
   1) 摂食嚥下障害者（要介護高齢者）／73　　2) 胃瘻造設，気管挿管／74
3. 歯科治療時・口腔ケア時・摂食機能訓練時の注意点 …………………………… 75
   1) 誤嚥の予防／75　　2) 口腔衛生管理／77　　3) 姿勢／77　　4) 吸引方法／78
   5) 摂食機能訓練時の注意点／78　　6) 最後に／78

第4章　感染性心内膜炎の病態と予防策　　　　　　　　　　　　深山治久　81

1. 感染性心内膜炎とは ………………………………………………………………… 81
   1) 定義／81　　2) 原因／81　　3) 症状／82　　4) 検査・診断／83
   5) 歯科治療と感染性心内膜炎／83

2．歯科治療時・口腔ケア時の注意点……………………………………………………………84
　　　1）口腔内の洗滌／84　　2）定期的な歯科受診／84　　3）口腔衛生管理（口腔ケア）／84
　　　4）抗菌薬の予防投与／85

第5章　薬剤関連顎骨壊死の病態と予防策　　　　　　　　　　　　　　　田中　彰　87

　1．MRONJとは…………………………………………………………………………………87
　　　1）定義／87　　2）原因／88　　3）リスク因子／89　　4）臨床症状／90
　2．歯科治療時・口腔ケア時の注意点……………………………………………………………93
　　　1）治療／93　　2）患者の管理／95

第6章　悪性腫瘍患者の口腔健康管理　　　　　　　　　　　　　　　　　　　　　99

　1．がん（悪性腫瘍）とは………………………………………………………岩佐康行　99
　　　1）定義／99　　2）口腔がんと頭頸部悪性腫瘍／100　　3）口腔がんの原因／101
　　　4）症状／102　　5）検査・診断／103　　6）口腔がんの治療方法／104
　2．歯科治療時・口腔ケア時の注意点…………………………………………岩佐康行　106
　　　1）手術療法／106　　2）放射線療法／106　　3）薬物療法／109
　　　4）口腔がん患者の摂食嚥下リハビリテーション（摂食機能訓練）／111　　5）まとめ／116
　3．周術期口腔機能管理の重要性………………………………………………福永大二郎　117
　　　1）概要／117　　2）周術期口腔機能管理が必要な理由／117
　　　3）周術期口腔機能管理の実際／119　　4）症例／120　　5）まとめ／122
　4．終末期ケア……………………………………………………………………助川顕士　122
　　　1）はじめに／122　　2）緩和ケアと終末期ケア／122
　　　3）終末期患者の口腔衛生管理と口腔機能管理の実際／125　　4）咬傷への対応／127
　　　5）口腔湿潤剤／128　　6）エンゼルケアとエンゼルデンチャー／128
　　　7）その拒否，本当に認知症？／128
　　　8）地域包括ケア構想と地域包括ケアネットワーク／129

第7章　脳血管疾患患者の口腔健康管理　　　　　　　　　　　　　　大渡凡人　134

　1．脳血管疾患と脳卒中…………………………………………………………………………135
　　　1）脳卒中（stroke）／136
　　　2）一過性脳虚血発作（transient ischemic attack：TIA）／149
　2．歯科治療時・口腔ケア時の注意点……………………………………………………………150
　　　1）脳卒中の既往のある外来患者における注意点／151
　　　2）入院患者，要介護施設入所者における注意点／153

3）嚥下訓練における注意点／154

第8章　パーキンソン病患者の口腔健康管理　　三浦雅明　161

1. パーキンソン病とは……………………………………………………………………161
　　1）疫学／161　　2）診断／161　　3）症状／162　　4）治療／169
2. 口腔における問題─口腔管理や歯科治療時の注意点…………………………………171
　　1）診療および口腔ケア実施の時間帯／171　　2）口腔ケアの実施において　171
　　3）治療に際しての注意／172

第9章　認知症高齢者の口腔健康管理　　枝広あや子　177

1. 認知症とは………………………………………………………………………………177
　　1）疫学／177　　2）定義と原因疾患／177　　3）診断／180　　4）検査／184
　　5）臨床症状の捉え方：中核症状と周辺症状（BPSD）／184
　　6）アルツハイマー病（Alzheimer's disease：AD）／187
　　7）血管性認知症（vascular dementia：VaD）／190
　　8）レビー小体型認知症（dementia with Lewy bodies：DLB）／192
　　9）前頭側頭型認知症（frontotemporal dementia：FTD）／195
2. 歯科治療時・口腔ケア時・摂食機能訓練時の注意点…………………………………198
　　1）口腔症状への影響／198　　2）口腔衛生を困難にする要因／199
　　3）適切な介入への手がかり／200　　4）終末期までのケア／203
　　5）歯科医療者の認知症対応力の向上に向けて／205

第10章　うつ病患者の口腔健康管理　　羽村　章　211

1. うつ病とは………………………………………………………………………………212
　　1）定義／212　　2）原因／212　　3）治療／213　　4）症状／213
　　5）歯科診療の場におけるうつ病患者の発見（スクリーニング）／214
　　6）専門医療機関への紹介／215　　7）高齢者のうつ病の特徴／216
2. 歯科治療時・口腔健康管理時の注意点…………………………………………………216
　　1）口腔内に現れる症状／216　　2）歯科診療における注意点／217
　　3）歯科保健指導のポイント／218

索引…………………………………………………………………………………………………220

第1章

口腔健康管理の基本

1. 口腔衛生管理

1) 口腔健康管理とは

　保健・医療・福祉の専門職では「口腔ケア」は共通語といえる．しかし，口腔ケアという用語は多種多様な使われ方がなされている．ときには狭義の口腔ケア，すなわち口腔清掃を意味し，ときには口腔清掃とともに口腔機能訓練をも意味するなど，用語の意味が明確ではない．意味が明確な用語が必要とされており，また「口腔ケア」が商標登録されていることもあり，「口腔ケア」に代わる用語が歯科医学の分野では必要とされている．

　日本老年歯科医学会が公表している老年歯科医学教育基準 2015 年 7 月 31 日版[1]では口腔衛生管理，口腔機能管理，口腔ケアが口腔健康管理の項目に記載されている．また，日本歯科医学会では，広範囲の意味をもつ「いわゆる口腔ケア」は歯科医師の関与度等から判断し，関与度の強い「口腔機能管理」と「口腔衛生管理」および歯科医療関係者だけではなく他職種や一般の人々も行う「口腔ケア」に分けるとしている[2]．日本歯科医学会の示す口腔機能管理とは歯科治療であり，歯科医師が主に行うものである．生活の場にいる要介護高齢者の場合を考えると，セルフケアを基本とし，家族・介護職などによる日常的ケア，歯科医師・歯科衛生士による専門的ケアによって口腔ケアと口腔衛生管理とが行われることになる．セルフケアと日常的ケアが効果的に実施されるためには，歯科医師・歯科衛生士による評価に基づいた指導が必要となる．歯科医師・歯科衛生士による指導によって口腔ケアが効果的・効率的なものとなる．また日常的ケアを行うことによって，家族・介護職などによる口腔内の問題の早期発見が可能となり，歯科医療につなげることができる．また，医療の場では看護師によるケアなども重要な役割を担うことを忘れてはならない．

　一方，日本老年歯科医学会が編集した用語辞典では，「口腔ケア」は口腔清掃を含む口腔環境の改善から摂食嚥下の機能回復や維持・増進をめざした行為すべてを含む一般用語であり，学術用語としては「口腔健康管理」を用いるとしている[3]．口腔健康管理は「口腔衛生管理」と「口腔機能管理」からなり，「口腔衛生管理」は口腔清掃を含む口腔環境の改善など口腔衛生にかかわるセルフケア，コミュニティケアおよびプロフェッショナルケアの総称であり[4]，「口腔

機能管理」は口腔機能の回復および維持・増進にかかわるセルフケア，コミュニティケアおよびプロフェッショナルケアの総称とされている[5]．

本書では多様な読者を対象にしており，保健・医療・福祉の専門職のなかで口腔ケアという用語が使われてきたことを鑑みて，口腔ケアという用語も従来通り用いることにする．

2）口腔衛生管理の重要性

口腔の健康を維持・増進するためには口腔衛生管理が適切に行われなければならない．優れた補綴歯科治療を行っても口腔衛生管理が行われなければ補綴装置が口腔内で長期間機能することは望めない．すなわち，口腔衛生管理が行われなければ口腔機能管理は持続可能な管理とはならない．

感染性心内膜炎，誤嚥性肺炎，骨吸収抑制薬関連顎骨壊死・薬剤関連顎骨壊死，人工呼吸器関連肺炎などに対する口腔衛生管理の必要性や周術期口腔機能管理の重要性が指摘されている．また，口から食べることの重要性，摂食嚥下機能・摂食嚥下リハビリテーションの重要性が認識されているが，摂食嚥下リハビリテーションを行ううえでの基本として良好な口腔衛生があげられていることは周知のこととなっている．

口腔の健康の心身への影響を考えると，口腔健康管理はいかなる人に対しても必須のものであるといえる．口腔衛生管理・口腔ケアなくしては口腔健康管理は成り立たない．

3）口腔衛生管理の基本的なプロセス

口腔衛生管理の基本的なプロセスはアセスメント（情報の収集・分析），目標設定，計画策定（プランニング），介入（プラン実施），モニタリング，再アセスメントとなる（**表1**）．

（1）アセスメント手法

歯科医師・歯科衛生士は口腔健康管理に必要とされる情報を得る必要がある．要介護者が置かれた環境，心身の状態，口腔衛生や摂食嚥下をはじめとする口腔の機能や疾患など，口腔健康管理に必要な種々の要因を把握する必要がある．心身の状態については医師，看護師などからの情報を得る必要がある．

a．心身に関するアセスメント手法

要介護高齢者を対象とした口腔衛生管理においては，心身の状態の理解とともに環境や人的資源などに関する情報収集・分析が特に重要である．また他職種との協働のためには情報の共有が必要となる．種々のアセスメント手法が開発されている（**表2**）．

b．口腔アセスメント手法

歯科治療の目標はQOLの維持・向上にある．QOLの維持・向上のためには口腔機能管理，口腔機能の維持・向上が必要となる．う蝕，歯周病による歯の喪失は口腔機能の低下につなが

表1　口腔衛生管理のプロセス

①アセスメント（情報の収集・分析）
　　人的資源（家族など）
　　生活環境
　　ADL
　　心身状態：医学的管理状況
　　　　　　　口腔内状態；歯科疾患，義歯の状態，清掃状態等
　　　　　　　摂食嚥下をはじめとする口腔機能の評価
　　介護サービスなどの利用状況
②目標設定
　　歯，口腔粘膜，義歯などに関する目標設定
③計画策定（プランニング）
　　目標達成のための計画策定
④介入（プラン実施）
⑤モニタリング
⑥再アセスメント

要介護高齢者本人による口腔清掃が困難な場合には，積極的な介入が必要となる．

る．う蝕，歯周病，粘膜疾患などの予防には口腔衛生管理が重要であり，口腔機能管理の基本となっている．そのため，口腔健康管理に密接な関係をもつ事項に関する情報収集・分析が重要となる．要介護高齢者の場合には多職種との協働が必要であり，関連する専門職がアセスメント可能な手法が必要である（**表3**）．

　Eilers Oral Assessment Guide（OAG）は骨髄移植を受けた患者の口腔内評価などで有効性が検証されており[6]，日本語に翻訳されている[7]（**図1**）．OAGを改訂したものとして，Revised Oral Assessment Guide（ROAG）がある[8]．ナーシングホーム入所者の口腔保健評価のためのアセスメントツールとして開発されたBrief Oral Health Status Examination（BOHSE）[9]はリンパ節，舌，唾液，天然歯など，10項目の評価を行うもので，BOHSEを修正したOral Health Assessment Tool（OHAT）は8カテゴリーからなる口腔スクリーニングツールである[10]．OHATは日本語に訳されOHAT-Jとして紹介されている[11,12]（**図2**）．

c．含嗽による評価

　歯をブラッシングした後に含嗽することはほとんどすべての人が行っていることである．また，消炎作用のある薬剤を含んだ含嗽剤を使用して含嗽することが口内炎などで行われている．含嗽はリンシングとガーグリングに大別され，対象とする部位が異なる（**表4**）．含嗽は種々の機能を使って行われている．そのため，含嗽は口腔機能の指標といわれている．含嗽の可否の評価は有用である．要介護者に対して口腔清掃を行うときに含嗽が可能ならば誤嚥のリスクや清掃の困難度が低い可能性が高い．

表2 心身に関するアセスメント手法

1. 基本チェックリスト
   わが国の介護予防事業において介護が必要となる可能性が高いと見込まれる人に対して使用する.
   要介護状態等となるおそれの高い状態にあると認められる者は介護予防事業の対象者になる.
   日常生活関連動作, 運動器の機能, 栄養状態, 口腔機能, 閉じこもり, 認知症, うつに関する25項目よりなる.

2. 障害高齢者の日常生活自立度（寝たきり度）判定基準
   何らかの障害を有する高齢者の日常生活自立度を客観的かつ短時間に判定する.
   わが国の介護保険制度では要介護認定調査, 主治医意見書に使われている.
   状態, 特に移動に関わる状態像に着目して, 日常生活の自立の程度をランク分けする.

3. 認知症高齢者の日常生活自立度判定基準
   認知症高齢者の日常生活における自立度を客観的かつ短時間に判定する.
   わが国の介護保険制度では要介護認定調査, 主治医意見書に使われている.
   意思疎通の程度や症状・行動に着目し, 家族や介護者からの情報を参考にして日常生活の自立の程度をランク分けする.

4. 高齢者総合的機能評価簡易版（CGA7：Comprehensive Geriatric Assessment 7）
   最も簡易な総合機能評価方法である.
   意欲, 認知機能（2項目）, 手段的ADL, 基本的ADL（2項目）, 情緒・気分の7項目からなる.

5. バーセルインデックス（Barthel Index）
   基本的日常生活動作の評価方法である.
   食事, 車椅子からベッドへの移乗, 整容, トイレ動作, 入浴, 歩行, 階段昇降, 更衣, 排便コントロール, 排尿コントロールの10項目よりなる.

6. 機能的自立度評価法（FIM：Functional Independence Measure）
   ADL評価法であり, 介護負担度の評価が可能である.
   セルフケア6項目, 排泄コントロール2項目, 移乗3項目, 移動2項目, コミュニケーション2項目, 社会的認知3項目よりなる.

7. 手段的日常生活動作尺度（IADL：Instrumental ADL）
   地域における自立生活に必要な最低限度の日常生活の活動度を評価する.
   Lawtonらの手段的日常生活動作尺度は電話を使用する能力, 買い物, 食事の準備, 家事, 洗濯, 移送の形式, 自分の服薬管理, 財産取り扱い能力の8項目よりなる.
   老研式活動能力指標は13項目よりなる.

8. 改訂長谷川式簡易知能評価スケール（HDS-R：Hasegawa's Dementia Scale-Revised）
   高齢者を対象とした認知症のスクリーニングスケールである.
   年齢, 日時の見当識, 場所の見当識, 言葉の記銘, 計算問題, 数字の逆唱, 言葉の遅延再生, 物品記銘, 言葉の流暢性の9項目よりなる.

9. ミニメンタルステート検査（MMSE：Mini Mental State Examination）
   認知症の簡易判定検査である.
   日時の見当識, 場所の見当識, 3物品名の復唱, 計算, 3物品名の遅延再生, 物品呼称, 文章復唱, 3段階の命令, 書字理解, 文章書字, 図形構成からなる.

10. 老年期うつ病評価尺度短縮版（GDS-15：Geriatric Depression Scale 15）
    高齢者を対象としたうつ症状のスクリーニング検査である.
    うつの症状に関する15項目からなる.

11. 簡易栄養状態評価表（MNA®：Mini Nutritional Assessment）
    高齢者用に開発された簡便なスクリーニング法である.
    スクリーニングとして6項目, より詳細なアセスメント12項目よりなる.
    臨床的にはスクリーニング6項目による評価が推奨される.

多くの手法が作成されているので, 目的に応じて選択する.

表3 口腔健康管理に関するアセスメント手法

1. **BDR指標（口腔清掃の自立度判定基準）**
   歯磨き，義歯着脱，うがいの3項目と歯磨き状況（巧緻度，自発性，習慣性）の3項目に関して自立，一部介助，全介助の3段階で評価し，介護困難についてはその有無を評価する．改訂版では「歯磨き状況」が「口腔と義歯の清掃自立状況」となり，巧緻度の評価がなくなり，有効性の評価が加わっている．
   口腔内の清掃状況についての項目はない．

2. **Eilers Oral Assessment Guide（OAG）[6,7]**
   化学療法や放射線治療などを受けた患者の口腔内評価のために開発された．
   声，嚥下，口唇，舌，唾液，粘膜，歯肉，歯または義歯（または義歯床負担域）の8項目を1，2，3の3段階で評価する．

3. **Revised Oral Assessment Guide（ROAG）[8]**
   OAGを改訂し，リハビリテーション病棟の高齢者で口腔アセスメントの信頼性を検討した．
   声，口唇，粘膜，舌，歯肉，歯または義歯，唾液，嚥下の8項目を1，2，3の3段階で評価する．

4. **Brief Oral Health Status Examination（BOHSE）[9]**
   ナーシングホーム入所者の口腔保健評価を行うために開発された．
   リンパ節，口唇，舌，頬・口腔底・口蓋の粘膜，歯肉（歯間部，人工歯下），唾液，天然歯，人工歯，咬合支持数，口腔衛生の10項目を0，1，2の3段階で評価する．

5. **Oral Health Assessment Tool（OHAT）[10,11]**
   Brief Oral Health Status Examination（BOHSE）の修正版である．
   看護，介護スタッフが要介護者などの口腔問題を簡便に評価するための口腔スクリーニングツールである．
   老人介護保健施設の入所者で，自分で口腔内の問題を表出できないような要介護者の口腔問題を適切に発見することを目的に作成された．
   粘膜の清掃状態だけではなく義歯の使用状況や破折の有無，う蝕の歯数など咀嚼に関連する項目が含まれる．
   口唇，舌，歯肉・粘膜，唾液，残存歯，義歯，口腔清掃，歯痛に関する項目を0，1，2の3段階で評価する．

含嗽にはさまざまな目的がある（**表5**）．ブラッシング後の含嗽は口腔前庭および固有口腔に浮遊した汚れを口腔から除去するために行う．歯に付着したプラークは含嗽では除去できないが，歯ブラシなどによって歯から取り除かれ浮遊している状態になれば含嗽によって口腔外に出すことができる．

（2）口腔衛生管理における安全・安楽の確保

口腔衛生管理ではケアの対象者とケアを行う実施者の安全・安楽を確保しなければならない．
安全管理においては，①リスクが現実のものにならないよう，あらかじめ対応策を考えておく（予防対策），②問題が起きたときに何をするか，あらかじめ取り決めておく（緊急時対策），③損害の拡大を防ぎ，信頼を回復する（復旧対策）という3つの対策をバランスよく立てて実

監修：東京医科大学病院 歯科口腔外科 主任教授 近津大地／札幌市立大学 看護学部 准教授 村松真澄　　　　2011年6月作成

項目	アセスメントの手段	診査方法	状態とスコア 1	状態とスコア 2	状態とスコア 3
声	・聴く	・患者と会話する	正常	低い／かすれている	会話が困難／痛みを伴う
嚥下	・観察	・嚥下をしてもらう　咽頭反射テストのために舌圧子を舌の奥の方にやさしく当て押し下げる	正常な嚥下	嚥下時に痛みがある／嚥下が困難	嚥下ができない
口唇	・視診・触診	・組織を観察し、触ってみる	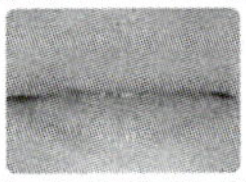 滑らかで、ピンク色で、潤いがある	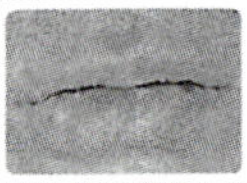 乾燥している／ひび割れている	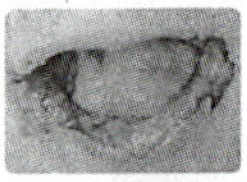 潰瘍がある／出血している
舌	・視診・触診	・組織に触り、状態を観察する	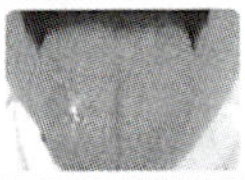 ピンク色で、潤いがあり、乳頭が明瞭	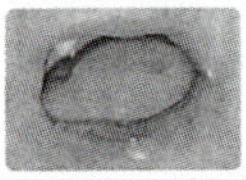 舌苔がある／乳頭が消失しテカリがある、発赤を伴うこともある	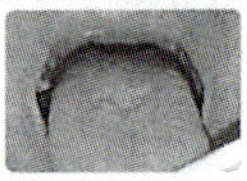 水疱がある／ひび割れている
唾液	・舌圧子	・舌圧子を口腔内に入れ、舌の中心部分と口腔底に触れる	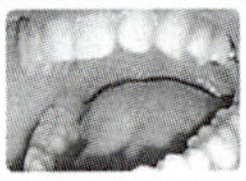 水っぽくサラサラしている	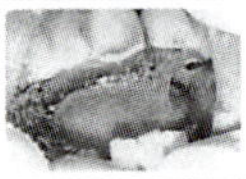 粘性がある／ネバネバしている	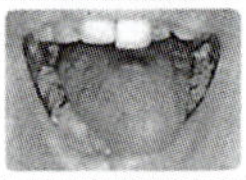 唾液が見られない（乾燥している）
粘膜	・視診	・組織の状態を観察する	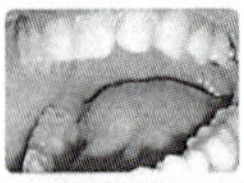 ピンク色で、潤いがある	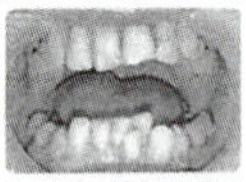 発赤がある／被膜に覆われている（白みがかっている）、潰瘍はない	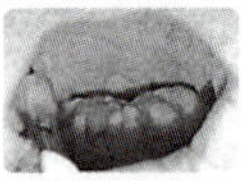 潰瘍があり、出血を伴うこともある
歯肉	・視診・舌圧子	・舌圧子や綿棒の先端でやさしく組織を押す	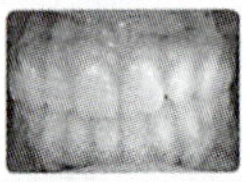 ピンク色で、スティップリングがある（ひきしまっている）	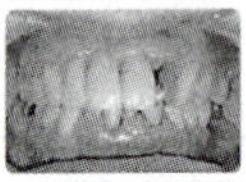 浮腫があり、発赤を伴うこともある	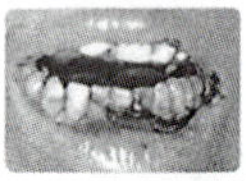 自然出血がある／押すと出血する
歯と義歯	・視診	・歯の状態、または義歯の接触部分を観察する	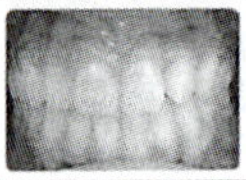 清潔で、残渣がない	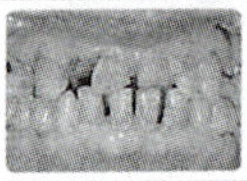 部分的に歯垢や残渣がある（歯がある場合、歯間など）	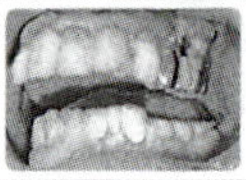 歯肉辺縁や義歯接触部全体に歯垢や残渣がある

Eilers J, Berger A, Petersen M. Development, testing, and application of the oral assessment guide. Oncol Nurs Forum 1988; 15(3): 325-330.を改変。June Eilers, RN, PhDから翻訳および発行の許可を取得しています。　　　＊「or」は、「／」で表現しています。

図1　Eiler Oral Assessment Guide（OAG）

（近津大地，他：Eilers口腔アセスメントガイド，2011.[7]より転載）

表4　リンシングとガーグリング

①リンシング（ブクブクうがい）
　　口腔前庭および固有口腔を対象にした含嗽である．
　　水（含嗽剤）を口に含む．
　　口唇閉鎖を維持する．
　　舌口蓋閉鎖を維持する．
　　口唇・頬・舌を動かす．
　　水（含嗽剤）を吐き出す．

②ガーグリング（ガラガラうがい）
　　口腔後方部を対象にした含嗽である．
　　水（含嗽剤）を口に含む．
　　頭部の後傾を維持する．
　　呼気を少しずつ吐き出す．
　　水（含嗽剤）を吐き出す．

意識レベルが低下していると誤嚥の危険が高くなる．
意識レベル・口腔機能の低下などにより含嗽が困難になる．

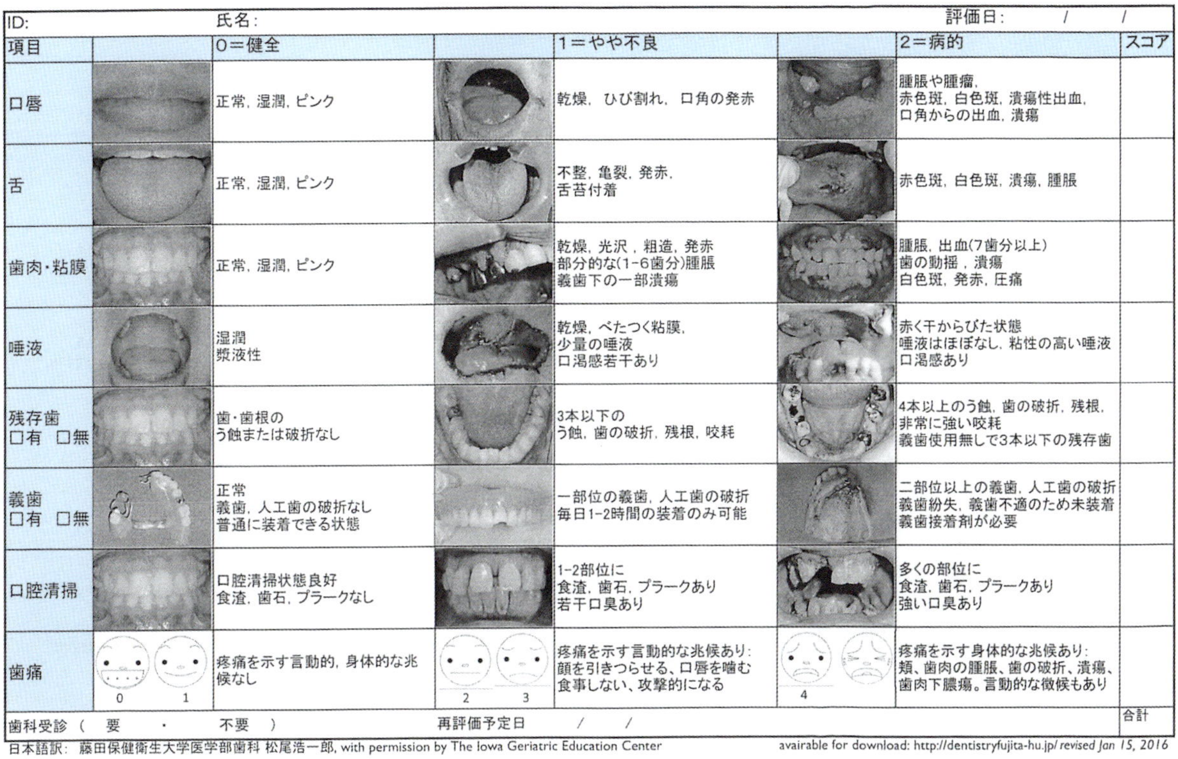

項目	0＝健全	1＝やや不良	2＝病的	スコア
口唇	正常, 湿潤, ピンク	乾燥, ひび割れ, 口角の発赤	腫脹や腫瘤, 赤色斑, 白色斑, 潰瘍性出血, 口角からの出血, 潰瘍	
舌	正常, 湿潤, ピンク	不整, 亀裂, 発赤, 舌苔付着	赤色斑, 白色斑, 潰瘍, 腫脹	
歯肉・粘膜	正常, 湿潤, ピンク	乾燥, 光沢, 粗造, 発赤 部分的な(1-6歯分)腫脹 義歯下の一部潰瘍	腫脹, 出血(7歯分以上) 歯の動揺, 潰瘍 白色斑, 発赤, 圧痛	
唾液	湿潤 漿液性	乾燥, べたつく粘膜, 少量の唾液 口渇感若干あり	赤く干からびた状態 唾液はほぼなし, 粘性の高い唾液 口渇感あり	
残存歯 □有 □無	歯・歯根の う蝕または破折なし	3本以下の う蝕, 歯の破折, 残根, 咬耗	4本以上のう蝕, 歯の破折, 残根, 非常に強い咬耗 義歯使用無しで3本以下の残存歯	
義歯 □有 □無	正常 義歯, 人工歯の破折なし 普通に装着できる状態	一部位の義歯, 人工歯の破折 毎日1-2時間の装着のみ可能	二部位以上の義歯, 人工歯の破折 義歯紛失, 義歯不適のため未装着 義歯接着剤が必要	
口腔清掃	口腔清掃状態良好 食渣, 歯石, プラークなし	1-2部位に 食渣, 歯石, プラークあり 若干口臭あり	多くの部位に 食渣, 歯石, プラークあり 強い口臭あり	
歯痛	疼痛を示す言動的, 身体的な兆候なし	疼痛を示す言動的な兆候あり: 顔を引きつらせる, 口唇を噛む 食事しない, 攻撃的になる	疼痛を示す身体的な兆候あり: 頬, 歯肉の腫脹, 歯の破折, 潰瘍, 歯肉下膿瘍. 言動的な徴候もあり	

歯科受診（ 要 ・ 不要 ）　　　再評価予定日　　/　/　　　　　　　　　　　　　　　　　　　　　　　　合計

日本語訳：藤田保健衛生大学医学部歯科 松尾浩一郎, with permission by The Iowa Geriatric Education Center　　avairable for download: http://dentistryfujita-hu.jp/ revised Jan 15, 2016

図2 Oral Health Assessment Tool 日本語版（OHAT-J）
（藤田保健衛生大学医学部歯科教室ホームページ[12]より転載）
(http://dentistryfujita-hu.jp/content/files/OHAT%20160120.pdf)

表5 含嗽の目的

口腔内の汚れを除去する.
口腔内を湿潤させる.
口唇・頬・舌などの運動は口腔機能の維持・向上につながる.
含嗽剤・洗口剤に含まれる薬剤の効果が期待できる.
（う蝕予防, 歯周病予防, 口腔粘膜炎の予防・治療など）
上記の効果により呼吸器感染症の予防が期待できる.

践することが重要である[13]（**表6**）．口腔清掃当日のバイタルサインの測定は安全な口腔清掃の基本となる．感染症対策, 血圧管理, 呼吸管理, 誤嚥対策, 緊急時対応策などについて習熟しておく必要がある．

a. 感染症の予防

　感染症対策の基本は標準予防策（スタンダードプリコーション）である．標準予防策は感染症の有無にかかわらず, すべての患者のケアに際して適用される感染予防策である．「すべての

表6 口腔清掃時の安全性の確保

<u>感染症の予防</u>
　感染源を排除し,感染経路を遮断する.
　標準予防策(スタンダードプリコーション)を実施する.
　医療廃棄物の適正な取り扱いを行う.

<u>全身的偶発症の予防</u>
　歩行状態・顔色・表情などを観察する.
　バイタルサイン(血圧,心拍数,呼吸数,体温,酸素飽和度)を測定する.

<u>誤嚥の防止</u>
　意識レベルを改善させる.
　頭部を挙上し,頸部をやや前屈させる.
　胃食道逆流に配慮して頭部の挙上を維持させる.
　口腔内に持ち込む水の量は必要最小限にする.
　唾液・水・食物残渣・汚れなどを口腔内から適切に排除する.
　水に代わりに口腔湿潤剤を使用する.

<u>損傷の防止</u>
　口腔内の視野を十分に確保する.
　愛護的なケアを行う.
　開口器・開口補助器具を適切に使用する.
　頭部・下顎の突然の動きに対応できるようにする.
　出血した場合には止血を確実に行う.

<u>起立性低血圧の予防</u>
　急激な体位変換を行わない.
　起立性低血圧による立ちくらみなどに備える.

<u>暴言・暴力の予防</u>
　心地よい環境を整える.
　対象者の心身の状況を理解する.
　傾聴,共感,受容を基本とする.
　痛みや不快感を与えないよう適切なケアを行う.

患者の血液,体液,分泌物,嘔吐物,排泄物,創傷皮膚,粘膜などは,感染する危険性があるものとして取り扱わなければならない」という考え方を基本としている[14].具体的には手洗い,手袋の着用,マスク・ゴーグルの使用,エプロン・ガウンの着用と取り扱いや,ケアに使用した器具の洗浄・消毒,環境対策,リネンの消毒などが標準予防策になる[14].標準予防策は医療の場のみならず生活の場においても適切な実践が必要とされている.

b. 全身的偶発症の予防

ケアの前には心身の状況を確認する必要がある.高齢者の歩き方,顔色や表情を観察し,心身の状態を推測する.また,バイタルサイン,すなわち血圧,心拍数(脈拍数),呼吸数,体温,酸素飽和度を測定する.対象者個々人の平常時の値と比較し状態を見極める.バイタルサインに異常をきたしたときのために,主治医と相談してケアを中止する基準を設定しておく.

パルスオキシメーターは歯科治療時や嚥下障害者の直接訓練（摂食場面）などのリスク管理に使用されている．SpO_2（経皮的動脈血酸素飽和度）の低下は必ずしも誤嚥を示すものではないといわれている．口腔清掃の際にはパルスオキシメーターを使用してSpO_2を測定し，呼吸状態を監視するとよい．なお，SpO_2が90％未満の場合には呼吸器系あるいは循環器系になんらかの異常がある可能性が高い[15]．

c. 誤嚥の防止

口腔清掃の目的の一つに誤嚥性肺炎の予防があげられている．しかし，口腔清掃が原因で誤嚥性肺炎が発症することもあるので細心の配慮が必要となる．

目覚めた状態で食べ始めることが誤嚥防止につながると食事介助においても指摘されている．口腔清掃時の誤嚥防止においても意識レベルの改善，覚醒が重要である．

誤嚥のリスクが低い体位は座位であり，誤嚥のリスクが高い体位は仰臥位である．座位は基本的には椅子に腰かけた状態であり，呼吸しやすいという特徴があるが，上半身を支える筋力が必要である．口腔清掃時，食事介助時などでは可及的に高い位置に頭部を挙上し，頸部をやや前屈させて誤嚥を防止する．座位においても頸部を伸展させると誤嚥しやすくなるので注意が必要である．座位が困難な場合にはファウラー位やセミファウラー位とする．すなわち，頭部をある程度挙上させて，さらに頸部をやや前屈させる．胃食道逆流の防止のためにも食後・口腔清掃後は頭部を挙上させた状態を保持するとよい．ファウラー位やセミファウラー位では上半身が下方にずり落ちることを防止するために膝を屈曲させる．その際には必要に応じて膝の下にはタオル・クッションなどを入れる．背部を下にして仰向けになる仰臥位は重心が低い安定した体位であり筋の緊張も少なく患者にとって楽な体位である．しかし仰臥位では誤嚥しやすいため，誤嚥の危険を少なくするため顔を横向きにすることが勧められる．片麻痺のある場合に適しているといわれているのが側臥位である．麻痺側を上に健側を下にして横臥すると，水や唾液は健側に向かうことになる．すなわち，麻痺側に水や唾液が貯留して誤嚥をするリスクを回避できる．

唾液や水などが口腔内に存在すると誤嚥の危険性が高くなる．口腔内に存在する水・唾液などの量を少なくすることが誤嚥防止につながる．口腔内に持ち込む水は必要最小限とし，口腔内に溜まった水や唾液は吸引して排除する．清掃用具は水分を多少含ませた状態で口腔内に挿入するのが基本である．水を含ませてからスポンジブラシを軽くしぼって，歯ブラシはペーパータオルなどで水分を吸収させてから使用する．また，口腔内の水分や唾液が咽頭に流れ込まないように体位を選択する必要がある．水の流れをコントロールするのは難しいため，水よりも流動性が劣る口腔湿潤剤の使用が勧められる．口腔湿潤剤は流動性が劣るために咽頭に流れ込む危険性が少ない．

口腔清掃時や歯科治療時に補綴装置や歯の脱離や歯冠の破折が起きることがある．口腔内を事前に診査し脱離・脱落の可能性がある場合には，事前に除去するなどの対応が必要となる．

d. 損傷の防止

　損傷防止のために，口腔内の視野を十分に確保し，適正な用具を用いて愛護的なケアを行う．適切な照明，開口状態の維持，口唇や舌の圧排などによって視野を確保する．盲目的なケアは，粘膜などの損傷や絞扼反射の誘発などの原因となる．術者の手指による口唇や頰の圧排は視野確保に有効であり，疼痛や損傷を与える危険性も少ない．開口が維持できない場合や非協力で噛みつく可能性がある場合には開口器・開口補助器具を使用することがある．開口器・開口補助器具の使用により開口の維持が可能となり，術者の指が噛まれることも防止できる．開口器・開口補助器具の不適切な使用により粘膜損傷，歯冠破折，補綴装置脱離，歯の脱離などが生じることがあるので，口腔内の状況，歯の負担能力，う蝕，歯周病などの状況などから，使用の可否，使用方法を判断しなければならない．

　出血傾向がある場合には粘膜の損傷を起こさないよう細心の注意を払って口腔清掃を行う．出血が認められた場合には止血を確実に行う．歯周病に罹患している歯肉は容易に出血するため，家族や介護職は口腔清掃を躊躇する場合がある．しかし，口腔清掃を行うことにより歯肉の炎症が軽快し出血しにくくなるため，歯肉の損傷を避けながらプラークを除去することが求められる．

　頭部や下顎の突然の動きによって損傷を招くことがある．口腔清掃や歯科治療を行っているときには常に状態を観察し，頭部や下顎の動きを予測し，動きに対応できるようにする．また，歯科治療器具，清掃用具を口腔内で使用するときには歯列や口腔周囲を固定源にすると突然の動きに追従しやすく，損傷を防止しやすくなる．

　ケアによって口腔内に損傷，疼痛が起こるとケアの拒否につながることがある．またケアの対象者に指を噛まれる，罵声を浴びせられるなどによってケア実施者が消極的になることもある．介護者および要介護者の安全確保には十分に配慮する必要がある．

e. 起立性低血圧の予防

　歯科治療時などでは水平位から座位にするときに血圧低下が生じることがあるため，急激な体位変換を避ける必要がある．起立時の血圧低下により立ちくらみ，ふらつき，転倒が生じる可能性があるので，対応できるように備える必要がある．起立性低血圧の原因としてパーキンソン病などによる中枢神経障害や糖尿病などによる末梢神経障害がある場合[16]もあげられているので，これらの障害がある場合には配慮が必要である．

f. 暴言・暴力の予防

　要介護者の暴言・暴力は介護者に対して身体的危険と精神的苦痛をもたらす．ケアに際しては痛みや不快感を与えないようなケアが必要である．口腔内に過敏症状がある場合には脱感作を行ってからケアを実施する．口腔清掃に拒否的な要介護者の場合でも，口腔清掃により「口腔内がきれいになる」「さっぱりする」などと感じると口腔清掃を受け入れるようになる．そのためにはケアの技術を向上させることが必要である．

認知症，うつ病，脳血管疾患などでは，易刺激性，易怒性を呈することがある．いらいらして些細なことで不機嫌になる，怒り出すなどの易刺激性はアルツハイマー病の初期，さらには認知症に至っていない軽度認知障害（mild cognitive impairment：MCI）の時点からみられる[17]．適切なコミュニケーションがとれていない，適切なケアが提供されていない事例では，身体接触を容認せず，易刺激性，焦燥，興奮が増強し，暴言や，暴力，拒絶，介護への抵抗などに発展することが多い[17]．もの忘れを有する人の不安，焦燥を理解し，適切なケアを行い，不適切な刺激の認知を減らすことで，易刺激性，焦燥・興奮を減らすことが可能になる[17]．なお，前頭側頭型認知症では，自己行動の統制の障害，精神面での強直性（頑固）や易怒性がみられ，人を無視・馬鹿にした態度，診察に対して非協力・不真面目，ひねくれた態度など対人的態度の特異さが目立つ[18]．

脳血管疾患患者では，不快な刺激を与える，要求に速やかに応じない，障害に基づく心理状態を無視する，処置や手当ての際乱暴に扱うことなどが易怒性の誘因となる[19]．相手の言動を受容し理解する態度で，できるだけ不快な刺激を与えないように愛護的に対応する[19]．

（3）口腔清掃の実際
a．口腔清掃実施の前提
歯科医師・歯科衛生士は要介護者・介護者との信頼関係を早期に確立する必要がある．信頼関係があれば要介護者・介護者からの協力が得られやすい．安全で効率的な口腔清掃を行うためには清掃方法に習熟し適切な清掃用具・方法を選択することが口腔清掃実施の前提となる．介護者による日常的ケアの習熟度を増すために歯科医師・歯科衛生士により指導が行われなければならない．

b．口腔清掃の実施当日の手順
口腔清掃当日には，要介護者の状況を見極めて口腔清掃の実施の可否を判断する．無理をせず，可能な範囲で口腔清掃を実施していく．開口することや清掃用具の口腔内への挿入に慣れることから始まり，口腔清掃に慣れるにしたがい，歯間部などの清掃が難しい部位も清掃を行っていく．口腔清掃では安全・安楽が基本であり，要介護者が誤嚥を起こさないように特に注意が必要である．口腔清掃は一定の手順で行われるが，状況によって変更する柔軟さが必要となる（表7）．

口腔清掃の実施に際してはスタンダードプリコーションを遵守する．口腔内を観察するときには照明を確保し，口腔内を十分に観察する．盲目的に口腔清掃を行ってはならない．盲目的な口腔清掃は疼痛を引き起こしやすく，疼痛は口腔清掃の拒否につながる可能性がある．口腔清掃によって爽快感などが得られれば，たとえ口腔清掃を嫌がっている要介護者でも口腔清掃に協力的になる可能性がある．

表7 口腔清掃実施当日の手順

①説明と同意(インフォームドコンセント)
②心身の状態の確認
　　安全の確保のためのバイタルサインの確認
③適切な体位の確保
　　安全の確保(誤嚥防止,損傷防止)
　　安楽の確保(無理のない体位)
　　効果的な清掃のための体位(口腔内が観察しやすい体位)
④覚醒およびリラクセーション
　　マッサージ,深呼吸,口腔体操など
⑤口腔内状態の確認
　　歯,粘膜,歯科補綴装置の状態を確認
⑥口腔内の湿潤と食物残渣の除去
　　含嗽
　　乾燥している場合には口腔湿潤剤の使用
　　口唇の乾燥にはワセリンなどの塗布
　　食物残渣の除去にはスポンジブラシ,粘膜ブラシなどの使用
⑦口腔内(歯・粘膜)および義歯の清掃
⑧汚れの除去
　　含嗽
　　吸引,清拭など
⑨口腔機能訓練
⑩清掃後の保湿
　　必要に応じて口腔湿潤剤の使用
⑪実施効果の確認
⑫後始末
⑬記録

c. 歯の清掃方法

　歯の清掃に使用するための清掃用具として多くの製品が市販されている[20](**表8**).歯の清掃には手用歯ブラシによる清掃が一般的に行われており,手用歯ブラシによるブラッシング法として多くの方法が紹介されている(**図3**).ブラッシング方法に適した歯ブラシを選択する必要がある.手用歯ブラシで適切な清掃ができない場合には電動歯ブラシの使用が勧められている(**図4**).しかし,手用歯ブラシにしても電動歯ブラシにしても,ブラシを保持して歯面に適切に当てることができなければプラークは除去できず,歯肉を損傷させることもあるので安易な歯ブラシの選択は避けなければならない.
　ワンタフトブラシ・シングルタフトブラシ・エンドタフトブラシは,歯頸部,歯間部などの通常の手用歯ブラシでは清掃しにくい部位を清掃するのに有効である(**図5**).
　隣接面,歯間鼓形空隙の清掃には歯間ブラシ(インターデンタルブラシ)やデンタルフロスを使用するのが一般的である(**図6,7**).ワンタフトブラシも使用可能であるが,毛先が届か

表8　歯の清掃に用いる清掃用具

手用歯ブラシ	プラークの除去に一般的に用いられる． ブラッシング法に従って毛先を歯面に当て動かす必要がある． ブラッシング法に適した歯ブラシを用いる． 給水機能，吸引機能を備えた歯ブラシがある．
電動歯ブラシ（高速運動歯ブラシ，音波歯ブラシ，超音波歯ブラシ）	手の動きの不自由な人，手用歯ブラシによる清掃が上手にできない高齢者などに適する．毛先を適切な位置に保持する必要がある． 給水機能，吸引機能を備えた歯ブラシがある．
ワンタフトブラシ（シングルタフトブラシ，エンドタフトブラシ）	手用歯ブラシが届きにくい部位（広い歯間鼓形空隙，ブリッジのポンティック部，根分岐部，歯頸部，前歯部の叢生，最後臼歯遠心面，孤立歯近遠心面など）の清掃に用いる． 毛先を歯面に当てて動かす必要がある．
歯間ブラシ（インターデンタルブラシ）	比較的大きな歯間鼓形空隙の隣接面，露出した根分岐部，ブリッジのポンティック基底面の清掃に用いる． 隣接面歯頸部の凹面の清掃に適する． 清掃を行いたい部位にブラシを入れて動かす必要がある．
デンタルフロス	歯間ブラシの入らない歯間鼓形空隙の隣接面の清掃に用いる． 歯肉に傷害を与えることなく歯間部に挿入し動かす必要がある． 歯間鼓形空隙が広い場合やポンティック基底面の清掃にはプロキシソフトが使われる． 手指の不自由な場合にはホルダーつきフロスが勧められる．
鉤歯清掃用のブラシ	鉤歯，孤立歯の清掃に用いる． 毛先を歯面に当てて動かす必要がある．

（下山和弘：基礎からわかる高齢者の口腔健康管理，p.28，医歯薬出版，2016．より転載）

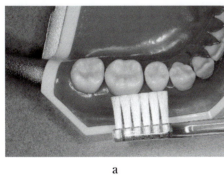
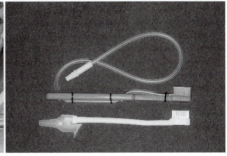

　　　　　　a　　　　　　　　　　　　　　b

図3　手用歯ブラシによる清掃

a：効率的に歯を清掃するのに適する．歯間鼓形空隙の清掃には適していない．
　　磨き残しの部位が生じないようブラッシングの順序を決めておく．
　　ブラッシングを効果的に行うために歯科医師・歯科衛生士による指導が必要である．
b：吸引器に接続することにより吸引が可能となる歯ブラシが販売されている．

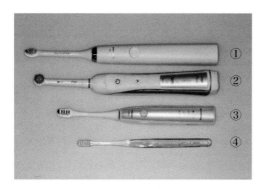

図4 電動歯ブラシ

電動歯ブラシ（①②③）は手用歯ブラシ（④）と比べると把柄部が太い，重い，商品によっては振動が手に伝わるなどの特徴がある．電動歯ブラシの刷毛部の形状や運動様式は商品によって異なる．電動歯ブラシは使用説明書にしたがって使用する．損傷を防止し効果的な使用のためには歯科医師・歯科衛生士による指導が必要である．

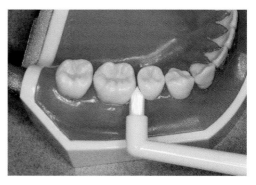

図5 ワンタフトブラシによる清掃

隣接面，歯間鼓形空隙，歯頸部，ポンティック部，叢生部などの清掃に適する．歯間鼓形空隙では軽く振動させるようにする．歯頸部は歯頸部をなぞるように軽くゆっくり移動させる．歯肉に損傷を与えないように注意深く使用する．効果的な清掃のために歯科医師・歯科衛生士による指導が必要である．

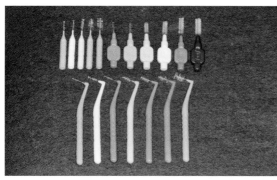
a

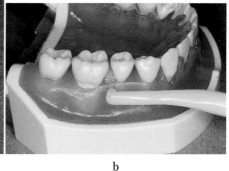
b

図6 歯間ブラシ（インターデンタルブラシ）

a：歯間ブラシは歯間鼓形空隙，隣接面の清掃に適する．上段はストレートタイプで前歯部の清掃に使いやすい．下段はアングルタイプで臼歯部の清掃に使いやすい．製品により形状が異なる．歯肉に損傷を与えないように注意深く使用する．効果的な清掃のために歯科医師・歯科衛生士による指導が必要である．

b：高齢者では歯間鼓形空隙のスペースが大きいことが多く，スペースに適したサイズを選択する．歯間鼓形空隙に挿入した際に，対向する歯面に接するサイズを選択するとよい．頰舌側方向また唇舌側方向に数回往復運動を行う．

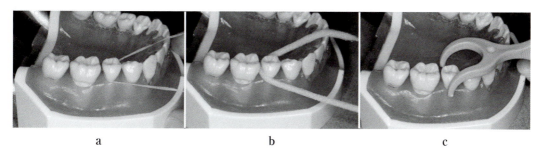

図7 デンタルフロスによる清掃

歯間鼓形空隙のスペースが狭く歯間ブラシが使用できない場合にはデンタルフロスを使用する．
a：歯頸部に向かって隣接面接触点をゆっくり通過させる．デンタルフロスによる歯肉損傷を起こさないように注意する．デンタルフロスを歯面に圧接して，歯肉縁から咬合面・切縁方向に向かって動かすことによりプラークを除去する．
b：歯間鼓形空隙やポンティック基底面と粘膜との間のスペースが広い場合には太いフロスを使用する．
c：ホルダー付きフロスは高齢者や手指の不自由な人が使用するのに適する．

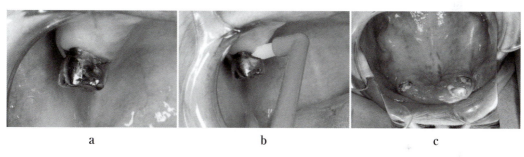

図8 支台歯の清掃

a：欠損側隣接面の歯頸部にみられるプラーク
　支台歯の頬側歯頸部にはプラーク付着は認められないが，欠損側隣接面の歯頸部にプラークが付着している．清掃状況が比較的良好な高齢者でも欠損側隣接面にプラーク付着が認められることは多い．
b：ワンタフトブラシでの清掃
c：プラークが付着した残根
　義歯床下の残根は清掃不良であることが多い．残根には清掃しなければならない対象という認識がないことが多い．

ない隣接面接触点の周囲は清掃できない．

　う蝕や歯周病による支台歯の喪失は部分床義歯の使用中断の原因となっている．口腔清掃状況が比較的良好な場合でも，残根や根面板を装着した歯，欠損側隣接面にはプラークが残っていることが多い（図8）．残根や根面板を装着した歯は歯冠がないためブラシを当てにくく，また清掃すべき歯という認識が低下しやすい．欠損側隣接面の清掃時には歯ブラシが適切に歯面に接していないことが多い．義歯床に覆われた歯は自浄作用の欠如，義歯床による機械的刺激により歯肉に病的変化が生じやすい．そのため，この部位は徹底した清掃が必要である．この部位

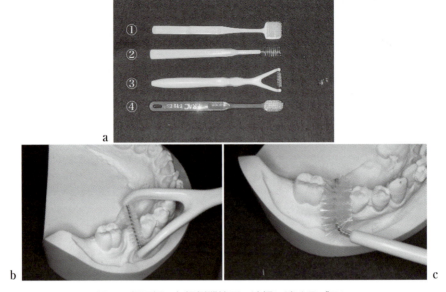

図9 根面板, 欠損側隣接面の清掃に適するブラシ
a：根面板や残根の清掃用ブラシ（①④），欠損側隣接面の清掃用ブラシ（②③）
　歯面に適切に当てることができるブラシを選択する．
b，c：欠損側隣接面の清掃に適したブラシを使用すると隣接面の清掃が容易である．

に対する清掃指導は特に重要であることを歯科医師・歯科衛生士も認識すべきである．欠損側隣接面，残根や根面板を装着した歯の清掃には手用歯ブラシ，電動歯ブラシ，ワンタフトブラシを用いるが，欠損側隣接面清掃用のブラシや根面板清掃用のブラシも市販されている（**図9**）．

d. 歯磨剤，フッ化物製剤と根面う蝕

歯磨類は歯ブラシを併用しない洗口液と歯ブラシと併用する歯磨剤とに分類される．洗口液は口臭防止や口腔内の清浄を目的とし，口に含んですすぐものである．歯磨剤は薬事法の分類により，薬効成分を含まない化粧品と薬効成分を含む医薬部外品とに分類される．医薬部外品歯磨剤と医薬品としての歯磨剤にはう蝕予防・治療，歯周病予防・治療，象牙質知覚過敏対策，口臭予防などを目的として種々の成分が含まれている．配合成分は商品によって異なるが，う蝕予防・治療には歯質強化・再石灰化のためのフッ化物や殺菌剤などが，歯周病予防・治療のためには殺菌剤，消炎剤，血行促進剤，収斂剤などが配合されている．

わが国で歯磨剤に配合されているフッ化物は1,000 ppm以下に規制されていたため，900～950 ppm程度であったが，2017年3月よりその上限が1,500 ppmに引き上げられている．洗口液と液体歯磨きの相違は歯ブラシとの併用の有無にあり，液体歯磨きはブラッシングの前に口に含む必要がある．なお，液体歯磨きには研磨剤が含まれていない．う蝕予防の目的でフッ化物が配合された洗口剤は医薬品に該当する．フッ化物洗口剤は薬効分類名からう蝕予防フッ化

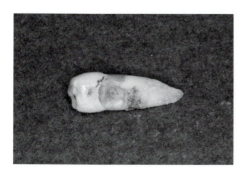

図10　根面う蝕
下顎小臼歯の歯根部にう蝕が認められる．咬合面の小窩にはアマルガム充填が，頬側歯根面にはレジン充填がなされ，根面う蝕の歯根側には歯石がみられる．

物洗口剤とフッ化物洗口剤に分かれ，各種製品が提供されている．

　要介護高齢者の問題の一つとして根面う蝕の多発があげられる（**図10**）．歯冠部う蝕と比較すると，根面う蝕の臨床的な特徴は，①う窩の形成がない，②健全歯質と病的歯質の区分が難しい，③う蝕の範囲が広汎に広がる，④う蝕の進行にともなう疼痛などの自覚症状が少ない，⑤歯肉溝（ポケット内）にも広がる，があげられる[21]．好発部位は上顎では切歯および犬歯，下顎では大臼歯であり，上下顎とも犬歯と小臼歯に多発するくさび状欠損とは様相が異なる[22]．根面う蝕の進行により修復処置が困難となりやすいが，根面う蝕を放置するとやがて破折して残根となる．

　高齢者にみられる根面う蝕の予防と治療は重要である．高齢者でよくみられる初期根面う蝕では「フッ化物配合歯磨剤と0.05％NaF配合洗口剤を日常的に併用することにより，初期活動性根面う蝕を再石灰化させ，非活動性にすることが可能である」「1,100 ppm以上のフッ化物配合歯磨剤の使用だけでも，表面の欠損の深さが0.5 mm未満のう蝕であれば，再石灰化できる可能性がある」ため，欠損の浅い初期活動性根面う蝕の場合は，まずフッ化物を用いた非侵襲的治療を行って再石灰化を試み，う蝕を管理するよう推奨される[23]．歯磨剤は薬効効果を期待して，フッ化物などの添加されたものを使用するのがよい．

　歯面塗布に用いられるフッ化物製剤にはフッ化物歯面塗布剤（フッ化物濃度9,000 ppm），象牙質知覚過敏鈍麻剤（フッ化物配合バーニッシュ，フッ化物濃度22,600 ppm），う蝕抑制・象牙質知覚過敏鈍麻剤（フッ化ジアミン銀製剤，フッ化物濃度48,400 ppm）がある．高濃度のフッ化物製剤の定期的な応用は根面う蝕の予防に有効である．修復処置が困難な要介護高齢者の多数歯に及ぶ根面う蝕に対しては，う蝕の進行抑制のためにフッ化ジアミン銀38％水溶液「サホライド」（48,400 ppmF）を塗布することも選択肢の一つである．なお，塗布によってう蝕病巣が黒変し審美的な問題が生じるので，事前の説明・同意が必要である．

　日本歯科保存学会では，自立高齢者を対象とし，まず臨床実習前後あるいは臨床実習と並行して行う総合的教育の一助として，修復，歯内，歯周3領域の専門的見地からの根面う蝕治療への提言を発表している[24]．

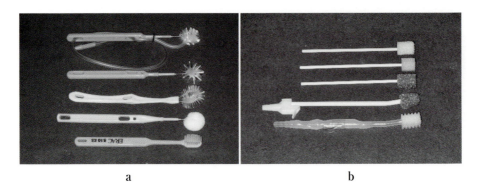

図11 粘膜清掃に使用されるブラシ
a：粘膜ブラシ　b：スポンジブラシ
特徴がある各種ブラシが市販されている．刷毛部の材質・形状，把柄部の材質・形状はさまざまである．吸引可能なブラシもある．プラークの除去には適していない．

e. 粘膜の清掃

健常高齢者では粘膜清掃を行う必要は通常はない．しかし，口腔機能の低下，経口摂取の禁止，口腔乾燥などによって自浄作用が低下すると，粘膜の清掃が必要とされる状態になる．粘膜の清掃の主たる対象は，食物残渣，剝離上皮膜・痂皮，舌苔である．たとえば，摂食嚥下障害では口腔期に食塊移送が行えなくなると，食塊が口腔内に残ることになる．また口腔内に麻痺があると，その部位に食物残渣が停滞することが知られている．また健常高齢者では上皮が剝離しても唾液とともに流されてしまうが，口腔機能・唾液分泌量が低下すると剝離上皮膜として口腔内に残存することになる．

粘膜清掃のために各種の製品が市販されている（**図11**）．

f. 含嗽剤

口腔および咽頭に局所適用する液体製剤（使用時，溶解する固形製剤を含む）であり，医薬品もしくは新範囲医薬部外品に該当する[25]．殺菌消毒を目的としたものと消炎鎮痛を目的としたものに大別される．殺菌消毒を目的とする含嗽剤の主成分はポビドンヨード，セチルピリジニウム塩化物，ベンゼトニウム塩化物などであり，消炎鎮痛を目的とする含嗽剤の主成分はアズレンスルホン酸ナトリウム（アズレン製剤），グリチルリチン酸ジカリウムなどである．

ポビドンヨード（ヨウ素製剤）を含む含嗽剤としてはイソジンガーグルが有名である．咽頭炎，扁桃炎，口内炎，口腔創傷の感染予防，口腔内の消毒に用いられる．遊離ヨウ素の作用により強い殺菌性を有するが刺激性も強い．ヨウ素に対して過敏症の既往歴のある患者には禁忌，甲状腺機能異常のある患者には慎重投与となっている．銀を含む補綴装置等が変色することがある．

含嗽剤として使用する界面活性剤にはベンゼトニウム塩化物などがある．口腔洗浄・含嗽剤のネオステリングリーンはベンゼトニウム塩化物製剤である．口腔内の消毒や抜歯創の感染予

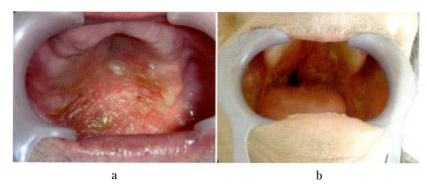

図12　剥離上皮膜と血痂
a：剥離上皮膜　b：剥離上皮膜と血痂
(写真は助川顕士先生，岩佐康行先生のご厚意による)

防に用いられる．一般に広範囲に強い殺菌力を示し，毒性が低く，刺激性もほとんどないため，口腔内の創面に対して使用しやすい[26]．

アズレン製剤は抗炎症作用，抗アレルギー作用，肉芽新生および上皮形成促進作用を有しており，創傷治癒の促進および炎症組織の直接的な消炎を目的に使用される[26]．咽頭炎，扁桃炎，口内炎，急性歯肉炎，舌炎，口腔創傷に用いる．アズノール，ハチアズレなどがアズレン製剤である．

放射線治療や化学療法によって生じる口腔粘膜炎などでは，局所麻酔薬を入れた含嗽薬や生理食塩水を含嗽に用いることがある．

(4) 状況に応じた口腔清掃

a. 食物残渣の除去

口腔内に麻痺がある場合には食物残渣が認められることがある．口腔清掃開始時に食物残渣の有無を確認し，食物残渣が存在する場合には最初に食物残渣を除去する．含嗽ができれば含嗽をすることによって，食物残渣を口腔外に排出するとともに口腔内を湿潤させることができる．含嗽ができない場合や含嗽の際に誤嚥の危険がある場合には，スポンジブラシや粘膜清掃用のブラシによって食物残渣を除去する．口腔ケア用のウェットティッシュやウェットガーゼは，食物残渣を大雑把に除去するときに使用できる．

食物残渣の誤嚥防止のために咽頭方向に食物残渣を落下させないように，また押し込まないように注意することが必要である．口腔清掃時に食物残渣が口腔内に認められる場合には，食後にも口腔内の食物残渣の有無を確認し，存在する場合には除去する．誤嚥防止やう蝕などの歯科疾患の予防のために，食物残渣の除去を含めて口腔清掃を食後に行う．

b. 剥離上皮膜・痂皮の除去

剥離上皮膜とは，剥離した上皮の堆積である（図12）．剥離した上皮や細菌が核となり，そ

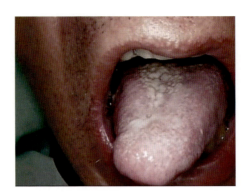

図13 舌苔

こに唾液あるいは歯肉溝由来のタンパク質が付着し，ゼリー状の膜となったものと考えられている[27]．摂食嚥下や口腔清掃が行われず，また口腔乾燥状態になると剝離上皮膜が形成される．剝離上皮膜を無理に剝がすと，粘膜の損傷により出血し痂皮を形成することになる．痂皮は，びらんまたは潰瘍面上に乾いて固まった滲出液，膿，血液，壊死組織，角質からなる組織がみられるものである[28]．創傷面の保護，細菌の侵入防止，二次感染の防止の働きが痂皮にはある．

剝離上皮膜や痂皮を無理に除去することは避けなければならない．乾燥状態にある剝離上皮膜や痂皮は十分に湿潤させてから愛護的に除去する．常時の保湿により，口腔環境を改善し，維持することがケアの前提条件になる[29]．湿潤下にある剝離上皮はスポンジブラシにて容易に除去できるようになる[29]．口腔乾燥と口腔粘膜の損傷が原因である痂皮形成に対しては，①口腔乾燥の改善に努める，②粘膜に損傷を与えない（咬傷，剝離上皮膜の無理な剝離，不適切なケアなど），③歯を清潔に保ち歯肉炎による出血を防止する，などの対策が基本となる[30]．

c. 舌苔の除去

舌苔とは，舌表面の舌乳頭（糸状乳頭）に口腔粘膜の剝離上皮，食物残渣，細菌，白血球などが付着したものである[31]（**図13**）．舌苔の付着は口腔乾燥による自浄性の低下，口腔清掃の不良，舌の運動機能の低下，経口摂取の制限などによって生じる．舌苔は口臭や味覚低下の原因であり，歯周病原菌や誤嚥性肺炎の起炎菌のリザーバーとしての役割が指摘されている．したがって，舌苔が付着している場合には舌清掃を行う必要がある．舌に運動障害があるときには舌苔が付着しやすい．舌苔を除去するのみならず，舌の運動機能のリハビリテーションを行うことも時には必要となる．

舌背の清掃の際には，舌苔や唾液の誤嚥防止，舌の損傷防止，絞扼反射の惹起防止に細心の注意を払う（**表9**）．舌苔除去の際には湿潤させてから，糸状乳頭に損傷を与えないよう舌背表面を軽く擦るように舌ブラシを移動させるとよい．痛みを訴えるようならば舌清掃を中止し，必要に応じて歯科医師の診察を受ける．舌根部や咽頭に触ると絞扼反射が生じるときがあるので，分界溝より前方を清掃し，後方には触らないようにする．

表9　舌の清掃方法

①含嗽を行う
　　食物残渣の除去と舌苔の湿潤のため，含嗽を行う．
　　乾燥しているが含嗽ができない場合，誤嚥のリスクが高い場合には口腔湿潤剤を塗布する．
②舌を前方に突出させる
③分界溝より前方の舌背を清掃する
　　分界溝の前方部から舌尖に向かって前方方向にブラシを動かす．
　　ブラシに付着した汚れを除去しながら使用する．
　　舌が損傷しないよう愛護的に動かす．
　　絞扼反射を誘発しないようにする．
④含嗽を行う
　　除去された舌苔の口腔外への移動と口腔内の湿潤のため，含嗽を行う．
⑤口腔湿潤剤を塗布する
　　口腔内が乾燥している場合には保湿のために口腔湿潤剤などを使用する．

1回の清掃ですべての舌苔を除去しなくともよい．日々の舌清掃によって徐々に舌苔を除去していく．

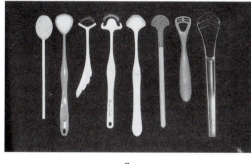 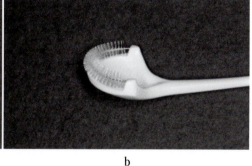

　　　　　　　　a　　　　　　　　　　　　　　　　b

図14　舌ブラシ
　　a：ブラッシングやスクレイピングのための各種の舌ブラシ
　　b：ブラッシングを行うための舌ブラシのブラシ部
多様な製品がある．舌ブラシの使用時に舌に痛みを感じるようなことがあってはならない．

　舌体の背面に密生している糸状乳頭は表面の上皮が角化しているため舌体の背面は白っぽくみえる．舌体の背面に散在している茸状乳頭は上皮が角化していないため赤くみえる．白くみえる糸状乳頭を舌苔と誤認して除去しようとすると糸状乳頭に損傷を与えることになる．
　舌清掃専用の清掃用品にはブラッシングを主体としたものとスクレイピングを主体としたもの，両者を併せ持つものに分類される（**図14**）．粘膜ブラシの中にも舌清掃に適したものがあるので，舌清掃専用のものを必ずしも使用しなくともよい．口腔ケア用のウェットティッシュ，ウェットガーゼを使用することもできる．ウェットティッシュ，ウェットガーゼでは汚れていない新しい面を常に使用しなければならない．

表 10　口腔湿潤剤

ジェルタイプ
　使用法　粘膜に薄く塗布する．
　　　　　　口腔湿潤剤が残存していれば，除去してから新たに塗布する．
　特　徴　リキッドタイプ・スプレータイプよりも効果持続時間が長い．
　　　　　　流動性が低いため誤嚥のリスクが低い．

リキッドタイプ
　使用法　口腔に含み含嗽して吐き出す．
　　　　　　スポンジブラシなどで塗布する．
　特　徴　口腔内に速やかに広がる．
　　　　　　ジェルタイプより効果持続時間が短い．
　　　　　　ジェルタイプよりも誤嚥のリスクが高い．

スプレータイプ
　使用法　粘膜に噴霧する．
　特　徴　口腔内に速やかに広がる．
　　　　　　ジェルタイプより効果持続時間が短い．
　　　　　　ジェルタイプよりも誤嚥のリスクが高い．

（大渡凡人：歯科におけるくすりの使い方 2015-2018，金子明寛他編，p.378-386，デンタルダイヤモンド社，2014. より作成）

d．口腔乾燥への対応

　口腔の健康を維持するためには唾液の存在，口腔の湿潤状態の維持が重要である．摂食嚥下の困難さ，水やお茶を飲みながらの食事，構音の困難さ，う蝕・歯周病・口腔粘膜疾患などに対する悪影響などが口腔乾燥症では知られている．口腔の乾燥状態の持続は口腔の健康を阻害し，QOLに影響を及ぼす．口腔内においては常時の保湿が必要である．常時の保湿には効果持続時間が長い口腔湿潤剤を用いる．口腔湿潤剤にはジェルタイプ，リキッドタイプ，スプレータイプがある．それぞれの特徴を知って使用する必要がある[32]（**表10**）．

　口腔湿潤剤の使用時期は口腔清掃の開始時と終了時である．開始時に使用する目的は，乾燥した汚れを湿潤させる，口腔湿潤剤とともに汚れを口腔外に持ち出す，清掃用具の粘膜の張り付きを防止でき動きが滑らかになるなどである．終了時に使用する目的は，口腔内の湿潤を維持することにある．口腔清掃開始前に口腔を湿潤状態にするために，安全に含嗽ができるならば水で含嗽を行ってもよい．しかし口腔内での水の流れをコントロールすることは難しい．含嗽により誤嚥の危険性が高いときには，水よりも粘性のある（流動性の劣る）口腔湿潤剤を使用する．また，口腔乾燥状態が持続する場合には口腔清掃時以外でも口腔湿潤剤を適宜使用するとよい．

e．開口が困難な場合，開口保持が困難な場合

　開口の拒否，開口保持の困難などがあると適切な口腔衛生管理が困難になる．開口しない原因・理由は，疾患による開口障害，開口拒否（開口および意思疎通が可能な場合），意思疎通が

表11　開口しない場合の一般的な対応方法

①座位をとる．
　　意識レベルをあげる．頸部や下顎が動くようになる．
②リラックスできるよう工夫する．
　　会話，好きな音楽，手浴・足浴，マッサージにより，リラックスを得る．
③口唇や頬粘膜を圧排する．
　　不快感を与えない圧排を行う．
④過敏がある場合には脱感作を行う．
　　指で過敏部位を触る．刺激を次第に強くする．
⑤筋肉をマッサージする．
　　口腔周囲の筋肉をマッサージし，動きやすくする．
⑥K-point を刺激する．
　　レトロモラーパッドのやや後方に圧刺激を与える．
⑦疾患の特性を理解しておく．
　　開口障害を起こす疾患を理解する．

（茶山裕子：老年歯学 17（3），2003．より作成）

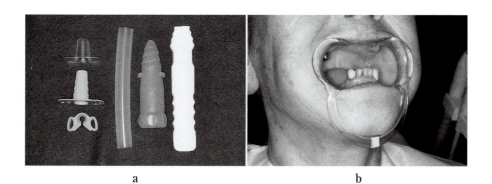

図15　開口補助器具
a：各種開口補助器具　b：アングルワイダー・オーラルワイダー

不可能な場合（意識障害，認知症などによる）に大別される．開口拒否の場合には，過去の不愉快な経験（過去に経験した口腔清掃時の痛み・不快感など），口腔内過敏症状や口内炎などによる痛み，信頼関係の欠如・コミュニケーションの不足などが考えられる．原因の明確化は要介護高齢者では困難なことが多いが，日常生活の観察，すなわちあくび，会話，食事のときの開口量を観察することによって開口量が予測できる．K-point の刺激などによって開口するときもある[33]（**表11**）．

　開口保持が困難な場合には開口器・開口補助器具が使われる（**図15**）．開口の保持のために上下顎臼歯部の間に開口器・開口補助器具を挿入する．歯の動揺・脱離，歯冠の破折，補綴装置の脱離などが起こらないように咬合力に耐えられる歯の間に開口器・開口補助器具を挿入す

表12 義歯清掃の要点

①機械的清掃法と化学的清掃法を併用する．
②部分床義歯の支台装置とその周囲をブラシで丁寧に清掃する．
③研磨が十分に行えない義歯床粘膜面をブラシで丁寧に清掃する．
④歯石様沈着物は歯科医師が除去する．
⑤義歯安定剤を義歯から除去してから清掃を行う．
⑥軟質リライン材やティッシュコンディショナーの清掃にはブラシを用いない．
⑦落下などによる義歯の破折を防止する対策を講ずる．
⑧残存歯，特に支台歯を丁寧に清掃する．
⑨口腔粘膜の汚れ（舌苔や剝離上皮膜など）は除去する．
⑩研磨材入り歯磨剤を使用しない．

る．損傷を避けるため開口器・開口補助器具は顎堤粘膜と接触させないのが基本であるが，顎堤粘膜の間に挿入しても損傷が起こりにくい材質の器具が市販されている．

(5) 義歯の清掃

a. 義歯清掃の目的

義歯清掃の主な目的はデンチャープラークの除去にある．デンチャープラークの存在により，①粘膜異常・義歯性口内炎，②残存歯のう蝕・歯周病，③誤嚥性肺炎，④口臭などのリスクが高くなるため，義歯の適切な管理が必要とされる．また胃潰瘍，胃がんの原因とされる *Helicobacter pylori* が口腔内，特に不潔な義歯に定着する可能性があることも報告されている[34]．う蝕・歯周病や口内炎などの口腔内に生じる問題，義歯床や支台装置の破折・不適合などの問題の有無を確認する機会となるので，口腔清掃・義歯清掃の際には口腔内や義歯の観察を忘れてはならない．

b. 義歯清掃法

義歯清掃法の基本は，ブラシによる機械的清掃法と義歯洗浄剤による化学的清掃法である（表12）．デンチャープラークの除去には歯磨剤を使用せずブラシで清掃した後，そのまま義歯洗浄剤に毎日一晩浸漬すべきである[35]．水洗やティッシュペーパーによる拭き取りでは食物残渣は除去できてもバイオフィルムは除去できない．義歯洗浄剤の毎日の使用は機械的清掃方法と比較してバイオフィルムの除去効果が著しく高く，大量のバイオフィルムが付着している場合には義歯洗浄剤の溶液への5分間の浸漬では有意な除去効果があらわれず，一晩の浸漬が必要であったと報告されている[35]．

部分床義歯の支台歯のう蝕や歯周病の予防のためには，支台歯の清掃とともに支台装置およびその周囲の適切な清掃が必要である（図16）．支台装置およびその周囲は複雑な形態をしているためブラシを適切に当てることは難しい．また線鉤の場合では清掃の際に変形させてしまう恐れもあるので，無理な力を加えないよう注意が必要である．

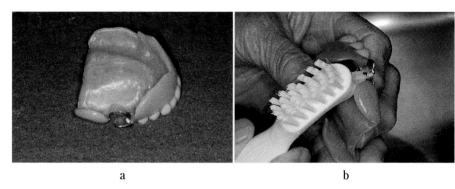

図16 支台装置の清掃
a：上顎部分床義歯
　支台装置とその周囲は複雑な形態をしているため，ブラシを適切に当てるのは難しい．
b：義歯用ブラシによる支台装置とその周囲の清掃
　細いブラシで丁寧に清掃する．

　粘膜面は研磨面と比べて研磨を十分に行えない面であり，研磨面と異なり凹凸に富む面でもある．義歯性口内炎を予防するためにも粘膜面の清掃は重要である．義歯安定剤が使用されているときには除去してから清掃を行う．

　研磨が十分に行われている研磨面は粘膜面に比べて，デンチャープラークが付着しにくく除去も容易である．研磨が不十分な場合にはデンチャープラークが付着しやすく除去も困難となる．常に滑沢な面を保つよう，調整のために義歯床を削除した際には十分な研磨が必要となる．

　義歯清掃時には含嗽により口腔内を清潔に保つように指導する．要介護者では舌苔や剝離上皮膜の付着や食物残渣の残留がみられることがある．必要があれば粘膜ブラシなどを使用して粘膜の清掃を行う．

　義歯の清掃には種々の配慮が必要となる．ノンメタルクラスプデンチャーでは樹脂の耐摩耗性が低いため軟らかいブラシを使用する，表面を傷めるので軟質リライン材やティッシュコンディショナーにはブラシを使用しない，汚れがつきにくく汚れを取りやすくするために義歯床の研磨を十分に行う，支台装置や義歯床の問題（破折や不適合など）の有無を清掃前に確認する，などの配慮が必要である．

c．義歯用ブラシと義歯洗浄剤

　義歯用ブラシは種々の製品が販売されている（**図17**）．ブラシを保持しやすいように把持部に工夫がなされているブラシも市販されている．ブラシを適切に保持でき，清掃を行いたい部位にブラシを当てて動かすことができるブラシを選択する．ときにはブラシの把持部を個人の状態に合わせて調整することも必要となる．

　高研磨性の歯磨剤の使用はバイオフィルムの除去効果を高めるが義歯床を摩耗させる[35]．低研磨性の歯磨剤では義歯表面への悪影響は軽減されるがバイオフィルムの除去効果は低く，か

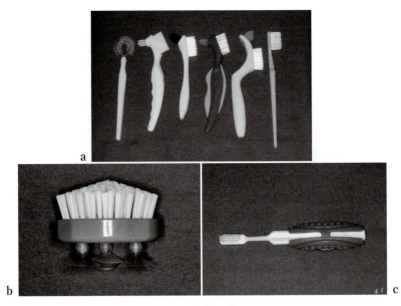

図17 義歯用ブラシ
a：刷毛部，把柄部に工夫を凝らした製品
b：片手で清掃が行えるように吸盤で固定できるブラシ
c：把柄部を太くするための器具を装着した義歯用ブラシ
　（aの右端のブラシ）

えってブラシの不適切な使用によって義歯床を傷つける可能性がある[35]．このため，歯磨剤の使用は推奨されていない．

　化学的清掃法である義歯洗浄剤の毎日の使用は，機械的清掃法と比較してバイオフィルムの除去効果が著しく高い[35]．各種の義歯洗浄剤が市販されているので，その特徴を鑑みて選択し，メーカーの指示に従って使用する．一般的には次亜塩素酸系や酸，過酸化物は微生物に対する作用は強く洗浄効果も高いが，材料に対する影響も強い[36]．酵素系や生薬は材料への影響は弱いが洗浄力も次亜塩素酸系などに比べて低い[36]．軟質材料に最も適しているのは銀系無機抗菌剤配合の義歯洗浄剤で，酵素系や生薬も比較的適している[36]．ノンメタルクラスプデンチャー用のポリエステル樹脂では材料の劣化を防ぐため強アルカリ性の義歯洗浄剤は使えない[36]．ノンメタルクラスプデンチャーでは中性の義歯洗浄剤を使用するのが一般的である．また，義歯洗浄剤には歯科医院専用のものがある．義歯装着者の清掃では除去できない着色や歯石様沈着物の除去に有効である．義歯を適切な状態に維持するために定期的な受診が望まれるが，その際に義歯の洗浄を行うとともに義歯管理の指導を行うとよい．

　義歯用の超音波洗浄器が市販されている．義歯洗浄剤の溶液に義歯を浸漬する際に，超音波洗浄器を使用すると洗浄効果が高くなる．

　認知症患者では義歯洗浄剤を食するという事故が発生している．認知症患者の手の届かない

表 13　夜間に義歯を装着させる場合

①ブラキシズムにより残存歯に過剰負担が生じる．
②残存歯により対合顎堤が損傷される．
③顎関節に過剰負担が加わる．
④義歯が動揺歯のスプリントを目的としている．

夜間に義歯を装着する場合には歯および義歯の清掃を十分に行うように指導する．
（日本補綴歯科学会：有床義歯補綴診療のガイドライン 2009 改訂版．[38]より作成）

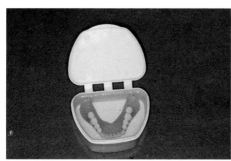
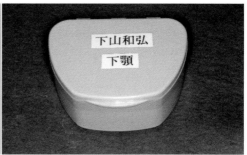

図 18　専用容器
紛失の防止のために義歯にデンチャーマーキングを行い，専用容器にも氏名を記入する．

ところに義歯洗浄剤を保管する必要がある．また，義歯洗浄剤の溶液を飲むという事故も発生している．義歯洗浄剤の溶液に義歯を浸漬するときには食器は用いず専用容器を使用し，認知症患者の手の届かないところに専用容器を保管する必要がある．

d. 義歯の夜間装着と保管

就寝時の義歯撤去は，義歯性口内炎，歯周病，う蝕の予防のためには推奨してもよいが，顎堤の吸収を減少させる根拠はない[37]．就寝時の撤去が困難な場合は，都合のよいときに義歯を数時間はずし，床下粘膜の安静を保つことに努めさせる[38]．咬合性外傷から残存歯を保護するためには就寝時の義歯装着が推奨されてもよい[37]（表 13）．

口腔内から撤去した義歯は専用容器に保管する（図 18）．専用容器に保管するときには義歯をブラシで清掃した後，義歯洗浄剤を溶解させた溶液を入れた専用容器に保管するのが一般的である．専用容器から取り出すときには流水下でブラシを用いて清掃を行う．このとき専用容器も清掃するとよい．装着後 1 カ月以上経過した義歯を乾燥や変形防止を目的として夜間水中保管する必要はないが，衛生的な見地からは義歯洗浄剤を溶解した水溶液中に保管しておくことが最も好ましい義歯の保管法であると考えられる[36]．

専用容器の使用は義歯の紛失防止につながる．施設では義歯を紛失しないよう細心の注意が必要である．氏名を付した専用容器を使用する，義歯にデンチャーマーキングを施す，ティッシュペーパーなどで義歯を包まないなどの配慮が必要である．義歯を入れた専用容器がタンス

の奥に大切なものと一緒にしまい込まれていたこともある．義歯や専用容器が見つからないときには大切なものをしまう場所を探すとみつかることもある．

2. 口腔機能管理

日本歯科医学会では「口腔機能管理」はう蝕処置，感染根管処置，補綴歯科治療，摂食機能療法等が含まれるとしている[2]．本書では摂食嚥下機能に関してのみ論ずることにする．

1） 摂食嚥下とその障害

摂食嚥下は，食物を確認し，口腔に取り込み，咀嚼や舌による押しつぶしにより食物を飲み込みやすい状態に処理し，食塊を形成し，嚥下し，食塊が食道を通過するまでの過程である．これらの過程の障害が摂食嚥下障害である．摂食嚥下は，中枢神経系，末梢神経系，筋肉，口腔内状況，意識状態，認知機能などの多くの要素が関連した複雑な行為・運動である．

摂食嚥下の過程は5期モデルで説明されることが多い（**表14**）．5期モデルは，液体を命令嚥下したときの動きをもとに構築された4期モデル（口腔準備期，口腔送り込み期，咽頭期，食道期）に先行期を加えたものである．

咀嚼を伴う嚥下の場合にはプロセスモデルによって説明される[40]．摂取された食物は臼歯部に移送される（stage I transport）．臼歯部に運ばれた食物は咀嚼による粉砕・臼磨，唾液との混和，舌と口蓋との間での処理が行われ，嚥下可能な状態になった食物は中咽頭に移送され（stage II transport），食塊が形成される．嚥下可能な状態になった食物の移送は咀嚼中に繰り返される．嚥下反射の開始とともに咽頭期，次いで食道期となる．

摂食嚥下障害では誤嚥に対する対応が重要となる．誤嚥は食物などが声門を越えて気管に侵入することである．食物などが喉頭前庭に侵入するが，声門を越えない場合には喉頭侵入という．誤嚥時に咳嗽反射が生じる顕性誤嚥と咳嗽反射が生じない不顕性誤嚥がある．不顕性誤嚥は健常者でも睡眠中に，または種々の疾患でみられる．咳嗽反射が生じないからといって誤嚥していないと判断してはならない．不顕性誤嚥を引き起こすメカニズムとして，咽頭筋の減弱・協調運動障害，咽喉頭の感覚低下，咳嗽反射の障害，サブスタンスPまたはドパミンの減少が考えられる[41]．食事中や食後に咳嗽反射が生じなくとも湿性嗄声や痰の増加が認められる場合には誤嚥を疑う．不顕性誤嚥のスクリーニングテストとして咳テストがある．

2） 摂食嚥下障害の原因

摂食嚥下障害には多様な原因がある[42〜44]（**表15**）．

摂食嚥下障害を引き起こす中枢神経障害としては脳血管疾患，パーキンソン病などの変性疾

表14　摂食嚥下の5期モデル

先行期（認知期）
- 視覚や嗅覚で食物を認知し，手指やスプーン・箸などの道具を使って食物を口に運ぶ時期である．
- 経験に基づき，口に運ぶ量やペースなどを判断する．
- 意識状態，認知機能，視覚・嗅覚，上肢などの機能が関与する．

準備期（咀嚼期）
- 軟らかい食物に対しては舌による押しつぶし，舌で押しつぶせない食物に対しては咀嚼によって嚥下しやすくする加工処理が行われる時期である．
- 口唇・頬（顔面下部の運動神経は顔面神経，知覚は三叉神経），舌（運動神経は舌下神経，舌前方2/3の味覚は顔面神経，一般知覚は三叉神経，舌後方1/3の味覚および一般知覚は舌咽神経），咀嚼筋（運動神経は三叉神経下顎神経），唾液腺（唾液分泌は自律神経系）などの機能が関与する．意識状態，認知機能が影響する．

口腔期
- 準備期で加工処理された食物が咽頭腔へと送りこまれる時期である．
- 固形あるいは半固形の食物では咀嚼中に咽頭への送り込み運動が行われ，嚥下反射前に喉頭蓋谷にて食塊形成がなされる．
- 送り込み運動には舌の関与が大きい．軟口蓋（口蓋帆張筋は三叉神経支配，口蓋帆挙筋・口蓋舌筋・口蓋垂筋・口蓋咽頭筋は咽頭神経叢支配）が挙上し，鼻咽腔閉鎖が行われる．

咽頭期
- 嚥下反射が起こり嚥下関連筋群の協調運動により食塊が咽頭を通過する時期である．固形あるいは半固形の食物では咽頭で形成された食塊が下方へと移動を始めた時点から，食道入口部に到達するまでの時期である．
- 大脳皮質からの嚥下中枢への指令入力と口腔・喉頭・咽頭からの感覚性入力が嚥下反射の惹起をもたらす．
- 鼻咽腔閉鎖や喉頭口閉鎖（舌骨挙上と喉頭挙上が起こり，喉頭蓋尖端が下垂する）が行われる．喉頭口閉鎖，声門閉鎖により一時的に呼吸が停止する（嚥下性無呼吸）．

食道期
- 食塊が食道入口部を通過して胃に送られる時期である．
- 上食道括約筋が弛緩し，食塊が食道入口部を通過し，食道の蠕動運動によって胃へと送られる．

口腔期と咽頭期の区別は困難なため，口腔咽頭期（約1〜1.5秒）とされることがある[39]．

患が知られている．脳血管疾患で生じる摂食嚥下障害の病態は，球麻痺と偽性球麻痺（仮性球麻痺）に分けられる．球麻痺は延髄の嚥下中枢の損傷により，偽性球麻痺は延髄の嚥下中枢の上位運動ニューロン（皮質延髄路）の両側性損傷により生じる．

神経筋接合部疾患の重症筋無力症，多発性筋炎などの筋原性疾患，廃用症候群では嚥下関連筋群の筋力低下によって嚥下障害が起こる．

末梢神経障害では医原性などの反回神経麻痺，糖尿病性やギラン・バレー症候群のような多発性ニューロパチーが主な原因疾患である[45]．さまざまな末梢神経が摂食嚥下に関連しているため，障害される神経や障害の程度によってさまざまな病態や障害程度となる[45]．

加齢によって生理機能全般が低下することも摂食嚥下障害の原因となる．

表 15 嚥下障害の原因と分類

器質性嚥下障害 (静的障害)	搬送路そのものの異常と周辺病変による圧迫によるものを含む ①腫瘍，腫瘤 ②外傷（術後を含む） ③異物 ④奇形（口唇口蓋裂，食道奇形，血管輪など） ⑤瘢痕狭窄（炎症の後遺症など） ⑥その他（食道ウェッブ，ツェンカー憩室，フォレスティエ病など）
運動機能性嚥下障害 (動的障害)	搬送機構の異常 ①脳血管障害（仮性球麻痺，ワレンベルグ症候群など） ②変性疾患（筋萎縮性側索硬化症，パーキンソン病など） ③炎症（膠原病，脳幹脳炎，末梢神経炎，ギラン・バレー症候群など） ④腫瘍 ⑤中毒（有機リン中毒，ボツリヌス中毒など） ⑥外傷（手術後を含む） ⑦筋疾患（重症筋無力症，筋ジストロフィーなど） ⑧内分泌疾患（ステロイドミオパチー，甲状腺機能亢進症など） ⑨代謝性疾患（アミロイドーシス，ウィルソン病など） ⑩その他（脳性麻痺，神経系奇形，食道痙攣，アカラシアなど）
機能性嚥下障害	搬送路も搬送機構にも異常のないもの ①嚥下時痛をきたすもの（急性咽喉頭炎，多発性口内炎など） ②心因性（ヒステリー，拒食症など） ③その他（認知症，うつ病など）

(堀口利之：JOHNS14 (12), 1998.[42]を，菊谷 武 (2003)[43]，柿木保明 (2015)[44]が改変したものを転載）

3) 摂食嚥下障害の症状

摂食嚥下障害の典型的な主訴は，「飲み込みにくい」「むせる」である．しかし，明らかな訴えがない場合もある．誤嚥が疑われる状態としては，繰り返される発熱，肺炎の既往，体重の減少，食事中・食後のむせや咳，夜間の咳，湿性嗄声などがあげられる．

スクリーニングに使われる聖隷式嚥下質問紙，嚥下障害リスク評価尺度改訂版，EAT-10日本語版の質問項目により，その症状が知ることができる．

4) スクリーニング

スクリーニングテストとは，ある特定の疾患の罹患の有無を簡便な方法で評価するテストである．スクリーニングテストで陽性（異常あり）と判定された者のうち実際に陽性であった者の割合を感度，スクリーニングテストで陰性（異常なし）と判定された者のうち実際に陰性であった者の割合を特異度といい，ともに高いことが求められる．

表 16 聖隷式嚥下質問紙

あなたの嚥下（飲み込み，食べ物を口から食べて胃まで運ぶこと）の状態についていくつかの質問をいたします．ここ 2, 3 年のことについてお答え下さい．
いずれも大切な症状ですので，よく読んで A，B，C のいずれかに丸をつけて下さい．

1.	肺炎と診断されたことがありますか？	A．繰り返す	B．一度だけ	C．なし
2.	やせてきましたか？	A．明らかに	B．わずかに	C．なし
3.	物が飲み込みにくいと感じることがありますか？	A．しばしば	B．ときどき	C．なし
4.	食事中にむせることがありますか？	A．しばしば	B．ときどき	C．なし
5.	お茶を飲むときにむせることがありますか？	A．しばしば	B．ときどき	C．なし
6.	食事中や食後，それ以外の時にものどがゴロゴロ（痰がからんだ感じ）することがありますか？	A．しばしば	B．ときどき	C．なし
7.	のどに食べ物が残る感じがすることがありますか？	A．しばしば	B．ときどき	C．なし
8.	食べるのが遅くなりましたか？	A．たいへん	B．わずかに	C．なし
9.	硬いものが食べにくくなりましたか？	A．たいへん	B．わずかに	C．なし
10.	口から食べ物がこぼれることがありますか？	A．しばしば	B．ときどき	C．なし
11.	口の中に食べ物が残ることがありますか？	A．しばしば	B．ときどき	C．なし
12.	食物や酸っぱい液が胃からのどに戻ってくることがありますか？	A．しばしば	B．ときどき	C．なし
13.	胸に食べ物が残ったり，つまった感じがすることがありますか？	A．しばしば	B．ときどき	C．なし
14.	夜，咳で眠れなかったり目覚めることがありますか？	A．しばしば	B．ときどき	C．なし
15.	声がかすれてきましたか？（がらがら声，かすれ声など）	A．たいへん	B．わずかに	C．なし

（大熊るり，他：日摂食嚥下リハ会誌 6（1），2002.[46]より転載）

（1）スクリーニング質問紙

聖隷式嚥下質問紙[46]（**表 16**），嚥下障害リスク評価尺度改訂版[47〜49]（**表 17**），EAT-10 日本語版[50]（**表 18**）などが使われている．質問紙の記入により自覚症状の有無などがわかる．

（2）スクリーニング検査

a．反復唾液嚥下テスト（Repetitive Saliva Swallowing Test：RSST）

反復唾液嚥下テストは器材を用いず，簡便なテストである（**表 19, 図 19**）．開始前に空嚥下の回数が多いほど評価が高くなると伝えておく．口腔乾燥がある場合には少量の水で口腔内を湿潤させてから行う．

b．改訂水飲みテスト（Modified Water Swallowing Test：MWST）

改訂水飲みテストは少量の水分で嚥下機能を評価する方法である（**表 20, 図 20**）．多量の水を用いたテストでは誤嚥のリスクが高くなるが，本テストは 3 mL と少量のため，誤嚥のリスクが低くなる．注入時に冷水が咽頭に流れ込む危険性があるので，冷水は舌背上に注入して

表 17　嚥下障害リスク評価尺度改訂版

あなたのここ 3 ヶ月くらいの食事中に出現する症状についておたずねします．次の症状がどれくらいあったか「いつもある」「時々ある」「まれにある」「ほとんどない」の中から 1 つ選んで○をつけてください．

No.	質問項目	3 点	2 点	1 点	0 点
1	水分や食べ物が鼻にあがる	いつもある	時々ある	まれにある	ほとんどない
2	食べ物をいつまでも飲み込まずに噛んでいる	いつもある	時々ある	まれにある	ほとんどない
3	水分が飲み込みにくい	いつもある	時々ある	まれにある	ほとんどない
4	ご飯が飲み込みにくい	いつもある	時々ある	まれにある	ほとんどない
5	食べ物がのどにひっかかる感じがする	いつもある	時々ある	まれにある	ほとんどない
6	食べ物がのどに残る感じがする	いつもある	時々ある	まれにある	ほとんどない
7	食事中や食後に濁った声に変わる	いつもある	時々ある	まれにある	ほとんどない
8	水分や食べ物が口に入ったとたんにむせたりせき込んだりする	いつもある	時々ある	まれにある	ほとんどない
9	水分や食べ物を飲み込むときにむせたりせき込んだりする	いつもある	時々ある	まれにある	ほとんどない
10	水分や食べ物を飲み込んだ後にむせたりせき込んだりする	いつもある	時々ある	まれにある	ほとんどない
11	水分を飲み込むときにむせる	いつもある	時々ある	まれにある	ほとんどない
12	ご飯を飲み込むときにむせる	いつもある	時々ある	まれにある	ほとんどない
13	噛むことが困難である	いつもある	時々ある	まれにある	ほとんどない
14	硬い食べ物を避け，軟らかい食べ物ばかり食べる	いつもある	時々ある	まれにある	ほとんどない
15	口がパサパサしていると感じる	いつもある	時々ある	まれにある	ほとんどない
16	パサパサ，モサモサした食べ物は飲み込みにくい	いつもある	時々ある	まれにある	ほとんどない
17	口から食べ物がこぼれる	いつもある	時々ある	まれにある	ほとんどない
18	ことばが明瞭でない	いつもある	時々ある	まれにある	ほとんどない
19	食べ物を飲み込んだ後に舌の上に食べ物が残る	いつもある	時々ある	まれにある	ほとんどない
20	食べるのが遅くなる	いつもある	時々ある	まれにある	ほとんどない
21	食べ物や酸っぱい液が胃からのどに戻ってくる	いつもある	時々ある	まれにある	ほとんどない
22	食べ物が胸につかえる感じがする	いつもある	時々ある	まれにある	ほとんどない
23	胸やけがする	いつもある	時々ある	まれにある	ほとんどない

嚥下障害リスク評価尺度は，咽頭期機能（No. 1〜7），誤嚥（No. 8〜12），準備・口腔期機能（No. 13〜20），食道期機能（No. 21〜23）で構成される．　　　　で示した No. 2，7〜14，17，18，20 の 12 項目は，嚥下障害リスク他者評価尺度であり家族が評価できる項目である．
（深田順子，他（2006）[47,48]をもとに作成した．深田順子：摂食嚥下リハビリテーション，医歯薬出版，2016.[49]より転載）

表18 EAT-10日本語版

質問1	飲み込みの問題が原因で，体重が減少した．
質問2	飲み込みの問題が外食に行くための障害になっている．
質問3	液体を飲み込む時に，余分な努力が必要だ．
質問4	固形物を飲み込む時に，余分な努力が必要だ．
質問5	錠剤を飲み込む時に，余分な努力が必要だ．
質問6	飲み込むことが苦痛だ．
質問7	食べる喜びが飲み込みによって影響を受けている．
質問8	飲み込む時に食べ物がのどに引っかかる．
質問9	食べる時に咳が出る．
質問10	飲み込むことはストレスが多い．

0点（問題なし）から4点（ひどく問題）の5段階で各質問項目の採点を行い，合計点を算出する（最大40点）．合計点が3点以上の場合，嚥下の効率や安全性について専門医に相談することを勧める．

（若林秀隆，他：静脈経腸栄養 29（3），2014.[50]より作成）

表19 反復唾液嚥下テスト

方 法
被検者はリラックスした状態で椅子に座る．
示指で舌骨を，中指で甲状軟膏を触知し，30秒間で行える空嚥下の回数を測定する．
口腔乾燥があるときには少量の水で口腔内を湿潤させる．
喉頭隆起が中指を完全に乗り越えた場合に1回と数える．

評 価
3回未満を陽性（問題あり）とする．

除外基準
テストの方法が理解できないときには本テストを用いない．

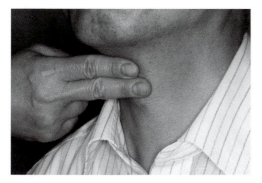

図19 反復唾液嚥下テスト
示指で舌骨を，中指で甲状軟骨を触知する．

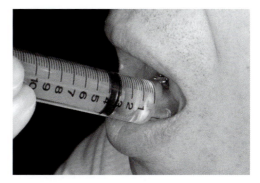

図20 改訂水飲みテスト
注入時に冷水が咽頭へ向かって流れないように口腔底に注入する．

表20　改訂水飲みテスト

方　法
　3 mLの冷水を口腔底に注入し，嚥下を指示する．

評　価
　1．嚥下なし，むせる and/or 呼吸切迫
　2．嚥下あり，呼吸切迫（不顕性誤嚥の疑い）
　3．嚥下あり，呼吸良好，むせる and/or 湿性嗄声
　4．嚥下あり，呼吸良好，むせない
　5．4に加え，反復嚥下が30秒以内に2回可能
　評点が4点以上ならば最大2施行繰り返し，最も悪い評点を採用する．

除外基準
　テストの方法が理解できないときには本テストを用いない．

表21　フードテスト

方　法
　茶さじ一杯（約4 g）のプリンを舌背前部に置き食べさせる．
　嚥下後の口腔内残留を評価する．

評　価
　1．嚥下なし，むせる and/or 呼吸切迫
　2．嚥下あり，呼吸切迫（不顕性誤嚥の疑い）
　3．嚥下あり，呼吸良好，むせる and/or 湿性嗄声，口腔内残留中等度*
　4．嚥下あり，呼吸良好，むせない，口腔内残留ほぼなし
　5．4に加え，反復嚥下が30秒以内に2回可能
　評点が4点以上ならば最大2施行繰り返し，最も悪い評点を採用する．

除外基準
　テストの方法が理解できないときには本テストを用いない．

*口腔内残留中等度とは，口腔内に25％以上残留した状態をさす[51]．

はならない．

　c．フードテスト（Food Test：FT）

　フードテストは誤嚥の有無のみならず，食塊形成，食塊移送をも評価するテストである（**表21，図21**）．評価は改訂水飲みテストとほぼ同様であるが，3点に「口腔内残留中等度」，4点に「口腔内残留ほぼなし」が加わっている．

　d．咳テスト

　咳テストは不顕性誤嚥のスクリーニングのためのテストである．1.0重量％のクエン酸生理食塩水をネブライザにより経口的に吸入させて，咳反射の有無を評価する．30秒以内に咳が出れば陰性，咳が認められなかった場合には陽性（不顕性誤嚥の疑い）とする[52]．陽性の場合は不顕性誤嚥の可能性が高いので精査を行う．寝たきりの者にも実施できるが，喘息の既往がある者には実施しない．

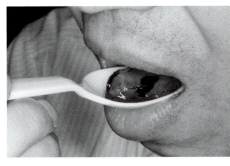
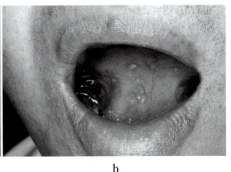

図21 フードテスト
a:スプーン上のゼリー　b:残留したゼリー
通常はプリンで行うが,ゼリーを用いてフードテストを行った.

表22　頸部聴診法(指示に従える被検者の場合)

①聴診を行う前に咳嗽を複数回行わせ,貯留物を排出させる.
②聴診器の接触子を頸部に接触させ,呼気を出してもらい聴診する.呼気はできるだけ一定の強さで出してもらい,発声を伴わないように指示する.
③次いで「いつものように飲んでください」と指示し,検査食嚥下時の嚥下音を聴診する.
④嚥下終了後,貯留物の排出行為を行わずに呼気を出してもらい聴診する.

加速度ピックアップを使用するときには輪状軟骨直下気管外側の皮膚面に設置する[53].

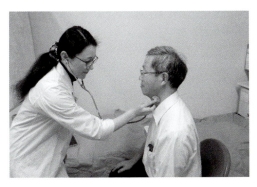

図22　頸部聴診法

e. 頸部聴診法

頸部聴診法は咽頭相における嚥下障害をおもに判定する方法である.食塊を嚥下する際に咽頭部で生じる嚥下音と嚥下前後の呼吸音を頸部で聴取する[53](**表22**,**図22**).

頸部聴診法の判定基準を**表23**に示す[54].

表23 頸部聴診法の判定基準

	聴診音	疑われる嚥下障害
嚥下音	長い嚥下音 弱い嚥下音 複数回の嚥下音	舌による送り込みの障害 咽頭収縮の減弱 喉頭挙上障害 食道入口部の弛緩障害など
	泡立ち音（bubbling sound）	誤嚥
	むせに伴う喀出音	誤嚥
	嚥下音の合間の呼吸音	呼吸・嚥下パターンの失調 喉頭侵入 誤嚥
呼吸音	湿性音（wet sound） 嗽音（gargling sound） 液体振動音	誤嚥や喉頭侵入 咽頭部における液体の貯留
	むせに伴う喀出音	誤嚥
	喘鳴様呼吸音	誤嚥

（日本摂食嚥下リハビリテーション学会：摂食嚥下障害の評価 簡易版2015.[54]より転載）

表24 嚥下内視鏡検査

特徴
　いつでもどこでも（ベッドサイドや在宅で）できる．
　一般の食品を用いて評価できる．
　粘膜の状態や分泌物，食品残留の評価に優れる．
　観察部位が咽頭・喉頭に限定される．
　咽頭期嚥下運動（嚥下反射）そのものは，嚥下反射中の視野消失（ホワイトアウト）
　で観察できない．

目的
　①咽頭期の機能的異常の診断
　②器質的異常の評価
　③代償的方法，リハビリテーション手技の効果確認
　④患者・家族・メディカルスタッフへの教育指導

除外対象
　同意の得られない患者
　体動が激しい患者
　鼻腔の器質的異常で挿入が不可の患者
　食思不振の患者

主な評価項目
　嚥下関連器官の構造
　運動や感覚機能の状態（特に左右差）
　咽頭や喉頭内の貯留物の状態
　反射の惹起性
　嚥下反射前後の咽頭や喉頭内の食塊の状態

（日本摂食嚥下リハビリテーション学会：日摂食嚥下リハ会誌17，2013.[55]より作成）

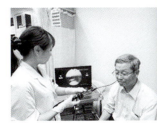 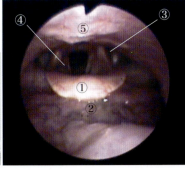 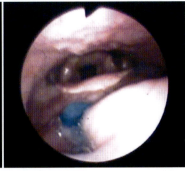

　　　　a　　　　　　　　　　b　　　　　　　　　　c

図23　嚥下内視鏡検査
　a：内視鏡の挿入.
　b：咽頭部および喉頭部：上部が背側，下部が腹側である.
　　　①喉頭蓋，②喉頭蓋谷，③梨状窩，④声帯，⑤咽頭後壁
　c：中咽頭部に送り込まれたゼリー.

表25　嚥下造影検査法

特　徴
　準備期・口腔期・咽頭期・食道期の評価が可能である.
　放射線被曝がある.
　造影剤入りの検査食を使用する.
　透視室で行う.

目　的
　①診断のための検査
　　形態的異常，機能的異常，誤嚥，残留などを明らかにする.
　②治療のための検査
　　食物・体位・摂食方法などの調節により安全に嚥下し，誤嚥や咽頭残留を減少させる方法を探す.

適　応
　摂食嚥下障害の疑われる患者に行い，検査によって摂食嚥下に関する情報が得られ，それを治療方針に活かすことができる場合.

（日本摂食嚥下リハビリテーション学会：日摂食嚥下リハ会誌18（2），2014.[56]より作成）

5）嚥下内視鏡検査

　嚥下内視鏡検査は嚥下時や安静時の咽頭や喉頭を内視鏡で観察して嚥下機能を評価する検査である[55]（**表24，図23**）．患者指導やカンファレンスにも使われている．

6）嚥下造影

　嚥下造影は摂食嚥下リハビリテーションでは不可欠な検査であり，診断のための検査と治療のための検査の二面がある[56]（**表25，26，図24**）．嚥下造影は口腔から食道までを観察でき

表26 嚥下造影検査法の観察項目

検査食の動態	解剖学的構造の異常・動き
口唇からのこぼれ 咀嚼状態 食塊形成 口腔残留（前庭部・口底部・舌背部） 咽頭への取り込み	形態学的異常（口腔） 口唇の開閉 下顎の動き 舌の動き 舌軟口蓋閉鎖
早期咽頭流入 咽頭通過 誤嚥・喉頭侵入とその量 口腔への逆流 鼻咽腔への逆流 咽頭残留・咽頭滞留（貯留）* 　（喉頭蓋谷・梨状陥凹） 食道入口部の通過	形態的異常（咽頭） 舌根部の動き 鼻咽腔閉鎖 舌骨の動き 喉頭挙上 喉頭蓋の動き 喉頭閉鎖 咽頭壁の収縮 食道入口部の開大
食道残留 食道内逆流 胃食道逆流	形態学的異常（食道の蛇行・外部からの圧迫など） 食道蠕動 下食道括約筋部の開大

*咽頭滞留（貯留）：嚥下反射が起こらずに，そのまま残った場合は「滞留」とする．
(日本摂食嚥下リハビリテーション学会：日摂食嚥下リハ会誌 18（2），2014.[56])より転載)

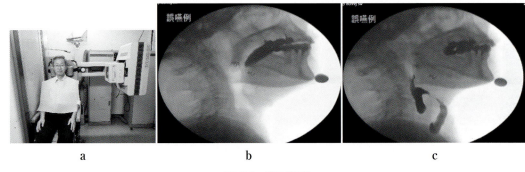

図24 嚥下造影
a：エックス線透視装置　b：安静時　c：誤嚥例
（b，cの写真は戸原　玄先生のご厚意による）

るという長所をもつが，エックス線透視装置が必要であり，放射線被曝を伴うという短所がある．

7) 臨床的重症度分類と摂食状態

摂食嚥下障害の臨床的重症度分類を紹介する（**表27**）．臨床的重症度分類は「1 唾液誤嚥」

表27 臨床的重症度分類

	分類	定義	解説	対処法	直接訓練[*1]
誤嚥なし	7 正常範囲	臨床的に問題なし	治療の必要なし	必要なし	必要なし
誤嚥なし	6 軽度問題	主観的問題を含め，何らかの軽度の問題がある．	主訴を含め，臨床的な何らかの原因により摂食嚥下が困難である．	簡単な訓練，食事の工夫，義歯調整などを必要とする．	症例によっては施行
誤嚥なし	5 口腔問題	誤嚥はないが，主として口腔期障害により摂食に問題がある．	先行期・準備期も含め，口腔期中心に問題があり，脱水や低栄養の危険を有する．	口腔問題の評価に基づき，訓練，食物形態・食事法の工夫，食事中の監視が必要である．	一般医療機関や在宅で施行可能
誤嚥あり	4 機会誤嚥	ときどき誤嚥する，もしくは咽頭残留が著明で臨床上誤嚥が疑われる．	咽頭残留著明，もしくはときに誤嚥を認める．また，食事場面で誤嚥が疑われる．	上記の対応法に加え，咽頭問題の評価，咀嚼の影響の検討が必要である．	一般医療機関や在宅で施行可能
誤嚥あり	3 水分誤嚥	水分は誤嚥するが，工夫した食物は誤嚥しない．	水分で誤嚥を認め，誤嚥・咽頭残留防止手段の効果は不十分だが，調整食など食形態効果を十分認める．	上記の対応法に加え，水分摂取の際に間欠的経管栄養法を適応する場合がある．	一般医療機関で施行可能
誤嚥あり	2 食物誤嚥	あらゆるものを誤嚥し嚥下できないが，呼吸状態は安定．	水分，半固形，固形食で誤嚥を認め，食形態効果が不十分である．	経口摂取は不可能で経管栄養が基本となる．	専門医療機関で施行可能[*2]
誤嚥あり	1 唾液誤嚥	唾液を含めてすべてを誤嚥し，呼吸状態が不良．あるいは，嚥下反射が全く惹起されず，呼吸状態が不良．	常に唾液も誤嚥していると考えられる状態で，医学的な安定が保てない．	医学的安定を目指した対応法が基本となり，持続的な経管栄養法を要する．	困難

[*1] 間接訓練は6以下のどのレベルにも適応があるが，在宅で施行する場合，訓練施行者に適切な指導をすることが必要である．
[*2] 慎重に行う必要がある．

(才藤栄一：リハ医学41 (6), 2004.[57]より転載)

から「7正常範囲」までの7段階の分類になっており，7段階ごとに対処方法が記載されている．摂食嚥下機能とともに摂食状態と医学的安定性の評価が必要とされる（**表28**）．ここで重要な点は，その状態での医学的安定性について，2〜4週の経過で発熱や炎症反応などの誤嚥性肺炎の兆候がないこと，窒息の事故がないこと，脱水や低栄養の兆候がないことなどについて併記することである[57]．

また能力（できる）を評価する摂食・嚥下能力グレード[58]や「している」レベルを評価する摂食状況レベル[59]などがある．

表28 摂食状態と医学的安定性

摂食状態		医学的安定性	
5	経口―調整 無	A	安定
4	経口―調整 要	B	不安定
3	経口＞経管		
2	経口＜経管		
1	経管		

摂食状態は経口摂取，経管栄養，調整（食物形態や体位など摂食時の工夫）の必要性によって，5段階に分類される．

(才藤栄一：リハ医学41（6），2004.[57]より転載)

8) 訓練法

　基礎訓練と直接訓練（摂食訓練）についてさまざまな訓練法が紹介されている．日本摂食嚥下リハビリテーション学会医療検討委員会による訓練法のまとめ（2014版）[60]に詳細に記載されているので，参照されることをお勧めする．

（下山和弘）

文　献

1) 日本老年歯科医学会：老年歯科医学教育基準2015年7月31日版．老年歯科医学，森戸光彦，山根源之，櫻井　薫，羽村　章，下山和弘，柿木保明編，456-461，医歯薬出版，東京，2015.
2) 櫻井　薫：口腔ケアという用語について．老年歯科医学，森戸光彦，山根源之，櫻井　薫，羽村　章，下山和弘，柿木保明編，454-455，医歯薬出版，東京，2015.
3) 眞木吉信：口腔ケア．老年歯科医学用語辞典　第2版，日本老年歯科医学会編，91，医歯薬出版，東京，2016.
4) 眞木吉信：口腔衛生管理．老年歯科医学用語辞典　第2版，日本老年歯科医学会編，88-89，医歯薬出版，東京，2016.
5) 眞木吉信：口腔機能管理．老年歯科医学用語辞典　第2版，日本老年歯科医学会編，90，医歯薬出版，東京，2016.
6) Eilers J, Berger AM, Petersen MC：Development, testing, and application of the oral assessment guide. Oncol Nurs Forum, 15：325-330, 1988.
7) 近津大地，村松真澄監修：Eilers Oral Assessment Guide（OAG）Eilers口腔アセスメントガイド．http://www.comfort-tk.co.jp/content/uploads/2015/03/OAG_1503_A4.pdf（accessd 2017-04-06）
8) Andersson P, Hallberg IR, Renvert S：Inter-rater reliability of an oral assessment guide for elderly patients residing in a rehabilitation ward. Spec Care Dentist, 22（5）：181-186, 2002.
9) Kayser-Jones J, Bird WF, Paul SM, Long L, Schell ES：An instrument to assess the oral health status of nursing home residents. Gerontologist, 35：814-824, 1995.
10) Chalmers JM, King PL, Spencer AJ, Wright FAC, Carter KD：The oral health assessment tool-validity and reliability. Aust Dent J, 50（3）：191-199, 2005.
11) 松尾浩一郎，中川量晴：口腔アセスメントシートOral Health Assessment Tool日本語版（OHAT-J）の作成と信頼性，妥当性の検討．障歯誌，37：1-7，2016.
12) 藤田保健衛生大学医学部歯科：ORAL HEALTH ASSESSMENT TOOL（OHAT）．藤田保健衛生大学ホームページ．http://dentistryfujita-hu.jp/content/files/OHAT%20160120.pdf（accessd 2017-04-06）

13) 佐場野優一：リスクマネジメント．図解言語聴覚療法技術ガイド，深浦順一，長谷川賢一，立石雅子，佐竹恒夫編，46-47，文光堂，東京，2014．
14) 辻　明良，田中涼子，福島智子，松井ひろみ，松本哲哉，村岡　裕：高齢者介護施設における感染対策マニュアル．平成24年度厚生労働省老人保健事業推進費等補助金（老人保健健康増進等事業分），2013．
15) 大渡凡人：全身的偶発症とリスクマネジメント　高齢者歯科診療のストラテジー．17-27，医歯薬出版，東京，2012．
16) 大渡凡人：全身的偶発症とリスクマネジメント　高齢者歯科診療のストラテジー．83-84，医歯薬出版，東京，2012．
17) 高橋　智：認知症のBPSD．日老医誌，48：195-204，2011．
18) 山脇正永：認知症．疾患別に診る嚥下障害，藤島一郎監修，279-289，医歯薬出版，東京，2012．
19) 出田　透，中西亮二，山永裕明，今村重洋，紫藤泰二：感情失禁，易怒性へのアプローチ．J Clin Rehabil，8：222-228，1999．
20) 下山和弘：基礎からわかる高齢者の口腔健康管理．28-41，医歯薬出版，東京，2016．
21) 千田　彰：超高齢社会における根面う蝕の予防と治療．Quintessence，33：1290-1296，2014．
22) 眞木吉信，杉原直樹：歯根面う蝕の基礎知識．歯根面う蝕の診断・治療・予防，眞木吉信，福島正義，鈴木丈一郎編，9-31，医学情報社，東京，2004．
23) 日本歯科保存学会編：MI（Minimal Intervention）を理念としたエビデンス（根拠）とコンセンサス（合意）に基づくう蝕治療ガイドライン．永末書店，京都，2009．
24) 日本歯科保存学会教育問題委員会：根面う蝕—3領域（修復・歯内・歯周）の統合的見地からの提言—．2016．
25) 眞木吉信：含嗽剤．老年歯科医学用語辞典　第2版，日本老年歯科医学会編，57，医歯薬出版，東京，2016．
26) 野村武史：含嗽剤・洗口剤．歯科におけるくすりの使い方2015-2018，金子明寛，須田英明，佐野公人，柴原孝彦，川辺良一編，372-373，デンタルダイヤモンド社，東京，2014．
27) 小笠原正：要介護高齢者（障害高齢者）における口腔乾燥症．歯界展望，103（1）：65-69，2004．
28) 岩田基子，出光俊郎：痂皮．看護学大事典　第2版，和田　功，南　裕子，小峰光博編，541，医学書院，東京，2010．
29) 菅　武雄：剥離上皮の堆積のある患者に対する口腔ケア．日本老年歯科医学会監修口腔ケアガイドブック，下山和弘，米山武義，那須郁夫編，174-175，口腔保健協会，東京，2008．
30) 岩佐康行：口腔に痂皮がある患者に対する口腔ケア．日本老年歯科医学会監修口腔ケアガイドブック，下山和弘，米山武義，那須郁夫編，143-144，口腔保健協会，東京，2008．
31) 下山和弘：舌苔．老年歯科医学用語辞典　第2版，日本老年歯科医学会編，186-187，医歯薬出版，東京，2016．
32) 大渡凡人：口腔保湿剤．歯科におけるくすりの使い方2015-2018，金子明寛，須田英明，佐野公人，柴原孝彦，川辺良一編，378-386，デンタルダイヤモンド社，東京，2014．
33) 茶山裕子：口を開けてもらえない人への対応．老年歯学，17：353-357，2003．
34) 寺田容子，弘田克彦，永尾　寛，柏原稔也，市川哲雄：感染症予防のためのデンチャープラークコントロール　第1報　デンチャープラーク中の胃潰瘍原因菌 *Helicobacter pylori* の検出．補綴誌，43：100-104，1999．
35) 佐藤　薪，大島朋子，前田伸子，大久保力廣：義歯床用レジンの洗浄法によるバイオフィルム除去効果と表面粗さの変化．日補綴会誌，5：174-183，2013．
36) 馬場一美，塚崎弘明，笛木賢治，村田比呂司，尾澤昌悟，松香芳三，小野高裕，他：義歯管理に関する臨床的エビデンス．日歯医師会雑誌，66：764-774，2013．
37) 日本補綴歯科学会：歯の欠損の補綴歯科診療ガイドライン2008．

38) 日本補綴歯科学会：有床義歯補綴診療のガイドライン（2009改訂版）．
39) 山田好秋：嚥下．基礎歯科生理学　第6版，森本俊文，山田好秋，二ノ宮裕三，岩田幸一編，355-369，医歯薬出版，東京，2015．
40) Palmer JB：Bolus aggregation in the oropharynx does not depend on gravity. Arch Phys Med Rehabil, 79：691-696, 1998.
41) Ramsey D, Smithhard D, Kalra L：Silent aspiration：What do we know? Dysphagia, 20：218-225, 2005.
42) 堀口利之：嚥下障害の診断．JOHNS，14（12）：1711-1714，1998．
43) 菊谷　武：摂食・嚥下障害とは．高齢者歯科ガイドブック，植松　宏，稲葉　繁，渡辺　誠編，236-247，医歯薬出版，東京，2003．
44) 柿木保明：摂食嚥下障害の病態と原因．老年歯科医学，森戸光彦，山根源之，櫻井　薫，羽村　章，下山和弘，柿木保明編，304-309，医歯薬出版，東京，2015．
45) 日本神経治療学会治療指針作成委員会：標準的神経治療：神経疾患に伴う嚥下障害．神経治療，31：437-470，2014．
46) 大熊るり，藤島一郎，小島千枝子，北條京子，武原　格，本橋　豊：摂食・嚥下障害スクリーニングのための質問紙の開発．日摂食嚥下リハ会誌，6：3-8，2002．
47) 深田順子，鎌倉やよい，万歳登茂子，北池　正：高齢者における嚥下障害リスクに対するスクリーニングシステムに関する研究．日摂食嚥下リハ会誌，10：31-42，2006．
48) 深田順子，鎌倉やよい，万歳登茂子，北池　正：高齢者における嚥下障害リスクに対する他者評価尺度に関する研究．日摂食嚥下リハ会誌，10：220-230，2006．
49) 深田順子：嚥下障害リスク評価尺度改訂版．摂食嚥下リハビリテーション　第3版，才藤栄一，植田耕一郎監修，127-128，医歯薬出版，東京，2016．
50) 若林秀隆，栢下　淳：摂食嚥下障害スクリーニング質問紙票EAT-10の日本語版作成と信頼性・妥当性の検証．静脈経腸栄養，29：871-876，2014．
51) Tohara H, Saitoh E, Mays KA, Kuhlemeier K, Palmer JB：Three tests for predicting aspiration without videofluorography. Dysphagia, 18：126-134, 2003.
52) Sato M, Tohara H, Iida T, Wada S, Inoue M, Ueda K：Simplified cough test for screening silent aspiration. Arch Phys Med Rehabil, 93：1982-1986, 2012.
53) 高橋浩二：頸部聴診法．摂食嚥下リハビリテーション　第3版，才藤栄一，植田耕一郎監修，161-168，医歯薬出版，東京，2016．
54) 日本摂食嚥下リハビリテーション学会医療検討委員会：摂食嚥下障害の評価【簡易版】2015．
55) 日本摂食嚥下リハビリテーション学会医療検討委員会：嚥下内視鏡検査の手順2012改訂（修正版）．日摂食嚥下リハ会誌，17：87-99，2013．
56) 日本摂食嚥下リハビリテーション学会医療検討委員会：嚥下造影の検査法（詳細版）日本摂食嚥下リハビリテーション学会医療検討委員会2014年度版．日摂食嚥下リハ会誌，18：166-186，2014．
57) 才藤栄一：摂食・嚥下障害の治療戦略．リハ医学，41：404-408，2004．
58) 藤島一郎：脳卒中の摂食・嚥下障害　第2版．83-86，医歯薬出版，東京，1998．
59) Kunieda K, Ohno T, Fujishima I, Hojo K, Morita T：Reliability and validity of a tool to measure the severity of dysphagia：The food intake level scale. J Pain Symptom Manage, 46：201-206, 2013.
60) 日本摂食嚥下リハビリテーション学会医療検討委員会：訓練法のまとめ（2014版）．日摂食嚥下リハ会誌，18：55-89，2014．

第2章

栄養管理と食事介助

　日常生活のなかで「食べること」はとても大切な活動の一つで，一日の生活リズムを創り出す大切な役割を果たしている．近年の超高齢社会でも，要介護高齢者の日常生活における関心事（施設で楽しいこと）の第1位は「食事」であり[1]（**表1**），「食べること」は人として生きるために重要な意味をもっている．

　しかし，加齢による嚥下機能の低下だけではなく，近年では脳梗塞後などさまざまな疾患の併発症状として食べる機能の低下がみられる要介護高齢者が増加している．これは日本人の死因で肺炎が平成22年の第4位から，現在では第3位となっていることからも明らかである（**表2**）．

　食べる機能の低下による肺炎や誤嚥・窒息などを過度に恐れるあまり，食べる機能の適切な評価が行われず，食べられる機能が残っているにもかかわらず，医療者が安易に静脈栄養や経管経腸栄養療法（胃瘻含む）を宣言することで「口から食べること」をあきらめている人たちも少なくない．「絶食」を余儀なくされている人たちのその後の生活が，とても味気ないものとなっていることは想像に難くない．

　ところでわれわれ歯科医療者は「食べられない」＝「摂食嚥下障害」と安直に考える傾向がないだろうか．「食べること」は狭義では「認知・捕食・咀嚼を含んだ摂食と嚥下」でよいが，広義では「食物が口に入り，消化・吸収されるまでのプロセス」である．嚥下機能が正常であっても，腸管閉塞，腹膜炎，急性膵炎，短腸症候群，イレウスなどの疾患があれば絶食となり，「食べられない」ということになるのである．

表1　要介護高齢者の日常生活における関心事（施設で楽しいこと）

	1位	2位	3位
特別養護老人ホーム （9施設　n＝773）	食事 44.8％	行事参加 28.0％	家族訪問 25.3％
老人保健施設 （13施設　n＝1324）	食事 48.4％	家族訪問 40.0％	行事参加 35.2％
老人病院 （9施設　n＝362）	食事 40.0％	家族訪問 39.4％	テレビ 28.3％
療養型病院 （1施設　n＝50）	食事 55.1％	家族訪問 55.1％	テレビ 30.0％

（出典：「口腔機能向上マニュアル　改訂版　2009」厚生労働省）

表2 死亡順位の変化

死亡順位	平成27年度死亡数			平成22年度死亡数
	総数 1,290,444人	男性 666,707人	女性 623,737人	1,197,012人
1	悪性新生物 370,346人	悪性新生物 219,508人	悪性新生物 150,838人	悪性新生物 353,499人
2	心疾患	心疾患	心疾患	心疾患
3	肺炎↑	肺炎	老衰	脳血管疾患
4	脳血管疾患↓	脳血管疾患	脳血管疾患	肺炎
5	老衰	不慮の事故	肺炎	老衰
6	不慮の事故	老衰	不慮の事故	不慮の事故
7	腎不全↑	自殺	腎不全	自殺
8	自殺↓	COPD	大動脈瘤・解離	腎不全
9	大動脈瘤および解離↑	腎不全	血管性等の認知症	慢性閉塞性肺疾患（COPD）
10	慢性閉塞性肺疾患↓（COPD）	肝疾患	アルツハイマー病	肝疾患

（出典：「平成27年人口動態統計月報年計（概数）の概況」厚生労働省）

また栄養に関する知識がなければ，歯周病の管理をして健康な口腔環境を維持させたとしても，どんなによい義歯を作製したとしても，既往歴から消化吸収の障害部位を推察することもできずに，ただ「しっかりと噛めるようになったのでよく噛んで食べてください」，「ゆっくりと噛んで腹八分目にしてください」「しっかり飲み込んでください」程度の説明しかできず，われわれが大切に考えている口腔機能を十分に活用できないことになる．

平成28年度の診療報酬改定において，歯科医師に対する「栄養サポートチーム加算」や「栄養サポート連携加算1」が新設された．これからの歯科医師にとって，栄養学的知識の観点から口腔機能管理に対するアプローチを行うことは必須のものとなると考える．

この章では，人が生きていくうえで重要な栄養管理や食事について考えていきたい．

1. 栄養管理とは

1）口腔管理の重要性

栄養は健康を保つのに欠くことのできないものであり，栄養過多も栄養欠乏も健康寿命に大きな影響を及ぼすことは周知の事実である．

われわれ自身の栄養管理は，胎児の時から胎盤からの酸素や栄養分の補給というかたちで始まっている．妊婦の歯周病については低体重児出産との関連も指摘されており，この時期の口

表3 歯の寿命

部位 (寿命)	性別	中切歯	側切歯	犬歯	第一 小臼歯	第二 小臼歯	第一 大臼歯	第二 大臼歯
上顎 (年)	男性	62.4	61.7	62.0	58.4	56.8	58.8	52.2
	女性	61.4	60.0	60.7	58.2	55.5	57.7	50.7
下顎 (年)	男性	66.5	66.5	66.7	62.5	57.5	55.4	50.5
	女性	66.0	65.6	66.0	61.0	54.8	51.8	47.7

(出典:「平成11年歯科疾患実態調査」厚生労働省)

腔管理は重要である.歯科医療者として,悪阻がある患者の食べることに対してどのようにアプローチしていくか考える必要がある.また出生してからは母乳や人工乳によって栄養補給,水分補給され,生後100日前後で乳歯が生え始める.この時期に「一生涯,食べることに困らないように」との願いを込めて食事をする真似をさせるのが「お食い初め」の儀式である.私たちに「食べる」ということを意識させる儀式で,栄養管理・口腔管理はますます重要になってくる.

　この「お食い初め」の儀式は,平安時代の貴族の平均寿命が男性35歳,女性27歳と短命であった時代から行われているとされ,当時は歯の寿命も短かったと推察できる.現在では歯科医療も進歩し,厚生労働省平成11年歯科疾患実態調査[2]では,歯の寿命(**表3**)が最も長いのは男性の下顎犬歯で66.7年,女性は下顎中切歯と犬歯で66.0年となっている.しかし最も短いのは男女とも下顎第二大臼歯で,男性50.5年,女性47.7年となっており,最も寿命の長い歯と短い歯では16年以上の差がみられる.平均寿命(平成10年)は男性77.16歳,女性84.01歳であるが,歯の平均寿命(平成11年)は男性59.9年,女性58.4年であり,男性は17年間,女性は26年間自分の歯がない状態で生活していることになる.もちろん義歯やインプラント治療の進歩もあり,すべての人たちが噛めないというわけではないが,加齢と共に食べられるものを食べるというライフスタイルに変化していくこととなる.

　平成元年,厚生省(現・厚生労働省)と日本歯科医師会が提唱し,「8020運動」が始まった.これは28本の歯のうち,少なくとも20本以上自分の歯があればほとんどの食物を噛みくだくことができ,おいしく食べることができることから"80歳になっても20本以上自分の歯を保とう"という運動である.その成果として,昭和62年から平成11年の12年間で歯の寿命は5〜9年伸びている.厚生労働省の歯科疾患実態調査をみると80歳の1人平均現在歯数は昭和62年4.0本,平成5年5.9本,平成11年8.2本,平成17年9.8本,平成23年13.9本と増加してきている.また8020達成率(80歳で20本以上の現在歯をもつ者の割合(推定値))も昭和62年7.0%,平成5年10.9%,平成11年15.3%,平成17年24.1%,平成23年38.3%と上昇しており,成果が認められる.

　この歯科疾患実態調査は5千人規模の調査であるが,歯科医師を対象に平成13年から18年

表4　歯科医師と一般住民の喪失歯数

	50～54歳 喪失歯数	60～64歳 喪失歯数	70～74歳 喪失歯数	80歳～ 残存歯数20歯以上の割合
歯科医師*				
男性	2.1本	4.1本	11.2本	22.7%
女性	1.9本	5.1本	9.1本	21.5%
一般人**				24.1%
男性	4.32本	6.92本	13.00本	
女性	3.36本	7.26本	13.25本	

（＊出典：「平成17年・23年歯科医師健康白書」若井建志，他）
（＊＊出典：「平成17年歯科疾患実態調査」　厚生労働省）

に行った2万人規模の「歯科医師健康白書」調査（LEMONADE Study：longitudinal evaluation of multi-phasic, odontological and nutritional associations in dentists）[3,4]では，男性30歳以上，女性35歳以上の各年齢層で，歯科医師の平均喪失歯数は一般の人たちより少ないことが示された．しかし8020達成率は男性歯科医師で22.7％，女性歯科医師で21.5％であり，歯科疾患実態調査の平成11年15.3％，平成17年24.1％と比べて大きな差はなかった（表4）．これは，この8020調査対象者の若い頃は，今と比べて歯を保存する歯科治療技術が十分に発達していなかったために歯科医師といえども加齢に伴う歯の喪失を予防することは困難であった可能性や，歯科医師も8020運動を契機として，患者の歯をできるだけ抜かないで保存する意識が高まった一つの結果と捉えることができる．

歯科医師2万人を対象とした若井らの調査（表5）でも，歯が少ない人は生活習慣病予防に重要なカロチン，ビタミンC，食物繊維の摂取量が減り，逆に炭水化物の摂取量が増えることが示されている[5]．歯科医師は自分の歯を喪失した場合には義歯などの治療を行い喪失したかむ機能を補完しやすい環境にあるが，前述のような結果が示されていることから，歯を失わないことが生活習慣病の予防，健康管理の上で大切であることがわかる．

2）健康寿命

現在の平均寿命（平成25年）は男性80.21歳，女性86.61歳で，平成10年からの15年間で約3歳伸びている．しかし単なる寿命の延伸ではなく，「日常的に介護を必要としないで，自立した生活ができる生存期間」である健康寿命の延伸が，今後わが国において望まれる健康課題である．平均寿命と健康寿命の差（図1），すなわち不健康寿命を短縮させるためにも要介護に至る要因（健康寿命阻害因子）について考える必要がある．

葛谷は「平成25年国民生活基礎調査の概要」をもとに健康寿命阻害因子の解析[6]を行っている．脳血管疾患（脳卒中）によるものが全体の18.5％，さらに心疾患，呼吸器疾患，糖尿病，悪性新生物を加えた生活習慣病を要因とするのは全体の30.5％を占める一方で，認知症，高齢

表5 喪失歯数群別の推定栄養素摂取量平均値（1日あたり，n = 19,371）

栄養素	喪失歯数				Trend p
	0-4 (n = 15,797)	5-14 (n = 2,196)	15-24 (n = 667)	25-28 (n = 711)	
蛋白質（g）	73.6	72.4	72.3	71.6	<0.001
脂質（g）	55.5	54.6	53.9	53.5	<0.001
炭水化物（g）	255.8	257.0	259.5	266.2	<0.001
カルシウム（mg）	604	585	581	565	<0.001
鉄（mg）	10.6	10.3	10.1	10.2	<0.001
カリウム（mg）	2,955	2,940	2,921	2,838	0.009
ビタミンA（IU）	2,887	2,803	2,705	2,634	<0.001
レチノール（μg）	431	430	418	412	0.21
カロテン（μg）	2,549	2,406	2,300	2,212	<0.001
ビタミンC（mg）	143	137	133	127	<0.001
ビタミンE（mg）	8.78	8.58	8.39	8.30	<0.001
食物繊維（g）	14.4	14.0	13.6	13.7	<0.001

共分散分析により，性・年齢・喫煙習慣・エネルギー摂取量を調整
（厚生労働科学研究（1/13/07シンポジウム）：歯科医師自身の調査（名大 若井建志らの報告）．新健康フロンティア戦略賢人会議資料より抜粋．http://www.kantei.go.jp/jp/singi/kenkou/bunka3/dai2/siryou4-9.pdf）

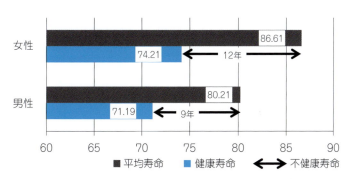

図1 平均寿命と健康寿命の差（平成25年度）
（出典：「平成25年簡易生命表」「平成25年人口動態統計」「平成25年国民生活基礎調査」厚生労働省，「平成25年推計人口」総務省）

による衰弱（フレイル），関節疾患，骨折・転倒などの老年症候群とよばれるものが要因となっているのが全体の51.9%を占めることがわかっている．さらに前期高齢者では脳血管疾患や生活習慣病関連が多い．この割合は年齢が上がるにつれて減少し，後期高齢者では認知症や骨折・転倒，衰弱などが要因となるケースが多くなる．このことから，成人期からの生活習慣病関連の予防，さらには高齢期に入ってからの老年症候群関連の予防が重要であると述べている．

表6 目標とするBMIの範囲（18歳以上）

年齢（歳）	目標とするBMI（kg/m^2）
18〜49	18.5〜24.9
50〜69	20.0〜24.9
70以上	21.5〜24.9

（出典：「日本人の食事摂取基準 2015年版」厚生労働省）

表7 推定エネルギー必要量（kcal/日）

性別 年齢（歳）	男性 身体活動レベルⅡ	女性 身体活動レベルⅡ
30〜49	2,650	2,000
50〜69	2,450	1,900
70以上	2,200	1,750

（出典：「日本人の食事摂取基準 2015年版」厚生労働省）

3) 栄養管理

　栄養は，人の健康維持に欠くことのできないものである．栄養障害（malnutrition）は，栄養過剰（過栄養，overnutrition）と栄養欠乏（低栄養，undernutrition）に分類される．

　成人期の過栄養は，前期高齢者期に動脈硬化性疾患を発症するリスクを高め，糖尿病罹患率も増加する．加齢とともにインスリン抵抗性が出現し，過栄養の影響も受け糖代謝異常が出現する．糖尿病の合併症も出現し，高コレステロール血症，高中性脂肪血症，メタボリックシンドロームなども発症，重症化しやすくなる．

　逆に高齢者，特に後期高齢者では加齢とともに食欲の低下もみられ，摂食量の低下，体重減少をきたす人もみられるようになる．特に加齢と筋力の低下などに複雑に影響され，オーラルフレイル（口腔虚弱・老嚥）による嚥下障害も食形態の変更による栄養摂取カロリーの低下などを生じ，低栄養に拍車をかける結果となっている．

　日本人の食事摂取基準（2015年版）では，70歳以上の目標体格指数（BMI）の数値が引き上げられている（**表6**）．これは加齢とともに身長が短縮し，同じ体重であったとしてもBMIが上昇することも加味されている．また推定エネルギー必要量（**表7**）も，前期高齢者と後期高齢者を一つにまとめているために身体活動レベルⅡの数値が引き上げられている．

4) NST（nutrition support team：栄養サポートチーム）

　NSTは1970年にアメリカのボストンで誕生したチーム医療で，代謝・栄養学に精通している医師・薬剤師・栄養士らが，患者の立場に立った専門的な栄養管理チームの必要性を唱えたのが始まりとされている．現在では栄養管理に関する専門知識・技術をもったメンバーによる

チーム医療のことを NST と呼んでいる．

医療における栄養管理は，すべての疾患治療のうえで共通する基本的医療の一つであり，栄養管理をおろそかにすると，どのような治療も効果を発揮することができないばかりか，栄養障害が原因で種々の合併症を起こすことが知られてきた．

入院中の患者が栄養不良状態になると，①免疫機能の低下，②創傷治癒の遅延，③合併症（臓器障害，感染症等）の発生頻度の増加（低栄養状態では感染症等の発生が通常の 20 倍になるとの報告もある），④入院期間の延長，⑤医療費の増加，⑥死亡率の上昇，などが生じるといわれている．

1974 年に入院患者の栄養障害について Butterworth は，「骸骨と化した入院患者」という言葉で報告[7]している．入院患者であっても身長の記録不備が 56％，体重の記録不備が 23％にみられ，体重が記録されていた患者の 61％に体重 6 kg 以上の体重減少がみられたこと，血清アルブミン値が 3.0 g/dL 以下が 37％にみられたことをあげ，「医原性の栄養障害が多くの患者の病気の転帰を決定する重要な要因となっていることを確信した」と述べている．

しかし，それから 40 年以上経過した現在でも入院患者の 20～50％が栄養不良と報告されており，現在では医師，看護師，薬剤師，栄養士だけではなく，歯科医師，歯科衛生士，理学療法士，作業療法士，言語聴覚士，検査技師など多くの職種が専門性をもって NST に介入することが勧められている．NST に歯科医師が参加することで，「口腔内の環境が改善し，食事の経口摂取が可能となる」ことや「栄養摂取量が増加」，「一時退院も可能になる」などの大きな効果がみられたため，平成 28 年度の診療報酬では NST 加算が新設され，歯科医師が NST に参加し口から食べる機能の維持・回復を図ることが期待されている．

5） 栄養評価

栄養というと，われわれはすぐに炭水化物や脂肪など栄養素のことを思い浮かべるが，まずはその機能，代謝（metabolism）について考えなければいけない．栄養とは「物質を取り入れて同化し，それにより組織を作りエネルギーを産生する機能」と，その取り入れる「物質」自体と定義されている．生体は生存するために絶えずエネルギーを消費しており，一瞬たりとも停止することはない．すなわち栄養とは，栄養素を消化吸収し，体構成成分に利用し同化（anabolism）または異化（catabolism）してエネルギーを得る過程と定義できる．

消化吸収は口腔に始まり，肛門に至るまでの消化管という 1 本の管の中で行われている．摂取した食物はそのままの形では消化管から吸収利用されないため，消化管粘膜を通過できるように単純な成分（消化態）にまで分解することが消化の目的の一つである．また，異種蛋白などを分解することによって抗原性・毒性を除去することも消化の重要な働きである．

「消化」（図 2）には，咀嚼や蠕動運動による消化液混和や消化液の消化酵素による分解（管腔内消化）と小腸絨毛内の消化酵素による消化（膜消化）の 2 種類がある．管腔内消化はいわ

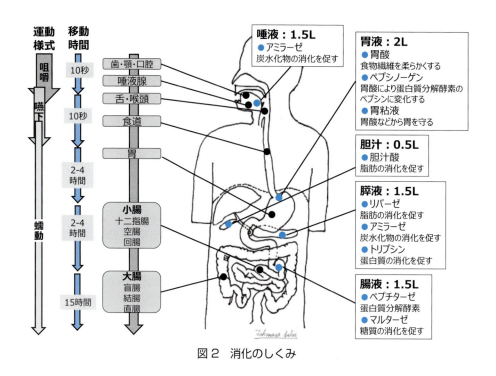

図2　消化のしくみ

ゆる消化管内で行われるもので，胃腸の蠕動運動（たとえば小腸による分節運動）による食物と消化液の混和，管腔内に分泌された消化液内（腸液，胆汁）の消化酵素による食物の分解などが行われる．しかし，管腔内消化のみでは食物の消化は不完全であり，吸収上皮細胞からの吸収は不可能である．そのため小腸の絨毛上皮細胞上（吸収上皮細胞）の微絨毛内の消化酵素によって吸収可能なレベル（消化態）に分解されて上皮細胞から吸収される．これが膜消化である．

消化管から栄養素を血液またはリンパ液中に取り込むことが「吸収」（図3）であるが，消化管の機能障害部位によって必要な栄養素が取り込めない病態があることを理解することも大切である．口腔に関連する病態としては舌の痛みや平滑舌，発赤，味覚障害などの症状で受診するハンター舌炎（図4，5）がある．胃がん手術後には，ビタミン B_{12} の吸収を促進する胃内因子の分泌も障害されるためビタミン B_{12} の吸収障害が起き，悪性貧血やハンター舌炎の症状が出現する．胃がん手術の既往だけを聴取するのではなく，残存胃の状態や合併切除の範囲まで確認し，その状態に応じたビタミン B_{12} が多く含まれているしじみや赤貝などの貝類や鶏や牛のレバーなどの摂取を促す食事指導と，ビタミン B_{12} 補充療法について主治医に対診を行うことも重要である．

高齢者の栄養障害頻度は，地域一般高齢者の1〜5％，在宅療養中の要介護高齢者の20〜30％，介護保険施設入所高齢者の30〜50％，療養病床入院の30〜40％，急性期病院入院の20〜

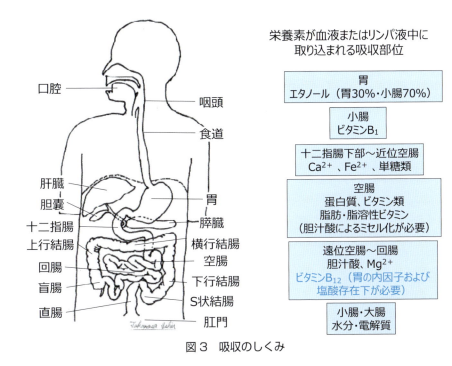

図3 吸収のしくみ

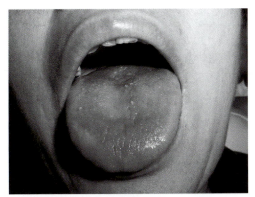

図4 ハンター舌炎（胃がん術後）
平滑舌，発赤がみられる状態

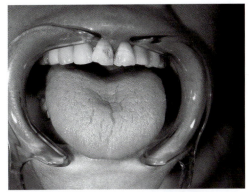

図5 ハンター舌炎（胃がん術後）
ビタミン B_{12} 注射後の状態

50％にみられる．われわれが歯科治療を行っている高齢者のうち，訪問や在宅，または病院施設などの患者の中には多くの割合で栄養障害をきたしている者がいることは容易に想像できる．一般歯科治療の患者でも，口腔内の疼痛や義歯などの不調により食事摂取量が減少するだけではなく，食形態の変更（米飯からおかゆ）によっても摂取エネルギー量が減少する．口の専門家であるにもかかわらず食事内容や食形態，期間について患者から情報を聞き出せていない現状がある．必要栄養量の60％以下が10日間続くと低栄養を発症する[8]といわれている．

```
A. 患者の記録
1. 体重の変化
過去6ヶ月間の合計体重減：＿＿kg　減少率＿＿％
過去2週間の変化：□増加　□変化なし　□減少
栄養評価では、体重はその増減量（kg）よりも変化率が重要
浮腫/腹水は体重の減少以上に栄養不良状態が重症であることを示す

2. 食物摂取量の変化
□変化なし □変化あり
変化の期間＿＿週・日
食べられるもの：□固形食，□完全液体食，□水分，□食べられない
食欲，食事内容の変化とその期間が重要な栄養指標となる

3. 消化器症状（2週間以上持続）
□なし　□悪心　□嘔吐　□下痢　□食欲不振　□その他
2週間以上にわたる長期の消化器症状が認められる場合は栄養不良が危惧されるので、症状の程度（下痢や嘔吐の回数）と期間が重要である．持続的に症状がある場合は特に注意する

4. 機能状態（活動性）
機能障害　□なし　□あり
持続期間＿＿＿（週）
タイプ：□日常生活可能　□歩行可能　□寝たきり

5. 疾病と疾患および栄養必要量との関係
初期診断：＿＿＿＿，
代謝需要/ストレス：□なし　□軽度　□中等度　□高度
栄養不良や疾患があると倦怠感や疲労感から、活動量（あるいは活動する意欲）が変化する

B. 身体所見（スコア評価：
　　　　　0＝正常，1＝軽度，2＝中等度，3＝高度）

皮下脂肪の減少（上腕三頭筋，胸部）；＿＿＿，
筋肉喪失（上腕四頭筋，上腕三角筋）；＿＿＿，
踵部浮腫；＿＿＿，
腹水；＿＿＿，

皮下脂肪や筋肉の喪失、あるいは浮腫などの身体所見は栄養不良のリスクをよく反映するので、以下の兆候について軽度、中等度、高度の3段階に分類する

●皮下脂肪の減少：上腕部（三頭筋/二頭筋下部皮下脂肪厚），胸側部，手の甲，手のひら，肩の三角筋部分，眼窩部など
●筋肉の喪失：大腿四頭筋，肩の三角筋部，こめかみ，鎖骨，肩甲骨，肋骨，ふくらはぎなど
●浮腫：指を5秒以上押し付けて皮膚のくぼみが戻らない状態
　　　足首，仙骨部，前腕部，大腿部
●腹水：肝硬変，心不全，悪性新生物，腹膜炎で見られることがある
　　　血液透析患者では栄養不良に関連する場合のみ指摘する

C. 主観的包括的評価判定

□　栄養状態良好
□　軽度の栄養不良
□　中等度の栄養不良
□　高度の栄養不良
```

図6　栄養状態の主観的包括的評価（SGA）

　栄養評価の意義として①栄養障害の有無やその程度の把握，②栄養療法の適応の判定，③適正栄養管理法の選択，④栄養療法の効果判定，⑤定期的な再評価による栄養管理法の修正，適正化，⑥手術症例の予後予測などを客観的に行う診断法，などがあげられている．栄養評価には主観的包括的評価（subject global assessment：SGA）（図6）と客観的栄養評価（object data assessment：ODA）があるが，特別な手技，機器を必要としないSGAはスクリーニング検査として位置づけられている．

　また近年は，高齢者を対象とした簡易栄養状態評価表（Mini Nutritional Assessment-Short Form：MNA®-SF）（図7）を用いることも多い．MNA®-SFは6項目について聴取するだけであり，高齢者対象として簡便であることや，低栄養のおそれ（at risk）の患者を抽出できる利点がある．

　いずれにしても，スクリーニング検査で栄養障害の有無を診断することは広義のアセスメントの第一段階であり，外来診察時の短時間でも評価可能であるため，歯科医院での問診用紙の一つにSGAやMNA®-SFを加え栄養障害のリスク患者を検出していきたい．

　抽出された栄養障害のリスク患者に適切な栄養処方設計を立案するために，ODAを用いて

図7 簡易栄養状態評価表 Mini Nutritional Assessment-Short Form（MNA®-SF）
(http://www.mna-elderly.com/forms/mini/mna_mini_japanese.pdf)

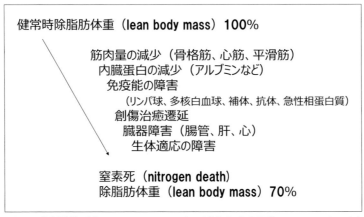

図8 除脂肪体重(lean body mass)の減少と窒素死(nitrogen death)

栄養歴や身体計測，身体所見ならびに臨床検査などから患者の栄養状態や病態を的確かつ総合的に評価し，栄養障害因子の同定を行うことが第二段階である．生化学的検査や特殊な機器を要するODAであるが，機能的に分類すると，静的，動的，予後判定の3つに分けられる．

静的栄養評価（static nutritional assessment）は，身体計測指標として身長，体重，上腕三頭筋部皮厚（TSF），上腕周囲（AC）など，血液生化学的指標として血清総蛋白値，血清アルブミン値のように比較的代謝回転の遅い栄養指標を示し長期的な効果判定に用いられる．**動的栄養評価**（dynamic nutritional assessment）は，蛋白代謝動態として窒素バランス（窒素バランスと窒素平衡）や間接熱量測定によるエネルギー代謝動態，血液生化学的指標としてrapid turnover protein（RTP）のトランスサイレチン（プレアルブミン）など比較的代謝回転の早い栄養指標を示し経時的な変動を評価し，栄養療法による栄養状態の改善ならびに原疾患に対する治療効果の短期的な判定に用いられる．**予後判定栄養評価**（prognostic nutritional assessment）は，複数の栄養指標を組み合わせて栄養障害の危険度を判定し，治療効果や予後を推定する．術前栄養状態から手術後合併症の発生率，術後の回復過程の予後を推定する栄養判定指数PNI（prognostic nutritional index）[9]など外科領域で用いられる．

これらの結果から必要栄養素量を推定し，現在の総栄養摂取量に対して過不足のある栄養素の調整を図る．また，適切な栄養補給経路を選択すると同時に食材，栄養剤，輸液製剤の形態と種類も選択する．このように栄養アセスメントは，一連の栄養治療・管理のうえで最も重要で不可欠な一過程である．

健常時除脂肪体重（lean body mass）が減少すると，筋肉量の減少（骨格筋，心筋，平滑筋），内臓蛋白の減少（アルブミンなど），免疫能の障害（リンパ球，多核白血球，補体，抗体，急性相蛋白質），創傷治癒遷延，臓器障害（腸管，肝，心），生体適応の障害，などをきたし，除脂肪体重（lean body mass）が70％になると窒素死（nitrogen death）する（**図8**）とされ

ている．

　食事摂取は間欠的であるが，エネルギーは常に消費されるためにヒトは貯蔵エネルギーを用い，エネルギー消費量を減少させることで，飢餓に耐えられる．正常体組成の成人は約3カ月の飢餓に耐えられるといわれているが，侵襲下の飢餓時には，代謝が亢進し，異化反応が増強する．患者は代謝率を下げることはできずに体蛋白の崩壊を防ぐことができないため，長期間耐えることが困難であり，積極的な栄養介入が必要となる．その他にも高齢になると身体の消化吸収力が低下するため，より多くの蛋白質を摂取しないと食事を摂っているにも関わらず栄養失調の状態をきたすこととなる．

　栄養不足は，①蛋白質の摂取量が十分でないために起きる protein malnutrition：kwashiorkor（クワシオルコル），②蛋白質，脂質，炭水化物が不足することで起きる protein energy malnutrition（PEM）：marasmus（マラスムス），③両者の特徴をあわせもつ混合型（マラスムス-クワシオルコル型）に分類される．

6) 経腸栄養と静脈栄養

　米国の外科医師 Stanley J. Dudrick は 1968 年にビーグル犬を中心静脈栄養のみで成長させたことを報告[10]し，経口栄養のできない重症患者の長期栄養管理に高カロリー輸液（intravenous hyperalimentation：IVH）は大きな影響を与えた．静脈栄養と経腸栄養療法を比較すると，経腸栄養療法の利点として，①腸管粘膜の維持（腸管粘膜の萎縮の予防），②免疫能の維持，bacterial translocation（BT）の回避，③代謝反応の亢進の抑制（侵襲からの早期回復），④胆汁うっ滞の回避，⑤消化管の生理機能の維持（腸蠕動運動，消化管ホルモン分泌），⑥カテーテル敗血症，気胸などの TPN 時の合併症がない，⑦長期管理が容易である，⑧廉価である，などがあげられる．

　逆に静脈栄養療法の問題点として，腸管粘膜萎縮による腸管防御機構が破綻することで腸管内に常在する細菌やその毒素が，腸管の粘膜細胞を通過し，腸間膜リンパ節，肝，脾，腹腔内，肺あるいは血中などの体内に侵入する BT が指摘されている．ラットに 2 週間同一経路で栄養投与した時の腸管粘膜の変化として，小腸の湿重量と粘膜絨毛高の減少は，大きい順に中心静脈栄養，成分栄養剤，半消化態栄養剤，半消化態栄養剤＋食物繊維，食餌であり，腸管粘膜の萎縮は食餌の方が少なかったと Hosoda ら[11]も報告している．

　また葛谷らは，名古屋市在住の高齢者 1,872 名を対象にした前向きコホート縦断研究（The Nagoya Longitudinal Study of Frail Elderly：NLS-FE）においても，普通食，介護食，経管栄養使用者の 3 年に及ぶ累積生存率では 75.5％，53.7％，44.2％と生命予後の有意差も報告[12]している．またそのなかで肺炎での入院率や死亡率が最も高いのは経管栄養群であり，次いで介護食群，普通食群であったことも報告しており，食べる機能の低下，オーラルフレイルによる食形態の変化も重要な要因である．

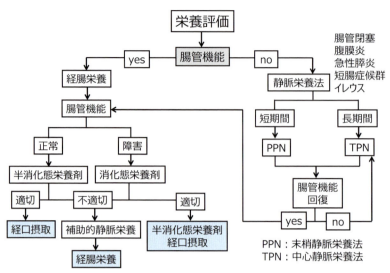

図 9　栄養療法の decision tree

（井上善文：栄養療法の選択，日本静脈経腸栄養学会 静脈経腸栄養ハンドブック，日本静脈経腸栄養学会編，p.169，南江堂，2011．より許諾を得て改変し転載）

表 8　静脈栄養輸液剤と食品のエネルギー量換算表

	ソルデム 3A 500 mL	ソルデム 3AG 500 mL	ビーフリード 500 mL	フルカリック 1 号 903 mL	フルカリック 2 号 1003 mL
エネルギー（kcal）	86	150	210	560	860
食品/料理	バナナ	おにぎり	どらやき	ポテトチップス	オムライス

　栄養療法の decision tree（**図 9**）では，栄養評価後に腸管機能が使用の可否によって経腸栄養または静脈栄養に分岐して，経口摂取に関しては下流での分岐となっている．われわれ歯科医療者はまずは食べられる機能の評価を行ったうえで，食べられなければ静脈栄養と考えがちであるが，前述したように腸管閉塞であれば食べられる機能があったとしても腸管の安静のために絶食とすべき疾患があることを頭においておく必要がある．また静脈栄養輸液剤と食品のエネルギー量換算表（**表 8**）に示すように，中心静脈栄養となっても十分な栄養量が投与されていないことも実際の臨床現場ではみられる現象である．よって経腸栄養偏重や静脈栄養偏重ではなく，必要な栄養量や栄養素が経腸栄養と静脈栄養をあわせて摂取できることが重要なことである．

2. 安全な食事介助を行うため

　今よりも安全に食べるために必要なことは，失われた・低下した機能を補完することを第一に考えることである．主に「食形態」，「姿勢」，「食事環境」3つのポイントについて観察することが重要である．

1) 嚥下食，介護食（食材）

　摂食嚥下障害の人が食べづらい食べ物を具体的に考えてみると，いくつかのポイントがあげられる．

　嚥下食は，食べる機能（咀嚼や嚥下の機能）が低下した生活者に提供する物性や食形態を重視した食事の総称で，食べる能力に応じて嚥下訓練食，嚥下調整食，介護食の3つで構成される．これらを段階的に使用することで，機能回復のためのリハビリテーションが可能になるばかりではなく，食形態のアップも訓練の大きなモチベーションとなる．そして食事を口から食べることで人としての品位と尊厳を回復させる原動力となる．近年では各施設のみではなく，急性期から慢性期・療養期，そして施設や在宅におよぶ継続的な摂食嚥下リハビリテーションの必要性もあり，現在の食べられている食事形態の情報伝達が重要となっている．

　その一つのアイテムとして2004年に発表された「5段階による嚥下食」の発展型の「嚥下食ピラミッド」がある．すべての食事を普通食から嚥下食までの6段階に分類する「嚥下食ピラミッド」の概念に基づき，各段階の食物の物性条件を基準化し，安全性と品質の確保を図る取り組みが全国に拡がってきた．

　「嚥下食ピラミッド」は訓練食としての嚥下食を「レベル0，1，2」に，次に安定期における嚥下食を「レベル3」，介護食（移行食）を「レベル4」，普通食を「レベル5」とする6段階に層別化したもので，高齢者の場合は咀嚼能力の低下に応じて「レベル5（普通食）」から「レベル4（介護食）」，「レベル3（嚥下食）」と咀嚼や嚥下が容易な食品に移行していく．逆に，症状の安定した脳卒中の患者では，咀嚼・嚥下の状態に応じて「レベル0（開始食）」から始めて「レベル1（嚥下食Ⅰ）」，「レベル2（嚥下食Ⅱ）」と嚥下が難しい食事へと移行するなど喫食者状態に対応して，難から易，易から難の双方向の機能を階層化できたところが画期的であった．それによって病院，介護施設，住宅など生活の場所ごとに同じ食事形態であっても呼称が異なりシームレスな連携が図りづらかった食形態の共通言語化が整いつつある．その恩恵として，一人ひとりの摂食嚥下機能レベルに応じた適切な食事を提供，摂取することができ，誤嚥の防止や栄養状態の改善など，さまざまな効果がもたらされつつある．

　しかし現在，主な食事形態分類は，聖隷三方原病院が開発した「嚥下食ピラミッド」，日本摂食嚥下リハビリテーション学会による「嚥下調整食分類2013」，消費者庁による「特別用途食

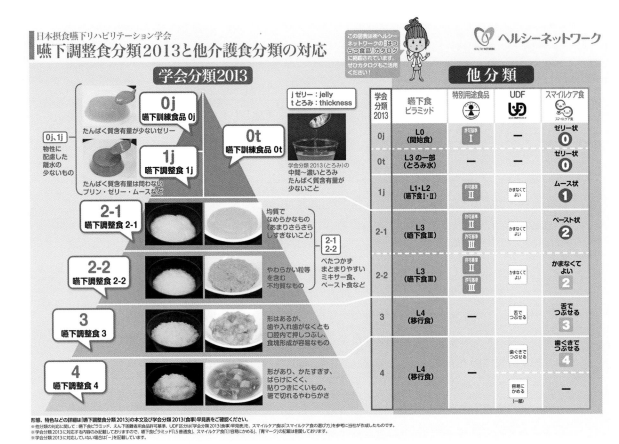

図10　各嚥下食分類の対応表
(ヘルシーネットワークのホームページより転載 http://www.healthynetwork.co.jp/pro/gakkai_matrix.html)

品」，日本介護食品協議会による「ユニバーサルデザインフード UDF」，農林水産省による「スマイルケア食」など複数ある．主に数字での区分けがされているが，各施設での食事の呼称と同じように，同じ数字でも食形態は異なっているため，それぞれの分類の対応図（**図10**）が必要となっている．たとえば「かまなくてよい」という食品を選択するとしても，「ユニバーサルデザインフード UDF」では区分4 であるが，「嚥下食ピラミッド」ではL1，L2，L3 に，「スマイルケア食」では赤1，赤2，黄2 の3 種類に対応するなど，喫食者の立場からするとなにを選択すればよいかがわかりづらくなっている現状がある．

　本稿では，日本摂食嚥下リハビリテーション学会が定めた基準「嚥下調整食分類 2013」[13]（**表9**）のコード0 から4 について説明する．

　コード0，コード1：細分類として，j（ゼリー状 jelly）と t（とろみ状 thick）が設定されている．

　コード0j（嚥下訓練食品0j）：嚥下訓練食品の位置づけである．均質で付着性が低く，凝集性

表9 嚥下調整食分類2013（日本摂食嚥下リハビリテーション学会）

0j ゼリー	均質で，付着性・凝集性・硬さ・離水に配慮したゼリー／丸呑み可能
0t とろみ	均質で，付着性・凝集性・硬さに配慮したとろみ水
1j ゼリー	均質で，付着性・凝集性・硬さ・離水に配慮したゼリー，プリン，ムース状のもの／表面のざらつきあり／丸呑み可能
2-1	均質でなめらか，ピューレ，ペースト，ミキサー食
2-2	粒がある不均質なもの，ピューレ，ペースト，ミキサー食
3	形はあるが，押しつぶしが容易，食塊形成や移送が容易，咽頭でばらけず嚥下しやすいように配慮されたもの 多量の離水がなく，誤嚥のリスクに配慮したもの
4	硬すぎず，ばらけにくく，粘りつきにくいもの 箸やスプーンで切れるやわらかさ

表の理解にあたっては本文を参照のこと．
（日本摂食嚥下リハビリテーション学会医療検討委員会：日摂食嚥下リハ会誌17（3），2013.[13]より改変）

が高く，硬さがやわらかく，離水が少ないゼリーである．スライス状にすくうことが容易で，スプーンですくった時点で適切な食塊状となっているものが該当する．

　コード0t（嚥下訓練食品0t）：これも嚥下訓練食品の位置づけである．均質で付着性が低く，粘度が適切で凝集性が高いとろみの形態である．スプーンですくった時点で適切な食塊状となっているものが該当する．

　コード1j（嚥下調整食1j）：咀嚼に関連する能力は不要で，スプーンですくった時点で適切な食塊状となっている均質でなめらかな離水が少ないゼリー・プリン・ムース状の食品が該当する．送り込む際に多少意識して口蓋に舌を押しつける必要があるものも含む．コード0jよりも物性は広い範囲に及ぶが，付着性や凝集性への配慮は必要である．またコード0jと異なり蛋白質含有量の多少は問わない．

　コード2（嚥下調整食2）（コード2-1およびコード2-2）：スプーンですくって口腔内の簡単な操作により適切な食塊にまとめられるもので，送り込む際に多少意識して口蓋に舌を押しつける必要があるものが該当する．一般にはミキサー食，ピューレ食，ペースト食と呼ばれていることが多い．コード0tよりも物性は広い範囲に及ぶが付着性や凝集性への配慮は必要である．コード0tと異なり，蛋白質含有量の多少は問わない．コード2の中でなめらかで均質なものを2-1，やわらかい粒などを含む不均質なものを2-2とする．

　コード3（嚥下調整食3）：形はあるが歯や補綴装置がなくても押しつぶしが可能で，食塊形成が容易で口腔内操作時に多量の離水がなく，一定の凝集性があって咽頭通過時のばらけやすさがないものが該当する．やわらか食，ソフト食などといわれていることが多い．

　コード4（嚥下調整食4）：誤嚥や窒息のリスクのある嚥下機能および咀嚼機能の軽度低下の

表10 学会分類2013（とろみ）早見表（日本摂食嚥下リハビリテーション学会）

段階1：薄いとろみ Mildly thick	段階2：中間のとろみ Moderately thick	段階3：濃いとろみ Extremely thick
「drink」するという表現が適切なとろみの程度 スプーンを傾けるとすっと流れおちる／フォークの歯の間から素早く流れ落ちる／ストローで容易に吸うことができる	明らかにとろみがあることを感じ，かつ「drink」するという表現が適切なとろみの程度 スプーンを傾けるとトロトロと流れる／フォークの歯の間からゆっくりと流れ落ちる／ストローで吸うのは抵抗がある	スプーンで「eat」するという表現が適切なとろみの程度 スプーンを傾けても，形状がある程度保たれ，流れにくい／フォークの歯の間から流れ出ない／ストローでは吸うことは困難
LST値（mm） 36～43 粘度（mPa・s） 50～150	LST値（mm） 32～36 粘度（mPa・s） 150～300	LST値（mm） 30～32 粘度（mPa・s） 300～500

表の理解にあたっては本文を参照のこと．

（日本摂食嚥下リハビリテーション学会医療検討委員会：日摂食嚥下リハ会誌 17（3），2013.[13] より改変）

ある人を想定して，素材と調理方法を選択した嚥下調整食である．かたすぎず，ばらけにくく，貼りつきにくいもので，箸やスプーンで切れるやわらかさをもつものが該当する．咀嚼に関する能力のうち歯や補綴装置の存在は必須ではないが，上下の歯槽堤間の押しつぶし能力以上は必要で，舌と口蓋間での押しつぶしだけでは困難である．一方，流動性が高いためにコード2に含まれないようなもの（とろみが付いていてもゆるく drink するもの）もコード4に該当する．

また食べ物と同様にとろみについても，日本摂食嚥下リハビリテーション学会で「学会分類2013（とろみ）」[13]（**表10**）として基準が定められている．この分類ではとろみつき液体が「段階1：薄いとろみ」「段階2：中間のとろみ」「段階3：濃いとろみ」の3段階に分けられており，この範囲に該当しない薄すぎるとろみや濃すぎるとろみは推奨されておらず，また段階は難易度の順番ではないことに注意する．

食形態を変更する判断基準（**表11**）の観察ポイント[14]を示す．全身状態としては覚醒度や発熱，呼吸状態，気道分泌物，咳嗽，疲労度を，食事場面としては姿勢保持や食事時間・量を，食形態のアップやダウンの条件にあてはめて総合的に判断することで，スタッフ間での情報の共有や食事形態変更時の判断が統一される．

2） 摂食姿勢

安全に食事介助を行うために食事姿勢はとても重要であるにもかかわらず，不適切な食事姿勢の場面（**図11**）に多く遭遇する．嚥下代償法の一つとして食事姿勢があるように，摂食嚥下のメカニズムと関連が大きく，不適切な姿勢調整は摂食嚥下機能を低下させる因子である．逆に良好な姿勢調整は，食べる意欲を引き出すなど持っている力を十分発揮させることができる．

表11 食形態を変更する際の観察ポイント

観察ポイント		食形態アップ条件	食形態ダウン条件
全身状態	覚醒度	JCSⅡ桁―10レベル以下	JCSⅡ桁以上
	発熱	37.5℃以上の発熱なし	継続的な37.5℃以上の発熱あり
	呼吸状態	安定・呼吸数やSpO_2の変化なし	切迫・呼吸数増加やSpO_2の悪化
	気道分泌物	少ない・増加なし	増加あり
	咳嗽	ムセなし	ムセあり
	疲労度	なし・軽度	あり
食事場面	適正な姿勢保持	保持可能	保持困難
	食事摂取時間・量	30分以内の食事時間で7割以上の摂取が3日間継続したとき	60分以上の食事時間で5割以下の摂取量のとき

(江頭文江：イチからよくわかる摂食・嚥下障害と嚥下調整食, 栢下 淳編, Nutrition Care 2014春季増刊, p.65, メディカ出版, 2014. より改変)

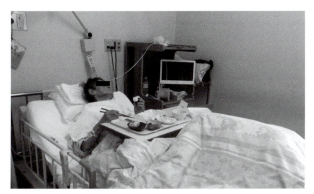

図11 不適切な食事姿勢

　食事姿勢では背板角度（ギャッジアップ角度・リクライニング角度）と頭頸部角度が一番に取り上げられているが，全体のバランスを観察し，耐久性に考慮した安楽な姿勢を第一に考えていく必要がある．

　摂食の場面として①椅子，②車椅子，③リクライニング車椅子，④ベッドがあるが，いずれにしても食事姿勢の保持が可能かどうかの判断が重要である．**機能的自立度評価法（Functional Independence Measure：FIM）（表12）の食事評価基準（表13）**から，食事介助の必要度を知ることで，どれぐらいの食事介助時間を要するのか，介助の人的配置の必要性についても共通認識を得ることができる．臨床の現場では不適切な食事姿勢で食事をしている場面が多くみられる．そこで介助者による摂取と自力摂取で分けて姿勢を考えていく必要がある．介助であれば，安楽で安定した姿勢を保つためにも背板角度（ギャッジアップ）は30度から開始して，段階的にステップアップしながら評価を行っていく．

　しかし，食事姿勢では背板角度のみではなく，頭頸部角度も重要である．最新の医療ベッド

表12 機能的自立度評価法（FIM）

セルフケア（42）	A）食事（箸，スプーン）	1-7
	B）整容	1-7
	C）清拭	1-7
	D）更衣（上半身）	1-7
	E）更衣（下半身）	1-7
	F）トイレ	1-7
排泄（14）	G）排尿コントロール	1-7
	H）排便コントロール	1-7
移乗（21）	I）ベッド，椅子，車椅子	1-7
	J）トイレ	1-7
	K）浴槽，シャワー	1-7
移動（14）	L）歩行，車椅子	1-7
	M）階段	1-7
コミュニケーション（14）	N）理解（聴覚，視覚）	1-7
	O）表出（音声，非音声）	1-7
社会認識（21）	P）社会的交流	1-7
	Q）問題解決	1-7
	R）記憶	1-7
合計		18-126

表13 食事の評価基準（FIM）

点数	手助けの程度	手助けの内容
7	完全自立	すべての性状の食物を皿から口まで運び，咀嚼して嚥下できる．
6	修正自立	時間がかかる．自助具を使用する．部分的に非経口的栄養に頼り，自分で準備，片づけをしている．
5	監視または準備	準備や監視が必要，自助具の装着をしてもらう．
4	最小介助	食事動作の75％以上を行う．
3	中等度介助	食事動作の50％以上75％未満を行う．
2	最大介助	食事動作の25％以上50％未満を行う．
1	全介助	食事動作の25％未満しか行えない．

では頭頸部角度も独立して可動できるようになっている（図12，13）．従来は枕と三角クッションなどを使用していたが，クッションの挿入位置などによっても姿勢の変化がみられるため，ベッドサイドに写真などを貼って視覚的情報の共有化を図ってきた．電動可動や角度表示での確認などにより安定した姿勢を伝達することが可能となっただけではなく，頭頸部角度をつけることによって，患者が上を向くのではなく，前を向くことが可能となった（図14）．ベッド上に長期臥床していると頸部も拘縮して，開口した状態となる症例も多くみられるが，

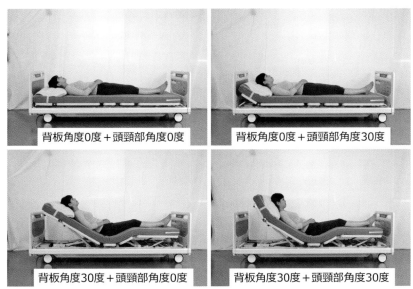

図12　ベッドでの姿勢-1

（写真提供：シーホネンス株式会社）

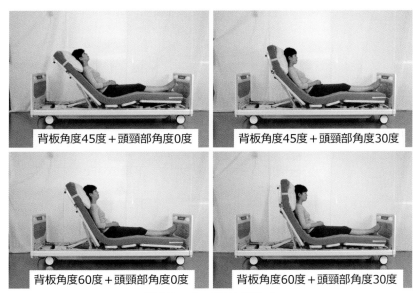

図13　ベッドでの姿勢-2

（写真提供：シーホネンス株式会社）

このような患者にとっても前を向くことでテレビや食事を見ることが可能となり，充実感，生活意欲も向上するなど，福音となる．長期臥床の悪影響（**図15**）として，姿勢の不安定さから寝たきり顔（能面のように表情変化のない顔）に顔面表情筋が廃用変化してしまうこともあり，十分配慮する必要がある．頭頸部角度は必ず30度がよいわけではなく，オトガイと前胸部

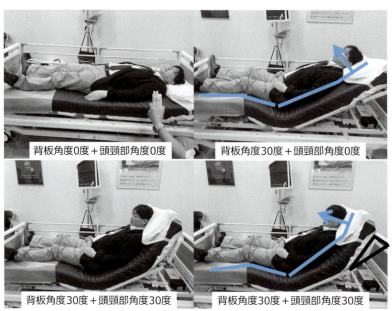

図14　ベッドでの姿勢のポイント

（写真提供：シーホネンス株式会社）

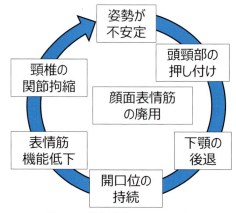

図15　長期臥床による悪影響

にこぶし一つ入るぐらいの角度をつけることによってより安全な誤嚥防止体位にもなる．そして食事を自分で見ることによって脳への刺激，食べる意欲にもつながる．ベッドではジャッキアップも60〜70度が限界であり，それ以上の姿勢の場合には車椅子でのポジションとなる．

　車椅子乗車における姿勢は端座位90度が基本となるが，頸部筋力の耐久性がない患者は，頸部後屈位置（図16）となることも多いため，ヘッドレストの挿入なども重要なポイントである．また麻痺側に体幹が崩れてしまっている人に対しても，同様にカットアウトテーブルや姿

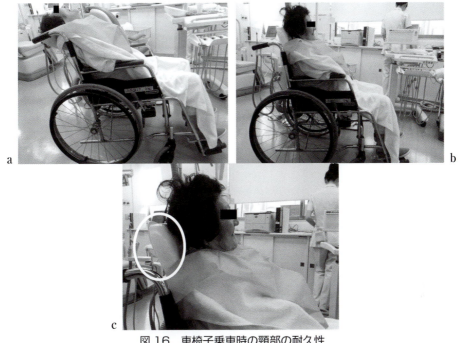

図 16　車椅子乗車時の頸部の耐久性
a：頸部後屈がみられる．
b：ヘッドレスト挿入による後屈の改善
c：後頭部に挿入したヘッドレスト

勢保持のためのタオルなどを使用することで頸部周囲筋の過緊張を取り除くことが重要である．

　身体の各部位の重さは，総体重に対する身体各部位％体重[15)]に示されるように，頭部7％，胴体43％，上肢6.5％（上腕3.5％，前腕2.3％，掌・手指0.8％），下肢18.5％（大腿11.6％，下腿5.3％，足部1.8％）とされており，50 kgの人だと頭部は3.5 kg，上肢は3.25 kgにもなる．麻痺などにより筋力低下があれば当然体幹の崩れにつながることは容易に想像できる．実際の食事場面では頭頸部の保持不良，上肢不安定などから体幹がくずれ，両側上肢のテーブルへの接地がないため体幹を手首で支え右上肢の可動制限にもつながっている症例（**図17**）も多い．背板の角度だけではなく，頸部周囲筋の過緊張につながる体幹の崩れについてもベッドの正面から観察を行い，上肢の安定を図るように椅子と机の距離にも注意しながら，座面の位置から全体の補正を行う必要がある．

　姿勢の重要なポイントは，局所的に観察したうえで，少し離れてから全体的なバランスを見直していくこととなる．30分間の食事時間でも安楽な姿勢でなければ十分な能力を発揮できないということを理解し，足底をつけること，麻痺側と健常側のバランス，筋肉の過緊張をきたさないような隙間を埋める技術などを学び，患者ではなく生活者として十分な配慮をすることである．

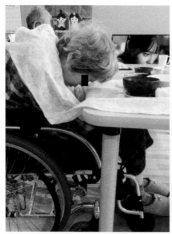
①頭頸部の姿勢保持困難

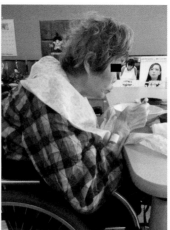
②上肢不安定による姿勢

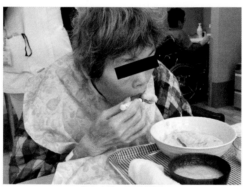
③右上肢の可動制限

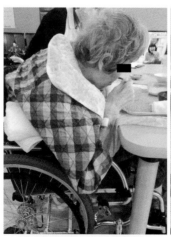
④上肢不安定による体幹の崩れ

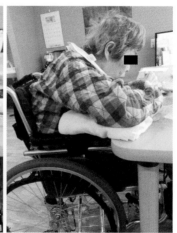
⑤タオルにて上肢の安定を図る

図17　不良姿勢

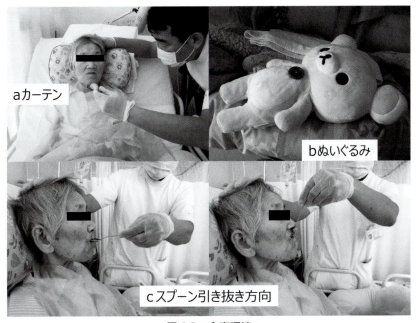

図18 食事環境
a：カーテンで周囲の刺激を軽減
b：ぬいぐるみも大切な食事環境
c：スプーンの引き抜き方向は頸部後屈の要因

3） 食事環境，食器

　食べるための環境（**図18**）として，食事への集中，スプーン介助，一口量の調整，食べる向きの調整などがあげられる．

　安全に食べるために，耐久性も低い人にとって時間は重要な要因である．食事に集中できる環境整備としてカーテンを閉め周囲からの刺激を軽減させることや，ぬいぐるみの方を見て食べるなど，その人に合わせた情報を前の施設から得ることで，より適切な環境整備を行っていく．近年認知症の人も増加してきており，特に血管性認知症による知的能力の低下，判断力の低下がみられ，箸や歯ブラシの使い方がわからなくなる，近くで声がすると気になり集中できないなどの症状がでるとされている．食事に集中できる環境の整備や食事介助者の人的配置などは，各施設での食事環境改善の今後の課題である．

　一口量の調整にはスプーンの大きさが影響するため，大スプーン（カレースプーン），中スプーン，小スプーンなどから適切なものを選択する．スプーンの選択基準としては，小さめでスプーンホールが浅く，全体が舌背に接地できるサイズを選択する．大スプーンでは一口量が多くなるだけでなく，すすり食べをすることが多くみられ，吸気と嚥下のタイミングが合わずにかえってムセを引き起こしやすくなる．自立して食事している人では，どのスプーンで食べる場合でもスピード（ペーシング）について注意を払う必要がある．介助した場合では，スプー

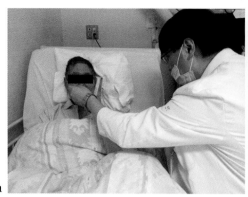 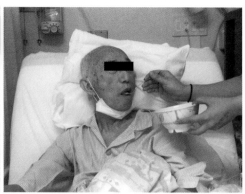

図19 食事介助者の位置
a：左側からの介助に左手を使うと頭部は正面となる．
b：左側からの介助に右手を使うと頭部は左向きとなる．

ンの引き抜き方向を上方にあげていくと頸部は後屈しやすくなる．スプーンの挿入や引き抜きは，舌と平行となるように意識する．立ったまま食事介助を行う場面もみられるが，スプーンを上方に引き抜く結果となること，安全な嚥下のために食べ物を見せて視覚情報を入れること，同じ目線で介助すること，などの観点から座って食事介助することが大切である．

　食べる向きについては，それぞれ個人に合った位置をみつけ，安楽な姿勢の保持をサポートする．そのなかで食事介助者の位置と手も重要である．右側から行うときには介助者の右手を，左側から行う時には左手を使用すると正面から視覚情報を提供することが可能となるが，反対で行うと頸部が正面を向かずに咽頭部の一側通過へとつながることもある（**図19**）．介助者が利き手でない手を使えるように訓練することは，安全な食事介助の大切なスキルである．麻痺側など十分配慮したうえで食事介助の方法を決定し，次の介助者へ情報を共有することが重要である．

（石井良昌）

文　献

1) 厚生労働省「口腔機能向上マニュアル」分担研究班：口腔機能向上マニュアル〜高齢者が一生おいしく，楽しく，安全な食生活を営むために〜（改訂版）．2009.
2) 厚生労働省：平成11年歯科疾患実態調査の概要．http://www.mhlw.go.jp/topics/0105/tp0524-1-10.html（accessed 2016-09-24）
3) 若井建志，内藤真理子：歯科医師の喪失歯数「歯科医師健康白書」調査から．レモネード通信，2, 2006. https://www.med.nagoya-u.ac.jp/yobo/lemonade/lemonade/newsletter2.pdf（accessed 2016-09-24）
4) 日本歯科総合研究機構編：健康寿命を延ばす歯科保健医療—歯科医学的根拠とかかりつけ歯科医．97-103，医歯薬出版，東京，2009.
5) Wakai K, Naito M, et al.：Tooth loss and intakes of nutrients and foods：a nationwide survey of

Japanese dentists. Community Dent Oral Epidemiol, 38 (1) : 43-49, 2010.
6) 葛谷雅文編:健康寿命延伸をめざす栄養戦略 フレイル・疾病重症化予防のために. 臨床栄養別冊 JCN セレクト 11, 2-3, 医歯薬出版, 東京, 2016.
7) Butterworth CE : The Skeleton in the Hospital Closet. Nutrition Today, 9 (2) : 4-8, 1974.
8) Meier R, Beglinger C, Layer P, et al. : ESPEN guidelines on nutrition in acute pancreatitis. Clin Nutr, 21 (2) : 173-183, 2002.
9) Buzby GP, et al. : Prognostic nutritional index in gastrointestinal surgery. Am J Surg, 139 : 160-167, 1980.
10) Dudrick SJ, Wilmore DW, et al. : Long-term total parenteral nutrition with growth, development, and positive nitrogen balance. Surgery, 64 (1) : 134-142, 1968.
11) Hosoda N, et. al. : Structural and functional alterations in the gut of parenterally or enterally fed rats. J Surg Res, 47 (2) : 129-133, 1989.
12) 葛谷雅文, 長谷川潤, 他:在宅療養中の要介護高齢者における栄養摂取方法ならびに食形態と生命予後・入院リスクとの関連. 日老医誌, 52 (2) : 170-176, 2015.
13) 日本摂食嚥下リハビリテーション学会医療検討委員会:日本摂食嚥下リハビリテーション学会嚥下調整食分類 2013. 日摂食嚥下リハ会誌, 17 (3) : 255-267, 2013.
14) 江頭文江:イチからよくわかる摂食・嚥下障害と嚥下調整食. 栢下 淳編, Nutrition Care 2014 春季増刊, 64-65, メディカ出版, 東京, 2014.
15) The A. S. P. E. N. : Nutritional Support Practice Manual. ASPEN, U. S. A., 1998.

第3章

誤嚥性肺炎の病態と予防策

1. 誤嚥性肺炎とは

1) 定 義

誤嚥性肺炎（aspiration pneumonia）とは唾液，食物，胃液などを口腔内常在菌とともに下気道に吸引して起こる肺炎[1]と定義されている．

2) 原 因

誤嚥による肺疾患は，誤嚥性肺炎，人工呼吸器関連肺炎（ventilator-associated pneumonia：VAP，以下VAP），メンデルソン症候群，びまん性嚥下性細気管支炎が含まれる．誤嚥は通常侵入しない声帯下に何らかの異物が流入することである．通常は喉頭内に異物が侵入（喉頭侵入）した場合や誤嚥（声帯を越える）した場合には，気道内防御機能として異物を除去する咳反射が出現し，異物を除去する．しかし，さまざまな病態により排除ができず，誤嚥してしまうことがある[2]（**表1**）．誤嚥性肺炎は摂食嚥下障害などにより，栄養摂取時の誤嚥，唾液誤嚥，就寝中に起こる唾液誤嚥，低栄養状態，全身状態低下，呼吸機能の予備力低下，免疫機能低下などが原因となり発症することが多い．しかし，健常な者も誤嚥しているが[3]，誤嚥しているすべての者が誤嚥性肺炎を起こすわけではないため[4]，さまざまな危険要因（**図1**）を考慮する必要がある．高齢者肺炎患者の8割は誤嚥性肺炎であったとの報告もあり[5]，高齢者においては死に直結する重大な疾患であるため，予防を含めた対策が必要となる．

VAPは，人工呼吸開始前に肺炎がない状態で，気管挿管による人工呼吸開始48時間以降に発生する肺炎である．胃で増殖した細菌の逆流，口腔・鼻腔・咽頭に定着した細菌の気管への流入，気管チューブ表面のバイオフィルム形成，人工呼吸器回路の汚染などがVAPの誘因とされている[6]．メンデルソン症候群は，1946年に産婦人科医カーティス・メンデルソン（Curtis Mendelson）が全身麻酔による無痛分娩の後では重篤な誤嚥性肺炎が高率に生じることを報告した疾患で[7]，胃液を含む胃食道逆流物を誤嚥して起こる急性の肺の損傷を起こす化学的肺炎である．強酸性胃液（pH＜2.5）を含むため，重篤な気管支炎，間質性肺炎，急性呼吸促迫症候群（ARDS）を起こす場合もあり，重症化し改善しにくい肺炎である．びまん性嚥下性細気管

表1　誤嚥をきたしやすい病態

1. 神経疾患
    - 脳血管疾患（急性期，慢性期）
    - 中枢性変性疾患
    - パーキンソン病
    - 認知症（血管性，アルツハイマー型，前頭側頭型，レビー小体型）
2. 寝たきり状態（原因疾患を問わず）
3. 口腔の異常
    - 咬合異常，義歯不適合など
    - 口腔乾燥
    - 口腔悪性腫瘍
4. 胃食道疾患
    - 胃切除（全摘，亜全摘）
    - 胃食道逆流（食道裂孔ヘルニアを含む）
    - 悪性腫瘍
    - 食道憩室
    - 食道運動異常（アカラシア，強皮症）
5. 医原性
    - 鎮痛薬，睡眠薬
    - 抗コリン薬等の口腔乾燥をきたす薬剤
    - 経管栄養

（嚥下性肺疾患研究会編：嚥下性肺疾患の診断と治療，ファイザー，2003．より改変）

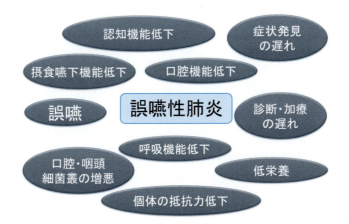

図1　誤嚥性肺炎を取り巻く危険要因

支炎は誤嚥性肺炎と同様で急性ではなく慢性の経過をたどる肺炎である[8]．異物を繰り返し誤嚥することで発症する細気管支の慢性炎症である．

3) 症　状

　一般的な肺炎は，発熱，喀痰，咳嗽，頻呼吸，頻脈などの症状を呈する．誤嚥性肺炎が疑われる場合には，一般的な肺炎の症状のほかに錯乱，不穏や誤嚥の発生[9]，食事中・後のむせ，湿性嗄声，食事時間の延長，食事中の疲労，食事摂取量の減少，息切れなど，食事の際に摂食嚥下障害の症状を呈している場合が多く認められる．また，高齢者においては発熱しない場合もあり，重症化した状態で発見されることが多い．

4) 検査・診断

　検査はかかりつけ医や内科医，呼吸器内科医など専門医師により行われることが望ましい．胸部エックス線検査で新たな陰影（肺後葉もしくは右下肺にびまん性浸潤影）が認められ，白血球増多，発熱，膿性喀痰，CRP高値のうち複数の所見が認められた場合には肺炎と診断し，細菌学的検査を実施する．細菌学的検査に用いる検体は中等症，重症の患者の場合には血液培養が推奨され，Contamination防止のため血液培養を可能な限り2セット以上採取する．喀痰が採取された場合には喀痰の塗抹検鏡を行い，培養に提出する．肺炎球菌の尿中抗原の検査はできるだけ実施し，重症または重症化する場合にはレジオネラ尿中抗原も確認する[10]．

5) 医療・介護関連肺炎診療ガイドライン

　高齢社会の日本では，2011年に死因の第3位が脳卒中から肺炎となった．肺炎に対する対策として2007年に「成人市中肺炎診療ガイドライン」[11]，2008年には「成人院内肺炎診療ガイドライン」[12]が日本呼吸器学会により作成された．さらに抗菌薬の新規開発なども行われ診療の環境が整っていた．しかし，高齢者人口の増加や医療の進歩（免疫抑制薬治療，抗がん剤治療，透析，経管栄養方法など），抗菌剤の多用による耐性菌の出現などにより予後不良な肺炎や，医療行為に関連した肺炎が増加している．特に高齢者の肺炎リスクは高くなり，日本独自の医療，介護システムの中で対応が可能となるように2011年，日本呼吸器学会から「医療・介護関連肺炎（nursing and healthcare-associated pneumonia：NHCAP）診療ガイドライン」が発表された．このガイドラインは，2005年に米国胸部疾患学会および米国感染症学会が共同で発表したガイドラインの中で新しく提唱された，医療ケア関連肺炎（helthcare-associated pneumonia：HCAP）[13]を参考にして定義が決められた．ただし，米国と日本の医療・介護環境の違い（米国の基準では，在宅介護を受けている患者や，介護保険により療養病床に入院している患者は除外されている）により，日本独自の名称として，「医療・介護関連肺炎（NHCAP）」とされた（表2）．本邦の医療・介護関連肺炎の発症機序（表3）にも誤嚥性肺炎が含まれる．

表2　日本におけるNHCAPの定義

1. 長期療養型病床群もしくは介護施設に入所している（精神病床も含む）．
2. 90日以内に病院を退院した．
3. 介護を必要とする高齢者，身障者
   （介護の基準　PS*3：限られた自分の身の回りのことしかできず，日中の50％以上をベッドか椅子で過ごす）
   *パフォーマンスステイタス（Performance Status）
4. 通院にて継続的に血管内治療（透析，抗菌薬，化学療法，免疫抑制薬等による治療）を受けている．

（日本呼吸器学会：医療・介護関連肺炎診療ガイドライン2011.[10]より改変）

表3　医療・介護関連肺炎発症機序

1. 誤嚥性肺炎
2. インフルエンザ後の二次性細菌性肺炎
3. 透析などの血管内治療による耐性菌性肺炎（MRSA肺炎など）
4. 免疫抑制薬や抗がん剤による治療中に発症した日和見感染症としての肺炎

2. 特に配慮が必要な患者とは

1）摂食嚥下障害者（要介護高齢者）

　摂食嚥下障害はさまざまな原因で生じる．要介護高齢者において肺炎は，死因の第3位（2016年）であり，肺炎に直結する原因の一つでもある．摂食嚥下障害者は食事をする際，食品を認知し，手指により食具を使用し捕食し，咀嚼する．口腔内で咀嚼された食品は，舌や下顎の運動により咽頭に移送される（StageⅡトランスポート）．水分の摂取時には，咀嚼運動は出現せず，咽頭に移動される．水分が舌と下顎下縁との交点（嚥下造影検査像）に到達した場合や，食塊が喉頭蓋谷に到達すると，嚥下反射が惹起される．嚥下反射惹起と共に声帯，仮声帯，披裂，喉頭蓋を閉鎖し，食道入口部が開大し食塊が食道へ移送される．食道や頸椎等の器質的な問題や，輪状咽頭筋の弛緩が不十分なため食道入口部の通過ができない場合もある．その場合には食道入口部に食塊が残留する．

　摂食嚥下障害者はこの一連の過程に何らかの障害があり，唾液や食品などの喉頭侵入や誤嚥を起こすことが多い．重度摂食嚥下障害者においては，咽頭感覚の低下や，喀出機能の低下により，自己唾液の持続的な誤嚥や，粘性の強い唾液や痰などにより窒息を起こすこともある．そのため，口腔内の衛生環境の整備や，摂食嚥下機能にあった食品の選択，介助方法などについての的確な選択が行われなければならない．

　摂食嚥下障害者には，食品を経口摂取することで誤嚥や呼吸困難などを生じ，生命維持に危

険が及ぶ場合がある．そのような患者には経管栄養方法による栄養管理を行い，生命を維持する必要がある．また，自発的な呼吸が困難な疾患や，呼吸のタイミングがずれてしまい，十分な呼吸機能が行えない場合や，唾液を誤嚥してしまう重度な摂食嚥下障害者の場合には，気管と喉頭を分離し，呼吸が安全に，確実に行える環境をつくる必要がある患者もおり，生命維持のための選択がなされている．

2）胃瘻造設，気管挿管

　胃瘻造設している患者や気管挿管している患者は，できるだけ安全に生命維持ができるように管理されているはずである．しかし，胃瘻造設患者の場合，胃から内容物が逆流し，胃液が混入した内容物を誤嚥することが認められる．このような現象による肺炎をメンデルソン症候群と分類している．前項にも記載したが，胃液を含む胃食道逆流物を誤嚥して起こる急性の肺の損傷を起こす化学的肺炎である．重症化し改善しにくい肺炎であり，可能な限り予防しなければならない．

　予防方法は，
①口腔ケア
②栄養剤の注入量や注入速度の調節
③体位の配慮を行い，原則として，90度座位，または30度ギャッチアップ座位の保持30分～2時間
④薬剤の投与（胃蠕動運動促進薬，胃酸分泌抑制剤，アンジオテンシン変換酵素阻害薬，アマンタジン，カプサイシンなど）
⑤半固形化栄養法
⑥経胃瘻的空腸栄養チューブ（胃瘻の瘻孔から十二指腸や空腸にカテーテルを留置する腸瘻化）による栄養剤投与方法

により胃食道逆流を予防し，誤嚥を防ぐ[14]．

　また，気管挿管している場合には，人工呼吸器や気管切開部に装着される気管チューブが原因となり，誤嚥や感染の問題が発生する．

　予防方法は，
①感染教育，サーベイランスの実施
②手指衛生
③呼吸器・回路・周辺器具の衛生管理
④気管吸引方法の管理
⑤栄養管理
⑥気管チューブ管理方法
⑦人工呼吸管理方法

表4 誤嚥性肺炎の予防・治療方法

エビデンスレベルⅡ，Minds推奨グレードB
　抗菌薬による治療と同時に，嚥下障害に対するリハビリテーションを並行する．
　ワクチン接種（PPVワクチン）による予防．
　口腔ケアによる常在細菌叢の減少による不顕性肺炎発症頻度の減少．
　ACE阻害剤，シロスタゾールなどは肺炎発症抑制効果が報告されている．

エビデンスレベルⅡ，Minds推奨グレードC2
　PEG造設は肺炎予防のエビデンスがない．

（日本呼吸器学会 医療・介護関連肺炎（NHCAP）診療ガイドライン作成委員会：医療・介護関連肺炎診療ガイドライン.[6]より作成）

　⑧消化管の管理
　⑨体位の管理
　⑩口腔衛生管理
　⑪バンドリング（複数の予防策をひとまとまりにして適用する）
の実施などが提唱されている[6]．

3. 歯科治療時・口腔ケア時・摂食機能訓練時の注意点

　誤嚥性肺炎の既往がある患者の多くは摂食嚥下機能の低下や慢性閉塞性肺疾患などの肺疾患を患っている患者が多い．このため，誤嚥性肺炎を繰り返す可能性が高く，歯科診療や口腔ケア時は注意が必要である．また，歯科訪問診療時には限られた環境において治療やケアを行う必要があり，さらなる注意が必要である．
　注意点には誤嚥の予防，口腔衛生管理，姿勢，吸引方法などがあり，診療環境により対応が異なる．

1）誤嚥の予防

　肺炎治療ガイドラインの予防対策にはさまざまあるが（**表4**），われわれが実施可能な誤嚥の予防法を，さまざまなタイミングで実施しなければならない．自己唾液を常時誤嚥している者は，その対策（姿勢代償，持続吸引装置による持続吸引法，吸引など）について十分に考慮しなければならない．
　次に，日頃最も多い事例として，1日3回行う食事（栄養摂取）やおやつについての対策である．食事の形態や水分の粘度調整は，摂食嚥下機能に応じたものでなければ，誤嚥や窒息の原因となる．摂食嚥下機能障害の重症度を把握したうえで，生活環境や介助者等の生活環境に

配慮し，状況に応じた食事形態，水分粘度調整，食事介助方法について指導することは口腔機能の維持管理を行う歯科医療者として重要である．適切な食事形態を選択するためには，普段の食事環境で行う食事場面の観察（ミールラウンド）や摂食支援カンファレンスの実施が重要となる[15,16]．居宅，施設，病院いずれの環境においても，普段の食事環境を確認し，普段の食事方法（自食，介助など），食具の種類，重さ，大きさなどを確認する．食事開始時，食事中，食後それぞれ症状が出現するタイミングが異なる場合があるため，普段食事に立ち会う家族や施設職員，病院職員に普段の状況を確認し，注意深く観察する．また，自食や介助の場合において 30 分以上かかる場合には，疲労することが多く，食事にかかる時間にも注意が必要となる場合がある．

　また，歯科診療時や口腔ケア時には，患者の日常生活上の口腔環境を確認する必要がある．受診時の口腔環境は事前にブラッシングをして受診できる患者はよいが，多くの要介護患者は，限られた口腔衛生管理のもと受診することが多い．施設入所している患者は比較的他者の目が入り，手が入り，口腔の衛生状態も比較的良好な場合が多い．しかし，在宅の患者は口腔衛生の自己管理が困難な場合が多く，不良となりやすい．このように，受診した際の口腔環境は患者の背景を確認するための一つのサインと捉える必要がある．そのため受診時の口腔衛生環境により，対応に注意が必要となる．食物残渣が口腔内（口腔前庭部，舌上，硬口蓋，軟口蓋，歯冠部など）に停滞している場合は，口腔機能の低下（舌巧緻性低下，舌可動域制限など）がある可能性が高く，摂食嚥下機能の評価が必要となる．歯冠にプラークが付着している場合は，新鮮なプラークか，古いプラークかを確認する．新鮮なプラークの付着が認められる場合は，数日ブラッシングをしていないか，ブラッシングの回数が少ない可能性があり，ブラッシングの問題（手指や上肢の巧緻性の問題，介護者の問題，ブラッシング方法の問題，歯ブラシの問題など）を考慮しなければならない．患者の生活環境も合わせて家族，介助者に確認する必要がある．

　義歯を使用している患者で，義歯の研磨面に食物残渣が付着している，義歯粘膜面に食物残渣が停滞している，デンチャープラークの付着が認められるなどの場合には，義歯着脱の可否，義歯の洗浄環境，義歯ブラシ使用の可否，義歯の適合性，義歯調整の有無などについて確認する必要がある．高齢者の中には震災時に義歯が手元からなくなることを恐れ，義歯をはめたまま就寝する患者も増えている．このような背景があるため，義歯使用者に対しては生活背景を理解したうえで，義歯の洗浄方法など的確な実地指導を繰り返し行う必要性がある．介助者がいる高齢者はよいが，比較的日常生活機能を維持している高齢者や独居高齢者には，何度も繰り返し確認することが重要である．

　歯科診療時は，口腔内の感覚が低下している高齢者が多いことを認識すべきである．たとえば，歯冠補綴装置などを滑落させた場合，口腔内感覚の低下により口腔底に落ちたことを認識することができない場合に遭遇する．また，滑落した感覚はあるものの，舌を動かし口腔外に

排出しようとしたとしてもうまく舌が動かず，口峡部に運ばれてしまうことなどが起こる．場合により誤嚥や誤飲を起こす可能性もあり危険である．口腔から咽頭の感覚低下や，脳卒中後遺症や神経筋疾患の既往がある高齢患者は特に注意しなければならない．歯科診療では，注水下の処置（スケーリング，支台歯形成，抜歯時の骨削除，歯冠分割など），歯内療法時のリーマー，ファイルの滑落，歯冠補綴装置の調整，装着時の滑落，部分床義歯の滑落，抜歯時の抜去歯の滑落などが考えられる．多くの場合にはラバーダム装着により危険の回避が可能であるが，残存歯の少ない高齢者の場合には，クランプの装着が困難であり対応方法に苦慮することがある．他の方法としては，姿勢の調整，滑落防止のためフロスの装着等の予防対策を取る必要がある．また歯科訪問診療時には，さらに診療環境が劣悪なため，より注意しなければならない．

2）口腔衛生管理

誤嚥性肺炎の予防には口腔ケアが有効であることからも，口腔衛生管理は重要となる．対象者により口腔衛生管理方法を変える必要があり，日常生活で行う範囲と，専門的な範囲とでは，対応方法が異なることを理解していただきたい．誤嚥性肺炎は，口腔内に存在する細菌が原因となる場合があるので，原因となる細菌を減少させる目的で行わなければならない．

日常生活の口腔ケアは，口腔清拭，歯ブラシによるブラッシング，歯ブラシの管理・保管，義歯の着脱・洗浄・保管などがあげられる．一方，専門的な口腔衛生管理は，口腔内の保湿の維持や歯冠部・歯冠補綴装置・義歯などに形成されるバイオフィルムの除去，歯間部の清掃，口腔内洗浄，舌苔の除去，歯石の除去などである．このような器質的な口腔衛生管理と共に，生理的機能を維持，向上するための口腔機能に関する舌・口唇・頰の可動域訓練や唾液腺マッサージなども日常的に継続しなければならない項目として，専門的な指導が必要となる．このように口腔衛生管理も幅広く，専門性をもった指導が重要となるため，歯科衛生士への教育，指導が今後の課題となる．

3）姿　勢

歯科診療や口腔衛生管理，摂食機能療法やミールラウンドを行う際には姿勢に配慮が必要である．特に誤嚥を予防するための頸部の角度は重要となる．治療台に座る場合には安頭台があり，安定した頭部の固定が可能となる．角度の調整も可能なため，オトガイ部が挙上することがないように調整することは容易となる．一方，歯科訪問診療ではさまざまな治療環境となるため，頭部の固定，頸部の角度の調整は困難な場合が多く，より注意が必要となる．また，摂食機能療法やミールラウンドを行う際には，椅子，テーブルの高さや介助方法，介助者の姿勢でも，患者のオトガイ部が挙上しない姿勢（顎が引かれている姿勢）が安定し保たれているかを確認しなければならない．

4) 吸引方法

　歯科衛生士の重要な業務の一つである口腔内吸引は，誤嚥を防止する際に非常に重要である．口腔内を直視できる姿勢であれば確実に行うことが可能であるが，歯科訪問診療の際などは，一時的に盲目的な吸引が必要な場合もある．可能な限り直視できるように配慮し，危険が伴う場合には，姿勢の調整，連続的な吸引を心がける必要がある．当然であるが，吸引装置の吸引力の確認は処置前に確実に行うことが必要である．

5) 摂食機能訓練時の注意点

　摂食機能訓練（摂食機能療法）には食事環境指導，食内容指導，摂食嚥下機能訓練（間接訓練，直接訓練）が含まれる．**食事環境指導**では心理的配慮，食事の雰囲気，介助者の心遣い，食事姿勢，食具・食器の選択・調整などを行う．**食内容指導**では，調理形態の選択，調理器具の使用方法・選択，栄養指導などを行う．**摂食嚥下機能訓練の間接訓練**は食品を用いない訓練方法で，脱感作療法，呼吸訓練，姿勢訓練，嚥下促通訓練，筋訓練などを行う．また**直接訓練**は，食品を使用し，嚥下訓練，捕食訓練，押しつぶし訓練，咀嚼訓練，自食訓練などを行う．

　これらの訓練は，摂食嚥下機能の病態により単独で行う場合や，組み合わせて行う場合など状況に応じた対応を行う．要介護高齢者の場合は，能動的訓練が困難な場合も多く，受動的訓練や食事環境・食内容の指導が中心になる．急性期疾患（脳血管疾患など）がある場合にも，受動的訓練と間接訓練が中心となる．急性期の場合は，覚醒レベルの低下，呼吸管理（人工呼吸器管理，酸素療法など），禁飲食など摂食嚥下機能に影響する事象が多く，誤嚥の危険性が高くなる．

　誤嚥性肺炎の患者は，入院病院において，「とりあえず禁食（食事は禁止）」との対応が取られる場合が多い．しかし，入院初日から適切な摂食嚥下機能評価を行った患者と「とりあえず禁食」にした患者との間には診療期間や摂食嚥下機能に差が生じたとの報告[17]もあり，摂食嚥下機能評価に基いた栄養摂取方法の選択は重要である．この時期は食品の経口摂取が困難な場合が多く，摂食嚥下機能に関係する神経情報伝達の欠如，筋力低下の危険性もあるため，摂食嚥下機能に関わる各器官への刺激による情報入力の継続が重要になる．覚醒不良や禁飲食の場合には，嗅覚的，視覚的な情報や口腔周囲への刺激が欠如するため，摂食嚥下を開始するのに必要な情報入力と情報処理が滞る．そのため，唾液の分泌やそれに伴う唾液の嚥下動作が発現せず，口腔内は乾燥し，口腔内の過敏や粘膜疾患の発症，誤嚥性肺炎の発症に関係する細菌増加にもつながる．

6) 最後に

　誤嚥性肺炎は，さまざまな原因が複合的に関係し発症する．そのためわれわれは，原因となりうる症状や病態を理解し，予防と対策（**図2**）を講じる必要がある．

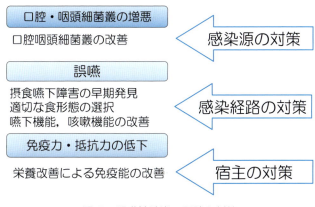

図2　誤嚥性肺炎の予防と対策

（須田牧夫）

文　献

1) 南山堂：南山堂医学大辞典　20版．836，南山堂，東京，2015．
2) 嚥下性肺疾患研究会編：嚥下性肺疾患の診断と治療，ファイザー，東京，2003．
3) Gleeson K, Eggli DF, Maxwell SL：Quantitative aspiration during sleep in normal subjects. Chest, 111（5）：1266-1272, 1997.
4) Groher ME, Crary MA 原著，高橋浩二監訳：Groher & Crary の嚥下障害の臨床マネージメント．320-321，医歯薬出版，東京，2011．
5) Teramoto S, Fukuchi Y, Sasaki H, Sato K, Sekizawa K, Matsuse T：High incidence of aspiration pneumonia in community- and hospital-acquired pneumonia in hospitalized patients：a multicenter, prospective study in Japan. J Am Geriatr Soc, 56（3）：577-579, 2008.
6) 日本呼吸器学会　医療・介護関連肺炎（NHCAP）診療ガイドライン作成委員会：8章　誤嚥性肺炎．医療・介護関連肺炎診療ガイドライン，32-35，日本呼吸器学会，東京，2012．
7) 福地義之助：老人の肺炎と誤嚥，e-CLINICIAN, 44（465）：974, 1997.
8) Matsuse T, Fukuchi Y, Oka T, Kida K：Importance of diffuse aspiration bronchiolitis caused by chronic occult aspiration in the elderly. Chest, 110（5）：1289-1293, 1996.
9) Groher ME, Crary MA 原著，高橋浩二監訳：Groher & Crary の嚥下障害の臨床マネージメント．319，医歯薬出版，東京，2011．
10) 日本呼吸器学会　呼吸器感染症に関するガイドライン作成委員会：医療・介護関連肺炎診療ガイドライン．日本呼吸器学会，東京，2011．
11) 日本呼吸器学会　呼吸器感染症に関するガイドライン作成委員会：成人市中肺炎診療ガイドライン．日本呼吸器学会，東京，2007．
12) 日本呼吸器学会　呼吸器感染症に関するガイドライン作成委員会：成人院内肺炎診療ガイドライン．日本呼吸器学会，東京，2008．
13) American Thoracic Society and Infectious Diseases Society of America：Guidelines for the management of adults with hospital-acquired, ventilator-associated, and healthcare-associated pneumonia. Am J Respir Crit Care Med, 171：388-416, 2005.
14) 松村博士：Chapter 1 PEG 6 合併症・トラブル 1 造設時　④肺炎，PDN レクチャー．http://www.

peg.or.jp/lecture/peg/06-01-04.html（accessed 2017-01-30）
15) 菊谷　武：口腔ケア・マネジメントの確立　平成19年度総括研究報告書　厚生労働科学研究費補助金長寿科学総合研究事業．赤川安正（主任研究者），2008．
16) 菊谷　武，高橋賢晃，福井智子，他：介護老人福祉施設における栄養支援　摂食支援カンファレンスの実施を通じて．老年歯学，22（4）：371-376，2008．
17) Maeda K, Koga T, Akagi J：Tentative nil per os leads to poor outcomes in older adults with aspiration pneumonia. Clin Nutr, 35（5）：1147-1152, 2015.

第4章

感染性心内膜炎の病態と予防策

1. 感染性心内膜炎とは

1) 定　義

　各種の細菌が血液内に入り込み（菌血症），心臓の弁膜や心内膜，大血管内膜に細菌が集簇（群がり集まること）し，疣腫（イボのこと）を形成し，血管を塞栓したり，心臓弁やそれを支持する組織を破壊したり，心不全をはじめとする心臓の機能に障害を及ぼしたりする全身性の敗血性疾患である．発生頻度は，人口100万人当たり年間10～50例といわれているが，後述するように重篤な合併症を引き起こす．

2) 原　因

(1) 弁膜疾患

　心臓の三尖弁，肺動脈弁，僧帽弁，大動脈弁の4つの弁のうち，左心房と左心室の間にある僧帽弁は圧力が高いために弁の開閉が障害されることが多く，僧帽弁狭窄・閉鎖不全として知られている．弁あるいはその周囲には，血液の乱流が形成されやすく，血液内の細菌が集簇しやすく，そこに疣腫が発現する（図1）．

(2) 先天性心疾患

　先天性心疾患としては，心室中隔欠損，ファロー四徴症（肺動脈閉鎖を含む），両大血管右室起始，僧帽弁狭窄・閉鎖不全，臓器錯位症候群，大動脈弁狭窄・閉鎖不全，完全大血管転位，単心室があげられることが多い．

(3) 非細菌性血栓性心内膜炎（nonbacterial thrombogenic endocarditis：NBTE）

　僧帽弁などに人工弁を使用している場合には，生来の弁より弁自体や周囲に血栓を形成しやすいので，菌血症や敗血症になった場合には疣腫が発現しやすい．

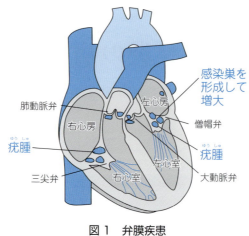

図1　弁膜疾患

(4) その他

感染性心内膜炎は何らかの基礎疾患を有する例にみられることが多く，上記以外に尿路感染症，肺炎，蜂窩織炎，抜歯を含む小手術が原因となりうる．ステロイド薬の長期服用や免疫不全，アトピー性皮膚炎，静脈投与を続ける薬物中毒でもこの疾患の原因となる．

3) 症　状

本疾患は，菌血症から2週間以内に下記の症状が発現することが多い．

原因微生物としては，ペニシリンG感受性連鎖球菌，ペニシリンG低感受性連鎖球菌，腸球菌，メチシリン感受性ブドウ球菌，メチシリン耐性ブドウ球菌，グラム陰性菌，真菌があげられる．

(1) 発熱

38℃以上の発熱が多いが，高齢者ではみられなかったり，微熱にとどまったりすることがある．また，抗菌薬が経口投与されている場合には，発熱が修飾され，顕在化しないこともある．

(2) 心雑音

80％以上に認められる．上記の発熱と心雑音が聴取される場合には，この疾患を強く疑うべきである．

(3) 末梢血管病変

眼瞼結膜，頬部の粘膜，四肢に微小な血管塞栓により点状出血がみられることが多い．眼球結膜出血，Janeway発疹（手掌と足底の無痛性小赤色斑），Osler結節（指頭部にみられる紫色

または赤色の有痛性皮下結節），Roth 斑（眼底の出血性梗塞で中心部が白色）などが診断上重要な所見となる．

（4）全身性塞栓症
40％にみられ，脳塞栓，腎梗塞，四肢の塞栓では痛みや虚血が，腸間膜動脈の塞栓では腹痛，イレウス，血便が認められる．

（5）脳卒中
脳塞栓や頭蓋内出血が初発症状になることもある．頭蓋内出血は動脈瘤の破裂や梗塞後の出血により生じる．

（6）うっ血性心不全
心臓弁の破壊・逆流・腱索断裂により心不全となり，体液量が増加し，尿量は減少し，下肢の浮腫がみられ，呼吸困難となる．予後は不良である．

（7）関節痛，筋肉痛
15〜50％にみられる症状で，前述の Osler 結節に伴ったり，手掌，足底にも認める．

（8）腎不全
糸球体腎炎の結果として現れるが，この疾患による血行動態の変化や抗菌薬治療による腎への影響の結果であることが多い．

4）検査・診断
上記の臨床経過のほか，血液培養による原因微生物の特定，心エコー図による疣腫，弁周囲の膿瘍，心臓弁の裂開の有無，経食道エコーによる疣腫や弁逆流などの検査を行い，診断を下している．

5）歯科治療と感染性心内膜炎
わが国のアンケート調査からは，感染性心内膜炎の原因となる菌血症を起こした手技，処置，病態は不明なものが多いが，判明しているもので最も頻度が高いのは歯科処置ならびに歯周病などの病態である．すなわち，抜歯などの出血を伴う歯科処置の術中から術後にかけて，また，口腔内の衛生状態が不良で歯周病やう蝕などに罹患していると，菌血症が発症し，感染性心内膜炎に至ることが多い．

過去の本疾患を予防するための抗菌薬投与は，歯科治療だけでなく耳鼻科領域，呼吸器，消

化管，泌尿器，生殖器など広範囲で30種以上の術式について推奨されてきた．ところが，近年のガイドライン[1]では，これらに対しては明らかな根拠がないとの理由で予防投与が推奨されなくなった．それにもかかわらず，同じガイドラインで歯科治療と心臓の開心手術の2種類の手技については，抗菌薬の予防投与を勧めている．歯科治療ならびに口腔衛生状態と感染性心内膜炎とが強く関連していることを示しているといえる．

弁膜症を合併していたり，弁置換術を受けたりした患者に抜歯を行い，1～2週間経過後，発熱と全身倦怠感を訴えて歯科外来を受診した際には，感染性心内膜炎を強く疑い，循環器科などの医科を受診させる．

2. 歯科治療時・口腔ケア時の注意点

1) 口腔内の洗滌

歯科処置に先立ち，炎症を抑えるために口腔内をできるだけ洗滌する．歯ブラシや歯間ブラシ，デンタルフロスなどのプラーク除去用具を用いて可及的に洗滌するが，その際に乱暴なブラッシングやフロッシングを行って歯肉やその周囲を傷つけると，かえって菌血症の誘因となり得るので，歯科医師や歯科衛生士による適切な刷掃指導が求められる．口腔内の洗浄液はポピドンヨードガーグルで，15～30倍に希釈した薬液15 mLを，処置の30秒前に含嗽させる．

2) 定期的な歯科受診

歯科処置が必要とされるような口腔内の病態，すなわち，う蝕や歯周病が進展していると感染性心内膜炎に罹患しやすい．口腔内には多種多様な細菌などの微生物が存在するが，その一部が血中に移行し，菌血症となることはよく知られている．特にう蝕や歯周病があり，口腔内を清潔にできないとその確率は高まると考えられる．定期的に歯科を受診することにより，口腔衛生状態を管理し，それらの疾患に対して軽症のうちに処置しておくことが感染性心内膜炎の予防に繋がる．

3) 口腔衛生管理（口腔ケア）

歯科処置に先立つ口腔内の洗滌だけでは，継続的に感染性心内膜炎を予防しているとは言い難い．日常生活で口腔衛生状態を良好に保つことが特にハイリスク患者には求められるところである．ところが，いろいろな理由から本人や介護者が十分な口腔ケアを行うことが難しい場合には，医療者が介入することも考慮すべきである．医療者による機器を用いた専門的口腔ケア（Professional Mechanical Tooth Cleaning：PMTC）はそのための一つの介入方法といえる．

表 1　歯口科手技に際して感染性心内膜炎の予防のための抗菌薬投与

Class Ⅰ
特に重篤な感染性心内膜炎を引き起こす可能性が高い心疾患で，予防すべき患者
- 生体弁，同種弁を含む人工弁置換患者
- 感染性心内膜炎の既往を有する患者
- 複雑性チアノーゼ性先天性心疾患（単心室，完全大血管転位，ファロー四徴症）
- 体循環系と肺循環系の短絡造設術を実施した患者

Class Ⅱa
感染性心内膜炎を引き起こす可能性が高く予防したほうがよいと考えられる患者
- ほとんどの先天性心疾患
- 後天性弁膜症
- 閉塞性肥大型心筋症
- 弁逆流を伴う僧帽弁逸脱

Class Ⅱb
感染性心内膜炎を引き起こす可能性が必ずしも高いことは証明されていないが，予防を行う妥当性を否定できない患者
- 人工ペースメーカあるいは ICD 植え込み患者
- 長期にわたる中心静脈カテーテル留置患者

ICD：Implantable Cardioverter Defibrillator，植え込み型除細動器
（日本循環器学会：感染性心内膜炎の予防と治療に関するガイドライン　2008年改訂版.[1]より転載）

4）抗菌薬の予防投与

　歯科治療に先立ち，出血を伴う処置には術前から抗菌薬の投与を行い，菌血症を予防し，結果的に感染性心内膜炎の発症を予防するように努める．ガイドライン[1]では，**表1**のように感染性心内膜炎を起こしやすい疾患の患者を，その順に3群に分けている．近年は，この表のうち Class Ⅱa と Ⅱb はその必要がないとする見解が出てきたが，歯科治療の特殊性を考えると，やはり，従来通りにこれらの患者群を念頭に置くべきである．

　具体的には抜歯をはじめとする観血的な口腔外科処置，歯肉切除術や歯肉剝離搔把手術などの歯周外科処置，出血を伴うスケーリング，インプラント埋入手術，歯根尖切除術などの外科的歯内療法を行う場合，前もって抗菌薬を経口，筋肉，静脈を介して投与する[2]．具体的な抗菌薬の種類，投与量，投与時期を**表2**に示す．

　なお，抗菌薬の予防投与が，歯科治療が誘因となる感染性心内膜炎の抑制に有効であったとのエビデンスは明確には示されていない．また，標的となる原因菌に対して，投与された抗菌薬が有効でない可能性もあり，わが国のように抗菌薬が多用されている場合には耐性菌も多いことが懸念される．さらに，推奨される投与量の 2.0 g が高用量すぎるので，体重の少ない女性では 1.0〜1.5 g で十分ではないかとの指摘もある．

　しかし一方で，歯科医療者を含めた医療者全体に歯科治療と感染性心内膜炎の関係を周知させることが重要と考えることもできる．可及的にシンプルな予防法を提案し，重篤な症状を予

表2 歯科処置に対する抗菌薬による予防法

対象	抗菌薬	投与方法	投与時期
経口投与	アモキシシリン	成人：1 g 小児：50 mg/kg	1時間前
経口投与ができない場合 （筋注または静注）	アンピシリン	成人：2 g 小児：50 mg/kg	30分以内
ペニシリンアレルギーの場合 （経口投与可能）	クリンダマイシン	成人：600 mg 小児：20 mg/kg	1時間前
	セファレキシン・セファドロキシル	成人：2 g 小児：50 mg/kg	1時間前
	アジスロマイシン・クラリスロマイシン	成人：500 mg 小児：15 mg/kg	1時間前
ペニシリンアレルギーの場合 （経口投与ができない場合） （筋注または静注）	クリンダマイシン	成人：600 mg 小児：20 mg/kg	30分以内
	セファゾリン	成人：1 g 小児：25 mg/kg	30分以内

（日本感染症学会，日本化学療法学会：JAID/JSC感染症治療ガイドライン2016—歯性感染症—.[2] より作成）

防することに意味はあると考える．

（深山治久）

文献

1) 日本循環器学会：感染性心内膜炎の予防と治療に関するガイドライン（2008年改訂版）．循環器病の診断と治療に関するガイドライン（2007年度合同研究班報告），2008． http://www.j-circ.or.jp/guideline/pdf/JCS2008_miyatake_h.pdf（accessed 2016-10-13）
2) 金子明寛，青木隆幸，池田文昭，川辺良一，佐藤田鶴子，津村直幹（一般社団法人日本感染症学会，公益社団法人日本化学療法学会，JAID/JSC感染症治療ガイド・ガイドライン作成委員会 歯性感染症ワーキンググループ）：JAID/JSC感染症治療ガイドライン2016—歯性感染症—．日化療会誌，64（4）：641-646，2016．

第5章

薬剤関連顎骨壊死の病態と予防策

1. MRONJとは

1）定　義

　2003年Marxらは，窒素含有ビスフォスフォネート（bisphosphonate：BP）注射製剤，経口製剤により上下顎に発症する有痛性の顎骨壊死をビスフォスフォネート系薬剤関連顎骨壊死（bisphosphonate related osteonecrosis of the jaw：BRONJ）と呼称し注意を喚起した[1]．その後，世界各地で症例が報告され，本邦での患者数は4,797名に及んでいる（2013年）[2]．その後，BP製剤だけでなく，分子標的薬ヒト型抗RANKLモノクローナル抗体製剤の投与に関連して同様の顎骨壊死が発症することが明らかとなり，骨代謝修飾因子BMA（bone modifying agent）関連顎骨病変と呼称された．そして，新たにがん治療に用いられる分子標的薬の一つである血管新生阻害薬にも関連して発症することから，米国口腔外科学会（AAOMS）は，2014年より薬剤関連顎骨壊死（medication-related osteonecrosis of the jaw：MRONJ）の呼称を提唱している[3]．一方，本邦では，関連する6学会（日本骨代謝学会，日本骨粗鬆症学会，日本歯科放射線学会，日本歯周病学会，日本口腔外科学会，日本臨床口腔病理学会）による顎骨壊死検討委員会がまとめたポジションペーパー（2016）[4]において，ONJ国際タスクフォースが提唱する骨吸収抑制薬関連顎骨壊死（anti-resorptive agents-related osteonecrosis of the jaw：ARONJ）を用いている[5]．骨吸収抑制薬とは，BP製剤に抗RANKLモノクローナル抗体製剤デノスマブを加えた総称である．

　AAOMSは，2014年のポジションペーパーにおいて，以下の3項目を満たした病態をMRONJと定義した．

　①骨吸収抑制薬または血管新生阻害薬による治療歴がある（**表1**）．
　②8週間以上持続して，顎顔面領域における骨露出，または口腔内外の瘻孔に骨が触知される．
　③顎骨への放射線照射歴がなく，顎骨内へのがんの転移を認めない．

表1 主な骨吸収抑制薬・血管新生阻害薬と適応症(2016年12月現在)

	一般名	商品名	適応	投与経路
BP製剤(窒素含有)	アレンドロン酸	フォサマック®	骨粗鬆症	経口/注射
		ボナロン®		
	イバンドロン酸	ボンビバ®		注射
	リセドロン酸	アクトネル®		経口
		ベネット®		
	ミノドロン酸	リカルボン®		
		ボノテオ®		
	ゾレドロン酸	リクラスト®		注射
	パミドロン酸	アレディア®	悪性腫瘍	注射
	アレンドロン酸	テイロック®		
	ゾレドロン酸	ゾメタ®		
抗RANKL抗体	デノスマブ	プラリア®	骨粗鬆症	皮下注
		ランマーク®	悪性腫瘍	
血管新生阻害薬	ベバシズマブ	アバスチン®	悪性腫瘍	注射
	スニチニブ	スーテント®	悪性腫瘍	経口

(AAOMS:ポジションペーパー2014.[3]より改変)

2)原 因

　MRONJ発症のメカニズムは,いまだ解明にいたっていない.骨吸収抑制薬の主たる薬理作用は,破骨細胞による骨吸収とリモデリングの抑制である.BP製剤は,破骨細胞の活性を停止し,アポトーシスに誘導する機能を有し,デノスマブは破骨細胞の分化に関わるRANKLを阻害して破骨細胞の分化を抑制することから,骨吸収とリモデリングが停止する.歯槽骨は,四肢,体幹骨に比してリモデリング速度が早く,骨吸収抑制薬の影響を受けやすいことが指摘されている.また,生体組織の治癒に影響を与える血管新生に関連して,血管新生阻害薬の投与により顎骨壊死を誘発することが報告されているが,その代表的なものに血管内皮細胞増殖因子(Vascular endothelial growth factor:VEGF)を阻害する抗VEGF抗体製剤がある.動物実験において,BP製剤にも同様な血管新生阻害作用があり,生体のVEGFを減少させ血管新生を抑制することがわかっているほか,粘膜上皮の遊走を遅延させるという報告もある.

　一方,顎骨壊死の発症には,細菌感染が関わっており,多くの常在菌や歯周病菌を保有する口腔では,壊死骨表面にバイオフィルムを形成し,慢性感染巣の保有状況や生体の免疫機能によっては易感染性が高く,壊死の進行を惹起するといわれている.

　このほか,顎骨の特殊性として,歯性感染が容易に顎骨に感染をもたらすことや,義歯などに起因する褥瘡性潰瘍や外傷による粘膜の物理的破綻により骨露出をきたしやすいこと,抜歯などにより露出骨面が口腔に曝露しやすいことなどがあげられる.

表2 ARONJ発症・増悪のリスク因子（MRONJでも同様である）

薬物的因子	窒素含有BP製剤がリスクが高い． BP製剤では，悪性腫瘍適応薬が骨粗鬆症適応薬よりリスクが高い傾向がある． BP製剤とデノスマブの発症リスクは同等である． 投与期間が長いほど，発症リスクは増加する． 骨粗鬆症BP経口製剤では，投与期間が4年以上に及ぶとARONJの有病率が増加． 抗がん薬，免疫抑制薬，副腎皮質ステロイド薬投与はリスクを増加させる．
局所的因子	解剖学的因子：上顎に比して下顎に好発する． 　　　　　　口蓋隆起，下顎隆起，顎舌骨筋線 顎骨への侵襲的歯科治療（抜歯・歯科用インプラント・歯根尖切除術・歯周外科手術） 口腔環境的因子：不良な口腔衛生状態，歯性慢性炎症，歯周病，不適合義歯，褥瘡性潰瘍
全身的因子	骨吸収抑制薬ならびに血管新生阻害薬に適応のある悪性腫瘍 　（乳がん，前立腺がん，肺がん，多発性骨髄腫，大腸がん，腎がん，その他の悪性腫瘍） 骨吸収抑制薬の適応疾患 　（骨粗鬆症，ステロイド性骨粗鬆症，骨Paget病，腎性骨異栄養症，その他） 糖尿病，肥満 副腎皮質ステロイド薬長期投与を要する疾患 　（関節リウマチ，膠原病などの自己免疫疾患，その他）
遺伝的因子	MMP-2遺伝子，チトクロームP450-2C遺伝子などのSNPs
その他	喫煙，飲酒

（顎骨壊死検討委員会：骨吸収抑制薬関連顎骨壊死の病態と管理：顎骨壊死検討委員会ポジションペーパー2016.[4]）を参考に作成）

3）リスク因子

MRONJ発症のリスク因子としては，薬物的因子，局所的因子，全身的因子，遺伝的因子，喫煙，飲酒などがあげられる（**表2**）．

（1）薬物的因子

BP製剤は，窒素含有BP製剤と窒素非含有BP製剤があるが，前者がMRONJを発症させるリスクが高い．骨粗鬆症に適応のあるBP製剤には，経口製剤と注射製剤がある．また，悪性腫瘍に適応のあるBP製剤は注射製剤のみである．一方，抗RANKLモノクローナル抗体製剤は，骨粗鬆症，悪性腫瘍に適応のあるデノスマブが，それぞれ注射製剤として発売されている．さらに，血管新生阻害薬は，種々の悪性腫瘍を対象に経口製剤，注射製剤があるが，AAOMSのポジションペーパー（2014）[3]によりMRONJと関連されると取り上げられた薬剤は，ベバシズマブ，ソラフェニブ，スニチニブ，シロリムスである．

AAOMSのポジションペーパー（2014）[3]では，これらの薬物的リスクについて，骨粗鬆症と悪性腫瘍の患者を分け，エビデンスレベルの高い2009年以降の研究結果に基づいて発症リスクを検討した．骨粗鬆症患者対象としたBP経口製剤投与患者のMRONJ発症リスクは，有病率0.004～0.1％で，BP静注製剤またはデノスマブ投与患者のリスクは0.017～0.04％であったと報

告している．さらに，BP 経口製剤では，投与期間が 4 年以上に及ぶと MRONJ の有病率が有意に増加していた．また，悪性腫瘍患者では，ゾレドロネート投与患者は約 1%で，プラセボ群に比して 50～100 倍高い傾向を有していた．そして，デノスマブ投与患者のリスクは同等であった．

そのほか，抗がん薬，免疫抑制薬，副腎皮質ステロイド薬の投与は，宿主の免疫低下をきたすほか，さらに副腎皮質ステロイド薬では血管新生抑制や肉芽形成を抑制するため，発症リスクが増加する．

(2) 局所的因子

解剖学的には，上顎より下顎に発現しやすい傾向を有し，下顎隆起，顎舌骨筋線，口蓋隆起などの骨の膨隆により粘膜が菲薄化しやすい部位に好発する．一般的には抜歯，歯科用インプラント，歯根尖切除術，歯周外科手術などの顎骨への侵襲的歯科治療により発症するが，歯周病や歯性感染罹患部位や，不適合義歯による義歯性潰瘍部から発症することもある．さらに，プラークコントロールが不良な口腔環境は，重大な発症リスクと考えられている．

(3) 全身的因子

骨吸収抑制薬ならびに血管新生阻害薬に適応のある悪性腫瘍である乳がん，前立腺がん，肺がんなどの骨転移を引き起こす固形がんや多発性骨髄腫，さらに悪性腫瘍随伴性高カルシウム血症は，重大な MRONJ 発症リスクとなる．また，骨粗鬆症，ステロイド性骨粗鬆症，骨 Paget 病，腎性骨異栄養症などの骨吸収抑制薬の適応疾患も同様に発症リスクを有する疾患として留意が必要である．また，関節リウマチ，膠原病などの自己免疫疾患は，副腎皮質ステロイド薬の長期投与によりステロイド性骨粗鬆症予防のために骨吸収抑制薬を併用することが多い．また，糖尿病は，MRONJ の発症だけでなく増悪因子として，血糖コントロールが重要である．

(4) 遺伝的因子

遺伝的因子として，加水分解酵素ゼラチナーゼ-A（72 kDa ゼラチナーゼ，MMP-2）遺伝子や薬物代謝酵素チトクローム P450-2C 遺伝子などの一塩基多型（single nucleotide polymorphisms：SNPs）が報告されている．

4) 臨床症状

AAOMS のポジションペーパー（2014）[3]，6 学会のポジションペーパー（2016）[4]により，発現した臨床症状と画像所見によりステージ 0 からステージ 3 の 4 期に分類される（**表 3**）．

ステージ 0 は，口腔内に骨露出，壊死骨を認めないが，非特異的な臨床症状と画像所見を有する．下唇やオトガイ部の感覚鈍麻または麻痺（Vincent 症状）は，ステージ 0 を示す有用な

表3 ARONJの臨床症状とステージング（MRONJでも同様である）

ステージ	臨床症状	画像所見
ステージ 0	骨露出/骨壊死なし，深い歯周ポケット，歯の動揺，歯肉/歯槽膿瘍形成（骨に達しない瘻孔），開口障害，下唇，オトガイ部の感覚鈍麻または麻痺(Vincent症状)歯原性では説明できない痛み，口腔粘膜潰瘍	歯槽骨硬化 歯槽硬線の肥厚と硬化 抜歯窩の残存
ステージ 1	無症状で感染を伴わない骨露出や骨壊死，またはプローブで骨を触知できる瘻孔を認める．	歯槽骨硬化 歯槽硬線の肥厚と硬化 抜歯窩の残存
ステージ 2	感染を伴う骨露出，骨壊死やプローブで骨を触知できる瘻孔を認める．骨露出部に疼痛，発赤を伴い，排膿がある場合とない場合がある．	歯槽骨から顎骨に及ぶびまん性骨硬化/骨溶解の混合像，下顎管の肥厚，骨膜反応，上顎洞炎，腐骨形成
ステージ 3	感染，疼痛を伴う骨露出や骨壊死部またはプローブで骨を触知する瘻孔を認め，下記の症状のうち1つ以上の症状を伴う． a) 歯槽骨を越えた骨露出，骨壊死　b) 病的骨折 c) 口腔外瘻孔　d) 鼻・上顎洞口腔瘻孔形成 e) 下顎下縁や上顎洞までの進展性骨溶解	周囲骨（頬骨・口蓋骨）への骨硬化/骨溶解進展，下顎骨の病的骨折，上顎洞底への骨溶解進展

（顎骨壊死検討委員会：骨吸収抑制薬関連顎骨壊死の病態と管理：顎骨壊死検討委員会ポジションペーパー 2016.[4]より改変）

臨床所見とされている．このほか，歯周病の症状とは異なる歯の動揺や歯周ポケット形成，歯肉歯槽部の非歯原性の膿瘍形成または骨に達しない瘻孔を形成する．画像所見としては，歯槽硬線の肥厚と硬化，歯槽骨の骨硬化所見が認められるが，骨吸収抑制薬投与前後に抜歯歴がある場合は，抜歯窩の骨稜が新生せず，抜歯窩のエックス線透過像が残存していることが多い．ステージ0からステージ1～3への進展例は50％を越えるとされるが[6]，進展せず治癒する症例も存在することから，過剰診断に留意する[5]．

図1は，79歳男性，ステージ0の症例である．前立腺がんの骨転移にてゾレドロン酸注射製剤を投与されていた．歯槽部に膿瘍を複数個認めるが，骨露出，瘻孔形成を認めない．パノラマエックス線にて下顎骨の骨硬化像を認めた．

ステージ1では，骨露出や骨壊死を認めるが，一般的に無症状で感染を伴わない．また，瘻孔を認めることがあるが，瘻孔内にプローブを挿入すると骨を触知する．

ステージ2は，骨露出や骨壊死部に感染を伴い，周囲軟組織に発赤，腫脹，疼痛を認める．骨露出部周囲より排膿を認めることがある．そして，腐骨を認め，骨が遊離することがある．画像所見では，歯槽骨から顎骨に及ぶびまん性骨硬化像または骨溶解の混合像を呈し，腐骨形成（骨柩）を認めることもある．

図2は，79歳女性，ステージ2の症例である．骨粗鬆症にて3年前からアレンドロン酸を内

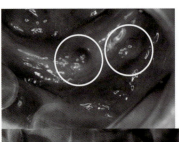
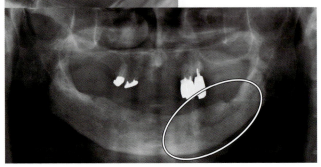

症例1:79歳　男性　ステージ0
前立腺がん．骨転移にてゾレドロン酸注射製剤投与症例．

図1　ステージ0（前立腺がん骨転移　ゾレドロン酸注射製剤投与）
歯槽部に膿瘍形成を認め，パノラマエックス線にて下顎骨の骨硬化像を認めた．

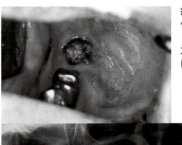
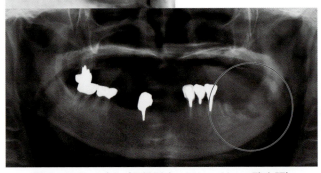

症例2:79歳　女性　ステージ2
骨粗鬆症にて3年前からアレンドロン酸を内服中．5カ月前に左側下顎第一第二大臼歯を近医にて抜歯施行した．

図2　ステージ2（骨粗鬆症　アレンドロン酸内服）
歯槽部に壊死骨の露出を認め，パノラマエックス線にて下顎骨の骨硬化像と骨溶解像を認めた．

表4 ARONJの治療（MRONJでも同様である）

ステージ	治療内容
ステージ 0および1	抗菌性洗口剤の使用，瘻孔や歯周ポケットに対する洗浄，局所的抗菌薬の塗布・注入
ステージ 2	抗菌性洗口剤と抗菌薬の併用，難治例：複数の抗菌薬併用療法，長期抗菌薬療法，連続静注抗菌薬療法，腐骨除去，壊死骨除去，顎骨切除
ステージ 3	腐骨除去，壊死骨掻爬，感染源となる骨露出/壊死骨内の歯の抜歯，栄養補助剤や点滴による栄養維持，壊死骨が広範囲におよぶ場合，顎骨の辺縁切除や区域切除

注：病期に関係なく，分離した腐骨片は非病変部の骨を露出させることなく除去する．露出壊死骨内の症状のある歯は，抜歯しても壊死過程が増悪することはないと思われるので抜歯を検討する．
（顎骨壊死検討委員会：骨吸収抑制薬関連顎骨壊死の病態と管理：顎骨壊死検討委員会ポジションペーパー 2016.[4]より転載）

服中であった．5カ月前に，左側下顎第一第二大臼歯を近医にて抜去したが，治癒不全にて紹介来院した．左側下顎臼歯歯槽部に壊死骨が露出し，パノラマエックス線にて下顎骨の骨硬化像と骨溶解像を認めた．

ステージ3では，感染，疼痛を伴う骨露出や骨壊死部またはプローブで骨を触知する瘻孔を認め，下記の症状のうち1つ以上の症状を伴う．

① 歯槽骨を越えた骨露出，骨壊死（下顎は下顎下縁や下顎枝，上顎では上顎洞，頬骨に至る）
② 病的骨折
③ 口腔外瘻孔
④ 鼻・上顎洞口腔瘻孔形成
⑤ 下顎下縁や上顎洞までの進展性骨溶解

画像所見では，頬骨，口蓋骨，上顎洞底の骨硬化，骨溶解像の進展や下顎骨の病的骨折像を認めることがある．

2. 歯科治療時・口腔ケア時の注意点

1）治　療

AAOMSのポジションペーパー（2014）[3]，6学会のポジションペーパー（2016）[4]では，ステージ0からステージ3の4期における治療方針を示している（**表4**）．

ステージ0および1では，対症療法と非侵襲的保存的治療として抗菌性洗口剤の使用，瘻孔や歯周ポケットに対する洗浄，局所的抗菌薬の塗布・注入を推奨している．AAOMSのポジ

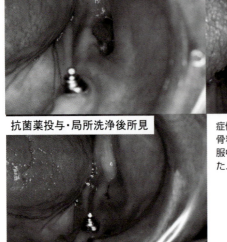

図3　ステージ2　骨露出部の局所洗浄
たびたび骨露出部周囲が発赤，腫脹し，排膿所見を認めた．抗菌薬投与し，抗菌性洗口剤にて局所洗浄を繰り返し，消炎した．

ションペーパー（2014）[3]では，0.12％のクロルヘキシジンの使用を推奨しているが，本邦では粘膜への適応が認められていないため，市販の0.05％未満のグルコン酸クロルヘキシジンを含有するコンクールF®を用いることがある．

　ステージ2でも軽症例では，対症療法と非侵襲的保存的治療として抗菌性洗口剤と抗菌薬の併用が推奨されている．抗菌薬は，ペニシリン系抗菌薬を中心に，ニューキノロン系，クリンダマイシン，メトロニダゾール（顎骨炎への保険適応なし）などが使用される．難治症例では，複数の抗菌薬併用療法や長期投与が行われることもある．腐骨分離した症例では，可及的に腐骨除去を行う．露出骨表面は，プラークや食渣が沈着し，バイオフィルムが沈着することから，露出骨面をスポンジブラシや歯ブラシを用いて機械的清掃を行う．

　近年，ステージ2症例では，積極的に壊死骨を除去する外科的療法が有効であるとする報告が相次いでいる[2,3,7]．抗菌薬投与のもとに，可能な限り壊死骨を除去し，完全閉鎖創にすることや，壊死骨部の歯は抜歯しておくことが推奨されている．

　図3は，86歳女性，ステージ2の症例である（症例3）．骨粗鬆症にて5年前からアレンドロン酸を内服中であった．1年前に，左側下顎智歯を近医にて抜歯施行した．たびたび骨露出部周囲が発赤，腫脹し，排膿を認めた．抗菌薬を投与し，抗菌性洗口剤にて局所洗浄を繰り返し，消炎した．

　図4は，症例3の初診時パノラマエックス線（上段）と消炎後のパノラマエックス線（下段）である．消炎後のパノラマエックス線にて腐骨が分離し，骨柩形成所見を認めた．局所麻酔下

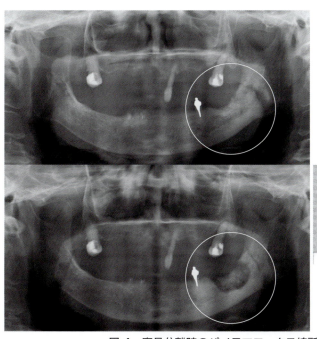
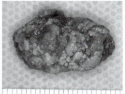

症例3
パノラマエックス線所見
上段：初診時
下段：消炎後腐骨分離時

除去された分離腐骨

図4　腐骨分離時のパノラマエックス線所見
消炎後, 分離腐骨を除去した.

に分離腐骨を除去した.

　ステージ3では, 重症化に伴い, 摂食困難になる症例もあることから, 栄養補助剤や点滴による栄養維持を図りながら, 外科的手術により壊死骨の徹底的な除去, 掻爬を行う. 壊死の進展範囲によっては, 上顎骨部分切除, 下顎骨辺縁切除や区域切除を要することがあり, 栓塞子 (オブチュレーター) や金属プレート, 骨移植による顎骨再建を余儀なくされる症例も少なくない. しかし, 骨吸収抑制薬や血管新生阻害薬の作用を考慮して, 慎重に検討する必要がある. なお, MRONJ の治療中における骨吸収抑制薬や血管新生阻害薬の休薬の可否については, コンセンサスが得られていない. がん患者においては, 原則休薬しないで治療を行うが, 骨粗鬆症患者では, 骨吸収抑制薬の投与期間とリスク因子の有無を考慮して休薬を検討する (後述).

　近年, 遺伝子組み換え副甲状腺ホルモン (テリパラチド®) の投与により, 顎骨壊死の症状を軽減し, 腐骨分離を促すなどの報告[8,9]や高圧酸素療法が有効であるとの報告が認められる[4,5].

2）患者の管理

　MRONJ 発症の予防には, 骨吸収抑制薬や血管新生阻害薬の投与前に口腔内の状態をスクリーニングし, 感染源となる抜歯適応歯は, 投与前に抜去することが望ましい. Ripamoniti ら (2009) が行った前向き研究においては, 骨吸収抑制薬の治療開始前の口腔ケアを含む予防的歯

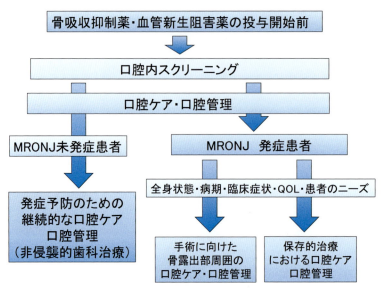

図5 骨吸収抑制薬・血管新生阻害薬投与患者の口腔管理，口腔ケアの流れ

科処置が，有意に顎骨壊死の発症を抑制したという結果が報告されている[10]．さらに，ASCOの乳がん骨転移における骨吸収抑制薬使用に関する臨床診療ガイドラインにおいて，すべての患者で，投与開始前の歯科検診と予防的歯科処置，投与中における口腔衛生の保持，侵襲的歯科処置を避けることが推奨されている[11]．

(1) MRONJ 患者の口腔管理，口腔ケア

MRONJ 患者の口腔管理，口腔ケアにおいては，骨吸収抑制薬や血管新生阻害薬の投与前に速やかに口腔内をスクリーニングし，患者の病状を加味しながら，個々の口腔環境に応じた管理が必要となる（**図5**）．MRONJ 未発症者については，継続的かつ定期的な経過観察と口腔衛生状態の保持に努め，必要に応じて非侵襲的な歯科治療を行う．MRONJ 発症者に関しては，患者の全身状態，MRONJ の病期，臨床症状に応じて，患者の QOL やニーズに配慮しながら，口腔ケア，口腔管理を施行する．そして，MRONJ に対して外科的治療を行う際には，より徹底した口腔衛生状態の向上と壊死骨露出部，瘻孔周囲の炎症を軽減するための口腔ケアが必要となる．

(2) 骨吸収抑制薬投与患者の抜歯時の対応

これまでの，骨吸収抑制薬投与患者の侵襲的歯科治療（抜歯など）時における薬剤の休薬については，2012 年以前のポジションペーパーでは，骨粗鬆症患者では骨折リスクを配慮して，低リスクであれば投与歴 3 年以上，または 3 年未満でも発症リスク因子の保有者は処置前 3 カ

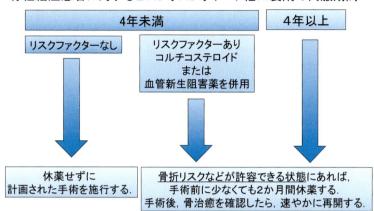

図6 侵襲的歯科治療（外科的処置）時の対応
AAOMSのポジションペーパー（2014）[3]，6学会のポジションペーパー（2016）[4]における，外科的処置（侵襲的歯科治療）時の対応

月の休薬が推奨されていたが，AAOMSのポジションペーパー（2014），6学会のポジションペーパー（2016）では，投与歴4年以上，または4年未満でもコルチコステロイド，血管新生阻害薬の併用患者は，処置前2ヵ月の休薬に改められ，骨治癒を確認次第，速やかに投薬を再開することが付記された（**図6**）[3,4,12]．

抜歯や外科処置に際しては，処置前の口腔ケアを徹底し，顎骨壊死の発症や増悪に関して，十分なインフォームドコンセントが重要となる．また処置時に抗菌薬を投与し，創部の完全閉鎖創を目指して緊密な縫合を行うことが望ましい．そして，エックス線検査にて骨治癒の有無と創部の経過観察を定期的に行う．

（3）骨吸収抑制薬投与前後の歯科治療（口腔管理）

骨吸収抑制薬投与前後の歯科治療に関しては，原疾患の主治医との対診を十分に行い，患者の全身状態，病状，骨吸収抑制薬の薬名，投与量，投与期間などについて詳細な情報収集が必要である．また，MRONJの全身的リスク因子となる副腎皮質ステロイド薬や血管新生阻害薬の投薬，糖尿病の罹患などにも留意する．

口腔内のアセスメントについては，パノラマエックス線，デンタルエックス線撮影を行い，歯周病，慢性根尖病巣，う蝕，智歯周囲炎（半埋伏歯含む）などについて，詳細に診査する．そして，プラークコントロールや歯石の付着状況もふまえて，患者個々の状態に合わせて，専門的口腔清掃や口腔衛生指導を行う．また，不良補綴装置や不適合義歯，骨隆起を含む骨鋭縁なども診査して，必要に応じて，これらを改善する．高齢者では，残存歯がなくても義歯不適合による義歯性潰瘍からMRONJを発症しうるので注意する．また，口腔乾燥が著しい場合

は，歯周病や根面う蝕の罹患率が高くなるので，カリエスコントロールを含めて，継続的な口腔衛生管理を徹底する．また，インプラント治療は注射製剤投与中の悪性腫瘍患者は原則避けることが望ましく，骨粗鬆症患者では，患者のニーズを踏まえて，長期的な投与によりMRONJ発症リスクが高くなることを含めて，十分なインフォームドコンセントのもとに検討する[12]．

(田中　彰)

文　献

1) Marx RE：Pamidronate (Aredia) and zoledronate (Zometa) induced avascular necrosis of the jaws；a growing epidemic. J Oral Maxillofac Surg, 61：1115-1117, 2003.
2) 日本口腔外科学会：BRONJ治療に関する実態調査(2015). http://www.jsoms.or.jp/medical/work/study/bronj/(accessed 2016-12-28)
3) Ruggiero SL, Dodson TB, Fantasia J, et al.：American Association of Oral and Maxillofacial Surgeons Position Paper on Medication-related osteonecrosis of the jaw-2014 Update. J Oral Maxillofac Surg, 72：1938-1956, 2014.
4) 顎骨壊死検討委員会：骨吸収抑制薬関連顎骨壊死の病態と管理：顎骨壊死検討委員会ポジションペーパー 2016. https://www.jsoms.or.jp/medical/wp-content/uploads/2015/08/position_paper2016.pdf (accessed 2016-12-28)
5) Khan AA, Morrison A, Hanley DA, et al.：International Task Force on Osteonecrosis of the Jaw. Diagnosis snd management of osteonecrosis of the jaw；a systematic review and international concensus. J Bone Miner Res, 30：3-23, 2015.
6) Fedeles S, Poster SR, D'sAiuto F, et al.：Noneexopsed variant of bisphosphonate-associated osteonecrosis of the jaw；a case series. Am J Med, 123：1060-1064, 2010.
7) Carlson ER.：Management of antiresorptive osteonecrosis of the jaws with primary surgical resection. J Oral Maxillofac Surg, 72：655-657, 2014.
8) Chan HI, McCauley Lk.：Parathyroid hormone application in the craniofacial skelton. J Dent Res, 92：18-25, 2013.
9) Kakehashi H, Ando T, Minamizato T, et al.：Administration of teriparatide improves the symptoms of advanced bisphosphonate-associated osteonecrosis of the jaw；preliminary findings. Int J Oral Maxillofac Surg, 44：1558-1564, 2015.
10) Ripamoniti CI, Maniezzo M, Campa T, et al.：Decreased occurrence of osteonecrosis of the jaw after implementation of dental preventive measures in solid tumour patients with bone metastases treated with bisphosphonates. The experience of the National Cancer Institute of Milan. Ann Oncol, 20 (1)：137-145, 2009.
11) Van Poznak CH, Von Roenn JH, Temin S：American Society of Clinical Oncology Clinical Practice Guideline Update on the Role of Bone-Modifying Agents in Metastatic Breast Cancer. J Oncol Pract, 7 (2)：117-121, 2011.
12) 矢郷　香：MRONJの予防と口腔管理(オーラルマネージメント). 薬剤・ビスフォスフォネート関連顎骨壊死 MRONJ・BRONJ—最新 米国口腔顎顔面外科学会と本邦の予防・診断・治療の指針—. 柴原孝彦他著・訳, 84-93, クインテッセンス出版, 東京, 2016.

第6章

悪性腫瘍患者の口腔健康管理

　1981年以降，日本人の死因第1位はがんである．最近の統計[1)]では，2014年のがんによる死亡者数は年間36万人を超えており，がんで死亡する確率は男性25％，女性16％である．また，2012年に新たに診断されたがん患者は86万例を超え，生涯でがんに罹患する確率は男性63％，女性47％（およそ2人に1人）と考えられている．

　近年はがんの治療方法がめざましく進歩し，がん患者の6割は社会復帰を果たしている．しかし一方で，がんの治療が強力に，かつ徹底的に行われるため，治療によっておこる副作用や合併症の問題も深刻になってきている．副作用に耐えられず，がん治療を中断もしくは治療内容を変更したために，期待された効果が得られないこともある．そこで，現在のがん治療には「治癒すること」だけではなく，「治療の苦痛を少なく，安全に」行うことが求められている．

　がん治療中には，口腔領域にもさまざまな副作用が高頻度で現れる．口腔内の痛みはそれ自体が苦痛となるばかりではなく，食物摂取や会話の妨げとなる．口腔清掃も困難となり，口腔内細菌による感染を引き起こすと，がん治療そのものの妨げとなる．そこで現在では，がん治療の前後に歯科による口腔管理を行うことで，合併症を予防しようとする周術期口腔機能管理が医科歯科連携の下に進められている．

　また，頭頸部領域のがん，特に口腔・咽頭がんでは摂食嚥下障害が問題となる．舌がんや歯肉がんの術後では，残存部位を訓練するだけではなく，欠損した組織を補綴することが有効なことも多く，歯科医療者がこの分野で関わる意義は大きい．周術期口腔機能管理や摂食嚥下リハビリテーションは，医科歯科連携，多職種連携で行うものであり，超高齢社会においてますます重要なものになる．

1. がん（悪性腫瘍）とは

1）定　義

　一般に「がん」は，悪性腫瘍と同義に用いられている．悪性新生物も悪性腫瘍と同義なので，「がん≒悪性腫瘍≒悪性新生物」として扱われることが多いようである．

　悪性腫瘍は，遺伝子変異によって自律的で制御されない増殖を行うようになった細胞集団

表1　がん（悪性腫瘍）の分類と代表的な疾患

分類			由来	代表的な疾患
がん ・悪性腫瘍 ・悪性新生物	固形がん ・固形腫瘍	がん腫 ・がん	上皮細胞	肺がん，乳がん，胃がん 大腸がん，子宮がん，卵巣がん 頭頸部のがん　など
		肉腫	非上皮性細胞 （間質細胞）	骨肉腫，軟骨肉腫 横紋筋肉腫，平滑筋肉腫 線維肉腫，脂肪肉腫 血管肉腫　など
	血液がん ・造血器悪性腫瘍 ・血液悪性腫瘍		造血器	白血病，悪性リンパ腫 多発性骨髄腫　など

（腫瘍）のなかで，周囲の組織に浸潤または転移を起こす腫瘍である[2]．病理学的には，上皮細胞由来の「がん腫」，非上皮細胞由来の「肉腫」，造血器由来の「造血器腫瘍」に分けられる．造血器腫瘍を除くと，そのほとんどは塊をつくって増生するので，がん腫と肉腫をあわせて「固形腫瘍（固形がん）」という場合もある．その他に，造血器腫瘍は「血液がん」や「血液悪性腫瘍」と呼ばれることもあり，**表1**に整理した．

2）口腔がんと頭頸部悪性腫瘍

　頭頸部悪性腫瘍は，脳や脊髄，眼窩内を除く顔面頭蓋から頸部にかけての部位に発生した悪性腫瘍（がん）で，口腔がんも含まれる[3,4]．頭頸部悪性腫瘍の多くは扁平上皮がんである．

　2012年地域がん登録による推計値[1]によると，代表的な頭頸部がんのうち口腔・咽頭がんの罹患数は19,232人（男性13,923人，女性5,309人），喉頭がんは5,325人（男性5,042人，女性283人）で，すべてのがんの3〜5％程度と考えられる．全体数は少ないが，鼻，副鼻腔，耳下腺，舌，喉頭，咽頭など種類（部位）が非常に多く，発生原因や治療法，予後が異なるのが特徴である．

　頭頸部には呼吸，食事（咀嚼・嚥下）などの人間が生きるうえで必要な機能が，さらには発声，構音，味覚，聴覚などの社会生活を送るうえで重要な機能が集中している．したがって，この部分に障害が起きると直接的に生活の質（QOL）に影響する．

　口腔がんは顎口腔領域に発生する悪性腫瘍の総称で，病理組織学的に口腔がんの90％以上は扁平上皮がんであり，その他としては小唾液腺に由来する腺系がんや肉腫，悪性リンパ腫，転移性がんがある[5]．本項では，口腔扁平上皮がんを口腔がんとして述べることとする．

　わが国における口腔がんの割合は，全がん患者の1〜3％，頭頸部がんの40％を占めると考えられる．年齢調整による男女比は3：2と男性に多く，年齢的には60歳代に最も多い（**表2**）．がん罹患数の統計では口腔・咽頭がんで集計されるため，口腔がん罹患患者数は推計となるも

表2 口腔がんの割合

全がん患者の1〜3%（頭頸部がんの40%）
男女比は3：2と男性に多い 年齢的には60歳代に最も多い 口腔がんの中では舌がんが最も多い（約60%）
口腔がん罹患患者数（推計） 　　1975年：2,100人 　　　→ 2005年：6,900人 → 2015年：7,800人
75歳以上の口腔・咽頭がん推定罹患数 　　1990年：1,272人 → 2010年：4,972名 　　20年間で約4倍に急増！

（文献[1,5,6]より作成）

のの，1975年には2,100人であったものが，2005年には6,900人，2015年は7,800人になると予測されている[6]．また，75歳以上の後期高齢者の口腔・咽頭がん推定罹患数は1990年の1,272人から2010年には4,972名と20年間で約4倍に急増しているとの報告[1]もある．今後，人口の高齢化に伴って口腔がんの罹患数も増加すると考えられる．

口腔がんの発生部位はUICC（国際対がん連合）やWHOにより，頰粘膜部，上顎歯槽と歯肉（上顎歯肉），下顎歯槽と歯肉（下顎歯肉），硬口蓋，舌，および口底の6部位に分けられている．これらの部位に発生したがんをそれぞれ頰粘膜がん，上顎歯肉がん，下顎歯肉がん，硬口蓋がん，舌がん，口底がんと呼ぶ．2002年の日本頭頸部癌学会の集計では，口腔がんの中では舌がん（60.0%）が最も多く，次いで下顎歯肉がん（11.7%），口底がん（9.7%）となっている．

3） 口腔がんの原因

発がんには複数の発がん因子が作用して，多段階的にがんに移行すると考えられている．発がん因子を大きく分けると外因と内因がある．外因には喫煙（たばこ）などの化学物質，放射線や紫外線などの物理的因子，ヒトパピローマウイルス（human papillomavirus：HPV）などの生物学的因子があり，内因には体質や生活様式，遺伝性腫瘍を発生する遺伝的要因がある（**表3**）．これらの因子によって遺伝子に損傷が生じ，それらが修復されないと発がんに至る．

口腔がんも外的慢性刺激により遺伝子異常が生じ，これらが蓄積して初めて生じるものと考えられている[7,8]．口腔がんの危険因子として，喫煙や飲酒[9]，慢性の機械的刺激，食事などの化学的刺激，炎症による口腔粘膜の障害，ウイルス感染，紫外線などがあげられている．それらの中でも喫煙は最大の危険因子と考えられており，タバコの煙に含まれる約4,000種類の化学物質の中に発がんのイニシエーターおよびプロモーターとなる物質が存在することが明らかとなっている[10,11]．飲酒は，アセトアルデヒドがアルコールの代謝産物として体内で生じたり，

表3 口腔がんの原因

口腔がんの原因
喫煙（最大の危険因子）
飲酒（アセトアルデヒド）
慢性の機械的刺激（傾斜歯，う歯，不良充填物，不適合義歯）
食事などの化学的刺激
炎症による口腔粘膜の障害（歯肉炎）
ウイルス感染（human papillomavirus）
紫外線

※飲酒と喫煙は口腔がんの発生に相乗的に作用する．

（文献[7~16]より作成）

常在菌などによるアルコール分解により口腔内で生じたりして，これが発がん物質として作用すると考えられている[12,13]．飲酒と喫煙は口腔がんの発生に相乗的に作用し，アルコールはタバコ中に含まれる発がん物質の溶媒として作用すると考えられている．傾斜歯，う歯，不良充填物，不適合義歯などによる慢性の機械的刺激[14]や，歯肉炎などの炎症[15]は，他因子と複雑に絡み合いながら発がんに関わっている可能性がある．また，ウイルスでは子宮頸がんの原因とされるHPVが，口腔がんで正常口腔粘膜より4.7倍高率に検出されており[16]，発がんとの関与が考えられている．

4）症　状

がんの症状は原発部位やがんの種類によって異なるが，一般的には痛みや呼吸困難，食欲不振，悪心，嘔吐，腸閉塞，黄疸，浮腫などを生じる[3]．末期のがんでは，著明な体重の減少や倦怠感といった悪液質の状態に陥ることがある．

口腔がんの初期症状では痛みなどの自覚症状はないことが多い．がんを発症する前に，舌や歯肉などに口腔白板症や紅板症がみられることがある．これらは病理組織学的には上皮性異形成があって，正常なものに比べて明らかにがんが発生しやすい形態的な変化を伴う組織で，前がん病変とされる．前がん病変のがん化率は，人種，喫煙などの生活習慣，治療，観察（病悩）期間などにより異なる．

腫瘍が少し大きくなると，硬いしこりとなって現れるため，患者自身が見たり触れたりして気づく場合がある．また，がんの周囲の細胞への浸潤により，小さな潰瘍を形成したり，食事中にしみる，口の中がヒリヒリするなどの症状がみられたりすることもある．口腔がん（特に舌がん）はリンパ節へ転移するケースが多いため，顎下および頸部のリンパ節の腫脹や，しこりにより発見されるケースもある．

口腔がんは直接見て触れることができるため，歯科医療者による早期発見が重要である．口腔がん検診の意義は，口腔がんのみならず白板症や紅板症などの前がん病変，扁平苔癬，鉄欠

表4　TNM 分類

T	T0	原発腫瘍を認めない
	Tis	上皮内がん（基底膜を超えての浸潤がない）
	T1-T4	原発腫瘍の大きさ・浸潤程度によって T1-T4 に分類
N	N0	リンパ節への転移なし
	N1-N3	リンパ節への転移の程度によって N1-N3 に分類
M	M0	他の臓器や組織に転移していない
	M1	他の臓器や組織に転移している

病期の評価には，TNM 分類が用いられる．
　T因子(primary Tumor)：原発腫瘍
　N因子(regional lymph Nodes)：所属リンパ節
　M因子(distant Metastasis)：遠隔転移
それぞれの因子について評価を行い，さらに総合的に組み合わせて病期(S0-S4) を決定する．
（日本口腔腫瘍学会，日本口腔外科学会：口腔癌診療ガイドライン 2013.[3]）を参考に作成）

乏性嚥下困難症（Plummer-Vinson 症候群），梅毒などの前がん状態を含めて早期に診断し治療することにある[17]．口腔がん検診での口腔がんと前がん病変の検出率は 0.99% と報告されている[18]が，今後さらに歯科での検診が普及する必要がある．

5）　検査・診断

　口腔がんの診断にあたっては，まず問診，視診，触診などの診査により腫瘍の進行状態をある程度把握して，画像検査や組織検査が行われる[3,4]．口腔がんの画像診断では，パノラマエックス線検査，超音波検査（US），CT 検査や MRI 検査などにより総合的に判断されるが，最終的な診断は病理組織学的検査ないしは細胞学的検査による．採血による一般生化学検査の他に，扁平上皮がんの腫瘍マーカー（SCC，CEA など）も検査する．腫瘍マーカーは初期のがんでは高値を示さないことが多いが，治療後の経過観察等ではマーカーの変動が参考になる．

　腫瘍の進行状態を規定する臨床的因子は，腫瘍の大きさ（T），頸部リンパ節転移（N），遠隔転移（M）である．これらは治療法の選択に際して重要な因子となり，また患者の予後に多大な影響を及ぼす因子である．判定にあたっては UICC の「TNM 分類」（表4）や「病期分類」（表5），「口腔癌取扱い規約」が一般的に採用されている[19〜21]．深部浸潤，隣接臓器への浸潤の評価には CT 検査，MRI 検査が有用とされる．一般に CT 検査は骨皮質の描出において MRI 検査より優れ，MRI 検査は骨髄質，軟部組織，隣接臓器浸潤の評価に優れる．リンパ節転移，遠隔転移の診断には，US，CT 検査，MRI 検査，胸部エックス線検査，PET-CT などにより総合的に判断する．口腔がんを含む頭頸部がん患者における重複がんの 60〜70% は上部消化管（食道，胃，十二指腸）または肺に認められる[22]ため，上部消化管の内視鏡検査も行われる．

表5　口腔がんの病期分類（Stage）

S0	Tis	N0	M0	腫瘍が上皮細胞内にとどまっており，リンパ節への転移がない
SI	T1	N0	M0	腫瘍が2cm以下であり，リンパ節への転移がない
SII	T2	N0	M0	腫瘍が2cm以上4cm以下であり，リンパ節への転移がない
SIII	T1～3	N0～1	M0	・腫瘍が4cmを超えている ・または，同側の単発性リンパ節転移で最大径が3cm以下
SIV	T1～4	N0～2	M0	（Ⅳa期）・腫瘍が骨髄質，舌深層の筋肉（外舌筋），上顎洞，顔面の皮膚に浸潤していて，リンパ節転移は6cm未満 ・リンパ節へ3～6cmの転移がある（腫瘍は上記の範囲内）
	T4	N0～2	M0	（Ⅳb期）・咀嚼筋間隙，翼状突起または頭蓋底に浸潤した腫瘍 ・または，内頸動脈を全周性に取り囲む腫瘍
	T1～4	N3	M0	・リンパ節へ6cmを超える転移がある
	T1～4	N0～2	M1	（Ⅳc期）・腫瘍が遠隔転移している

ステージⅠ～Ⅱで治療した場合の5年生存率は高いが，ステージⅢ，ステージⅣと進行するにつれて5年生存率は低下する．口腔がんは見て確認できることが多いが，発見が遅れがちであるため，歯科医療者による検診と早期発見が重要である．

（日本口腔腫瘍学会，日本口腔外科学会：口腔癌診療ガイドライン2013.[3]を参考に作成）

6）口腔がんの治療方法

　一般的にがん治療[3,23]では，手術療法と放射線療法，薬物療法（化学療法）の3つが柱となる．手術療法は局所療法であり，がん病変の完全切除（根治）を目指す．リンパ節転移が生じやすい領域を系統的に郭清することもあり，頭頸部がんでは頸部郭清術が行われる．放射線療法も局所療法であり，放射線により細胞の中にあるDNAの2重鎖が切断されるために，がん細胞が死滅する．薬物療法は全身療法であり，化学療法，分子標的治療，および内分泌療法に大別される．副作用があるため，正常組織に対する毒性を少なくする工夫が必要である．その他にも造血幹細胞移植や免疫療法，温熱療法などがあって，これらの治療方法を組み合わせて根治を目指す「集学的治療」が行われる．

　頭頸部がんにおいては，多くは扁平上皮がんであることから放射線療法や化学療法の効果が比較的高く，放射線療法または化学放射線同時併用療法（抗がん剤と放射線療法の併用）が広く行われている．一方，口腔がんにおいては早期のがんで腫瘍の厚さが1.0cmを超えず，1平面で治療可能な症例に対する小線源治療が適応とされているものの，一般には手術療法が第一選択となることが多い．しかし手術を選択する場合でも，化学放射線療法は抗腫瘍効果が高いこと，臓器・機能温存の可能性が示唆されていることなどから，咀嚼・嚥下・構音機能の温存を目指して，白金製剤をベースにした同時併用療法が行われることがある．また，切除不能の口腔進行がんに対しては，化学放射線療法が標準治療である．

　上述したように，手術療法（外科切除）は多くの口腔がんにおいて第一選択となる．特に下顎に浸潤している症例では，抗がん剤の骨移行が悪く，また後遺症として放射線性骨壊死の副

表6 舌がんの切除方法

①舌部分切除	舌可動部の一部の切除,あるいは半側に満たない切除
②舌可動部半側切除	舌可動部のみの半側切除,すなわち舌中隔までの切除
③舌可動部(亜)全摘出	舌可動部の半側を超えた切除(亜全摘出),あるいは全部の切除
④舌半側切除	舌根部を含めた半側切除
⑤舌(亜)全摘出	舌根部を含めた半側以上の切除(亜全摘出),あるいは全部の切除

(日本口腔腫瘍学会,日本口腔外科学会:口腔癌診療ガイドライン2013.[3])より改変)

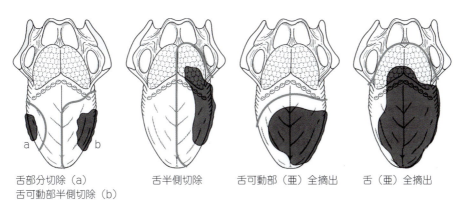

図1 舌がんの切除方法
(日本口腔腫瘍学会,日本口腔外科学会:口腔癌診療ガイドライン2013.[3])より転載)

作用などの可能性があることから外科手術が基本である.咀嚼,摂食嚥下,構音などの機能面ならびに顎顔面領域の整容面に及ぼす影響も大きいため,術後の患者のQOLまで配慮した治療が必要であり,欠損部については再建や顎補綴(上顎)も考慮した外科療法が行われる.

　口腔がんで多い舌がんの手術においても,その切除範囲(**表6,図1**)が摂食嚥下に影響を及ぼす.舌部分切除では,術後数日は舌が腫れて痛みを伴うものの,味覚障害や嚥下,構音などの機能障害はほとんど残らない.切除範囲が大きくなると,欠損部をさまざまな再建手術で補うことで手術後に起こる機能障害を最小限に抑える工夫がなされる.術後は縫合部が落ち着くまでの1～2週間は経口摂取が困難なため,経鼻胃管栄養や経静脈栄養となる.舌半側切除程度までであれば,多くの場合で味覚障害はなく,術後のリハビリテーションによって嚥下や構音などの機能は日常生活に支障をきたさない程度まで回復することが多い.舌(亜)全摘出になると,欠損部を再建しても舌の機能は回復しないため,咀嚼は困難となる.味蕾は舌以外にも口腔・咽頭部に存在するため味覚は残存するが,嚥下障害や構音障害は重度で対応が難しくなってくる.

(岩佐康行)

2. 歯科治療時・口腔ケア時の注意点

がんそのものに伴う症状や，治療による副作用に対しての予防策，および症状を軽減させるための治療のことを「支持療法」という．がん治療，特に口腔がん治療中およびその前後（周術期）における口腔健康管理は，支持療法として重要である．また，歯科治療においては全身状態やがん治療の状況を考慮した対応が必要である．

1) 手術療法

手術中は，全身麻酔薬や筋弛緩薬の投与により，嚥下反射や咳反射が抑制されている．他にも気管挿管，経鼻胃管，バイトブロックなどが使用され，誤嚥を生じる危険性が高い状態である．口腔内に動揺歯があると，挿管時に歯が破折したり脱落したりする危険性があるため，事前に動揺歯の固定を行うが，必要があれば抜歯も検討する．

手術後には，呼吸機能の低下や経鼻胃管挿入による咽頭の知覚低下も誤嚥を生じやすくする．さらに，口腔を含む頭頸部の手術では，咀嚼や嚥下などにかかわる組織に欠損を生じるため，摂食嚥下障害による誤嚥にも注意が必要である．

頭頸部がん手術における創部感染の起因菌の多くは口腔常在菌と考えられ[24]，術後嚥下障害は肺炎のリスクを高めると考えられる．口腔がんの術後創部感染の有意な独立リスク因子として組織移植術と口腔ケアがあげられ[25]，口腔ケア群では非口腔ケア群に比べて創部感染，瘻孔形成，術後肺炎，経管栄養期間などが減少したとする比較研究報告がある[26〜28]．高齢者では加齢によって誤嚥性肺炎を発症するリスクがさらに高くなっていると考えられる．したがって，専門的口腔ケア（口腔衛生管理）や摂食嚥下リハビリテーション（口腔機能管理）を行うことは，術後合併症を予防し，手術の効果を高めることに繋がる．この点については後述する．

2) 放射線療法

放射線治療による有害事象には，治療中〜治療終了後数カ月に発症する急性障害と，治療終了数カ月以降に発症する晩期障害がある（**表7**）．頭頸部の放射線療法では口腔合併症が頻発し，急性障害には口腔粘膜炎，口腔乾燥症，口腔感染症，および味覚異常などがある．これらの障害により，口腔衛生状態の悪化や経口摂取困難などの問題を生じ，がん治療が困難となることがある．晩期障害として生じる顎骨の放射線性壊死は難治性の合併症であるが，良好な口腔衛生状態を維持することが骨壊死の発生リスクを減らすと報告されている[29]ため，口腔衛生管理は重要である．

表7 放射線障害による口腔内の有害事象

急性期障害	口腔粘膜炎	口腔粘膜のびらんや潰瘍
	味覚障害	味覚の喪失や変化 味の不快感(治療後4～5カ月で回復)
急性期～慢性期	口腔乾燥症	唾液の分泌低下による口腔の乾燥 自浄作用の低下
	ヘルペス	日和見感染 口腔粘膜への水疱形成,潰瘍形成
	カンジダ症	日和見感染,白苔の形成,舌痛症の誘発
	開口障害	筋肉の瘢痕拘縮による開口障害
晩発性	組織壊死	口腔粘膜の血流障害による褥瘡形成
	放射線性骨髄炎	骨の血流量の低下,抵抗力の低下 歯性感染病巣から骨髄炎を継発
	放射線性う蝕症	唾液の緩衝能の低下,口腔内のpHの低下

(片倉 朗:5疾病の口腔ケア,藤本厚士 他編,p.32, 医歯薬出版, 2013. より改変)

(1) 急性障害

　口腔粘膜炎は,治療開始後の照射量が20 Gy 前後(1～2週間ほど)で発症し,照射量が増えるに従って増悪する.最初は口腔粘膜が赤みを帯び,軽い痛みが出てくる.金属冠の周辺では,散乱線のために粘膜炎が増強することがある.その後,粘膜炎が増悪して強い疼痛が持続するようになると,経口摂取は困難となる[23,30].放射線治療は通常1カ月から1カ月半にわたって行われ,治療が終了して約2～3週ほどで粘膜はもとの状態に戻る.口腔粘膜炎は体重減少や,がん治療中断の原因となるため,この時期の口腔健康管理は重要である.

　放射線性口腔乾燥症では,照射野に唾液腺が含まれると永続的な唾液腺機能の低下を生じ,これが口腔内の二次的な有害事象を引き起こす.唾液腺の漿液性腺房は放射線感受性が高いため,耳下腺で症状が強く現れるとされる.放射線の照射量に依存して症状は増悪し,25 Gy 以上の照射で,腺内に非可逆的な変化が生じる.最も重要な対応は,唾液腺に放射線を当てないことであり,このための口腔内装置(スペーサ)を使用することもある[23].発生した口腔乾燥症に対しては,対症療法(保湿)を行う.アルコールを使用した洗口剤(刺激)や,砂糖を多く含む食品(う蝕のリスク)を避け,含嗽や口腔湿潤剤による保湿を心がける.放射線による唾液腺分泌障害では人工唾液(サリベート®)が保険適応である.内服薬では,副交感神経刺激薬のピロカルピン塩酸塩錠(サラジェン®錠5 mg)が放射線治療に伴う口腔乾燥症に保険適応がある.

　口腔内の感染症では,一般細菌だけではなくカンジダ菌やヘルペスウイルスなどの感染にも注意が必要である.これらは,口腔衛生状態の悪化,経口摂取困難などによる栄養状態の低下がリスク要因となる[23].口腔カンジダ症では,ステロイド軟膏の使用により症状が悪化する場合があるため,安易な使用は控える.一般に抗真菌薬が奏功する(**表8**)が,薬剤の使用だけではなく口腔内を清潔に保つことが重要である.軽症の場合には,口腔清掃と保湿,および義

表8　口腔カンジダ症における抗真菌薬と使用上の注意点

適応
アゾール系抗真菌薬の内服
ミコナゾール：フロリード® ゲル経口用 2%
トリアゾール：イトリゾール® 内用液 1%
ポリエン系抗生物質による含嗽
アムホテリシンB：ファンギゾン® シロップ 100 mg/mL

注意点：ワルファリン（ワーファリン®）とミコナゾールは併用禁忌，トリアゾールは併用注意となっている．

歯の管理（義歯はカンジダのリザーバーとなる）などの口腔衛生管理を徹底するだけで改善することもある．

　味覚障害では，味覚の喪失や変化，不快感などがある[30]．これらは味覚や嗅覚の化学受容器の障害によると考えられ，頭頸部放射線療法患者では高頻度に認められる[23]．一般には可逆的な変化であり，4～5カ月で回復するが，部分的変化は1～2年持続することもある．重度の味覚異常は低栄養と有意に相関していたとの報告[31]がある．味覚異常の増悪因子として口腔乾燥や口腔衛生状態の不良，口腔細菌叢の変化（カンジダなど）があり，亜鉛の欠乏も関与していると考えられている[23]．

(2) 晩期障害

　頭頸部放射線治療による晩期障害としては，瘢痕形成，組織壊死，開口障害，放射線性骨髄炎，放射線性骨壊死（顎骨壊死），そして放射線性う蝕症などがある．

　瘢痕形成と軟組織壊死は，放射線照射野の口腔組織の虚血が原因で生じる．歯周炎や義歯による粘膜の圧迫が影響していると考えられるため，治療開始前からの口腔健康管理が必要である．また，開口障害は筋肉の瘢痕拘縮によると考えられ，早期からの開口訓練で対応する．

　放射線性骨髄炎と放射線性骨壊死（osteoradionecrosis：ORN，以下骨壊死）は，放射線治療後に二次的に生じる虚血と線維の増生が原因で生じる．放射線の照射量が65 Gy以上を超えると骨壊死のリスクは劇的に上昇し，化学療法の併用はさらにリスクを増大させる[23]．また，放射線治療後の骨壊死の危険性は何年経っても変わらないとされる．骨壊死の最大誘発因子は照射野内の抜歯を行うことであり[32,33]，歯周病の増悪や外傷性潰瘍からの感染[3]も誘発因子とされる．したがって，長期的に予後不良の歯が存在した場合には，放射線治療前に抜歯を行うことが推奨されている．ただし，むやみに抜歯を行うことは，かえって骨壊死のリスクを上げる可能性もあるので慎重に検討する．放射線治療後の抜歯は原則的には禁忌であるが，現実的には抜歯が避けられないこともある．この場合，60 Gy以上の照射[34]，および下顎の抜歯は骨壊死の発症率が高いとされており[35]，上顎は比較的リスクが低いようである．また，照射野に含まれない部位は，術後の抜歯でもリスクは低い．いったん骨壊死が発症すると長期間にわたる

表9 化学療法による口腔内のトラブル

口腔粘膜炎	口腔粘膜のびらんや潰瘍
口腔感染症	歯周病の悪化，易感染性
ヘルペス	日和見感染，口腔粘膜への水疱形成，潰瘍形成
カンジダ症	日和見感染，白苔の形成，舌痛症の誘発
口腔乾燥症	唾液の分泌低下による口腔の乾燥 自浄作用の低下
味覚障害	味覚の喪失や変化
歯肉出血	骨髄抑制による歯肉からの自然出血
歯の知覚過敏	末梢神経の障害による知覚過敏

(片倉 朗:5疾病の口腔ケア，藤本厚士 他編，p.32，医歯薬出版，2013. より改変)

苦痛を患者にもたらすため，抜歯の施行にあたっては，抗菌薬の投与[36]，抜歯創の完全閉鎖[37]，高気圧酸素療法の併用[32]など，骨壊死の予防に十分な配慮を行う．

放射線性う蝕症は，唾液腺障害による口腔内の抗う蝕作用の低下によるもので，短期間で急激に進行する．これは照射野に含まれない歯にも及び，健常時にはう蝕抵抗性であるはずの下顎前歯や平滑面，臼歯部の咬頭・咬合面から発生する[23]．放射線治療を通して歯を喪失する原因の97%はう蝕による[38]ため，対応は重要である．再石灰化を促進するために，カスタムトレーを用いて1%フッ化ナトリウムを毎日5分，口腔内に適用することが推奨されている[23]．

その他の歯科処置における注意点をあげる．放射線治療後は歯周病のリスクが高くなるが，歯周病は骨壊死の誘発因子でもあるために厳密に治療することが推奨されている．ただし，外科的侵襲には慎重を要す．感染根管治療は，根尖部分をあまり刺激しないように注意して行えば，放射線照射部位でも治療可能（化学療法併用は除く）である[23]．う蝕処置では歯髄の回復力が落ちているため，覆罩処置は成功率が低いと考えられる．義歯の使用による骨壊死の問題はほとんどないが，一方で，開口障害，唾液分泌量の低下，口腔粘膜炎，瘢痕形成などによって義歯の使用が困難となっていることは多い．したがって，これらへの対応が必要である．

3) 薬物療法

(1) 化学療法（抗がん薬）による副作用

化学療法（抗がん薬）は全身療法であり，正常な細胞にも大きなダメージを与える．口腔粘膜は血管に富み，細胞の代謝サイクルも速いため，腸管粘膜とともに最も化学療法の影響を受けやすい部位である[30]．化学療法による口腔内のトラブルにはさまざまなものがある（**表9**）が，口腔粘膜炎は発生頻度が高く，疼痛を伴い，時に経口摂取が困難となる．頭頸部がんでは化学放射線同時併用療法が行われることが多いが，この場合は口腔粘膜炎が重症化しやすく，症状が長期間（約8～12週）続く．薬剤投与量の変更や治療中止の原因となるので，口腔健康

表10 口腔粘膜炎への対応

口腔粘膜炎の程度（口腔内の変化）	食事への影響	口腔のケア	疼痛コントロール
軽度 ・口腔粘膜の発赤 ・口の中がざらざらする ・のどに違和感	経口摂取にあまり影響はない	・ヘッドが小さく軟らかい歯ブラシ ・口腔湿潤剤による保湿	・口腔湿潤剤や生理食塩水による含嗽 ・2時間おきに30秒程度（1日8回程度）
中等度 ・粘膜の発赤が強くなる ・潰瘍形成 ・粘膜の白変や剝離 ・口腔乾燥	症状はあるが経口摂取可能	・ヘッドが小さく軟らかい歯ブラシ ・シングルタフトブラシも使用する ・スポンジブラシ（粘膜の清掃） ・口腔湿潤剤による保湿 ・疼痛が強いときは可能な範囲で	・口腔湿潤剤や生理食塩水による含嗽 ・2時間おきに30秒程度（1日8回程度） ・鎮痛剤（アセトアミノフェンまたはNSAIDs）を1日2回
重度 ・大きな潰瘍形成 ・易出血性 ・刺すような痛みにより会話や嚥下が困難	経口摂取困難で十分な栄養や水分が摂れない	・シングルタフトブラシ ・疼痛が強いときは可能な範囲で ・口腔湿潤剤による保湿のみでもよい	・口腔湿潤剤や生理食塩水による含嗽 ・2時間おきに30秒程度（1日8回程度） ・鎮痛剤（アセトアミノフェンまたはNSAIDs）を1日2回 ・医療用麻薬（モルヒネなど）の使用も検討する

（文献[23,30]より作成）

管理は治療の完遂のために重要である．

口腔粘膜炎の発症しやすい部位は，口唇の粘膜，頬粘膜，舌側縁から下面など[39]の動きがあって軟らかい可動粘膜である．対処法は，①口腔内の清潔保持，②口腔内の保湿，③疼痛コントロールが基本である（表10）．

(2) 骨吸収抑制薬関連顎骨壊死

骨は吸収と形成を繰り返しているが，何らかの原因により骨吸収が形成よりも優位になると，骨粗鬆症を発症する．固形がん（乳がん・肺がん・前立腺がんなど）の骨転移や多発性骨髄腫では，破骨細胞が活性化し異常な骨吸収を生じるため，痛みや病的骨折，脊髄の圧迫といった問題（骨関連事象）を生じる．そこで，破骨細胞の働きを抑制するなどの効果がある，ビスフォスフォネート（BP）製剤やデノスマブといった骨吸収抑制薬が使用される．

近年，これらの治療を受けているがん患者や骨粗鬆症の患者に，頻度は非常に低いが難治性の顎骨壊死が発生するとの報告[40,41]がみられており，骨吸収抑制薬関連顎骨壊死（anti-resorptive agents-related ONJ：ARONJ）という名称が使用されている[42]．他にも，がん治療において抗がん薬としばしば併用される血管新生阻害薬や分子標的治療薬，特にチロシンキナーゼ阻害薬などの投与を受けている症例では顎骨壊死の発生率が増加することから，薬剤関連顎骨壊死（medeication-related ONJ：MRONJ）という名称も提唱されている[43]．

　顎骨壊死検討委員会ポジションペーパー2016[44]によると，ARONJの発生頻度は骨粗鬆患者よりもがん患者において高いと考えられている．海外における前向き研究では，がん患者におけるデノスマブ治療患者の1.8%，ゾレドロン酸治療患者の1.3%に顎骨壊死の発生が報告されているが，本邦における発生率は明らかでない．

　ARONJのリスク因子や発症メカニズムについては未だ明らかとなっていない．これまでの報告例数や臨床経験等から，骨への侵襲的歯科治療（抜歯，インプラント埋入，歯周外科手術など）や口腔衛生状態の不良，歯周病，歯肉膿瘍，根尖性歯周炎などの炎症性疾患がリスク因子として考えられている．したがって，現状としては薬剤使用開始前に必要な外科治療を終わらせておくことが，最も有効な対応と考えられる．すでに投与が開始されている場合，骨粗鬆患者ではBP製剤の休薬が議論となっているが，がん患者では原則休薬は行わない．できるだけ保存的に，やむを得ない場合は侵襲的歯科治療を進めるが，医科の担当医師との情報共有や連携が重要である．なお，ARONJの対応についての詳細は，第5章を参考にされたい．

4）口腔がん患者の摂食嚥下リハビリテーション（摂食機能訓練）

　口腔や咽頭は食物の通り道であるため，この領域におけるがんのみではなく治療そのものが，直接・間接的に摂食嚥下に関わる器官に障害を与える．特に手術による切除範囲の大きさは，術後の摂食嚥下機能に大きな影響を与える．この術後性障害の特徴は，局所的な運動制限や知覚低下，あるいは組織の欠損によるものであるため，術前からある程度は障害の部位や障害のパターンを予想できることである．したがって，口腔がん患者の摂食嚥下リハビリテーションにおいては，
　①術前に詳細な評価を行い，術後の機能障害の程度および回復過程を予測する
　②術前・術後の一連の流れとして摂食嚥下リハビリテーションプログラムを進める
ことが重要である．

（1）口腔がん術後の摂食嚥下障害への対応

　口腔領域は，咀嚼や口腔から咽頭への食塊移送などに直接関わるため，がんの進行によってある程度の摂食嚥下障害を生じる．しかし，特に問題となるのは術後の機能障害で，経口摂取が困難となったために社会復帰が遅れる場合も少なくない．口腔がん術後の摂食嚥下リハビリテーションを行うと，患者が機能障害を理解しやすく，術後機能の向上に有用[3]とされている．現在は，担当医だけではなく，関連する分野の医師，歯科医師，看護師，歯科衛生士，言語聴

覚士，医療ソーシャルワーカーなどの多職種によるチーム医療が行われ，その有効性が認められている．一方で，確立されたプロトコルがないため，施設ごとに異なる対応がなされている現状があるため，今後の改善が期待される．ここでは，一般的な訓練の流れについて解説する．

a. 術前オリエンテーション

患者は術後にどうなるか予想がつかずに，不安な状態である．そこで，術後に予測される摂食嚥下障害や，そのために必要な訓練を説明し，精神的なケアまでを行う．

まず，術前の口腔内診査および摂食嚥下機能評価を行う．必要があれば嚥下造影（VF）や嚥下内視鏡検査（VE）も行っておき，術後と比較する．説明にあたっては，患者と類似した症例（術後の摂食嚥下障害や訓練の様子など）を撮影したビデオがあればイメージが伝わりやすい．

手術によっては感覚神経を損傷するので，感覚障害についても事前に説明する．感覚障害は術後数カ月で改善するが，神経を完全に切断された場合には完全には回復しない．また，遊離組織移植による再建部位には感覚がない．

その他，化学放射線療法を併用する場合には，粘膜炎，味覚の変化および口腔乾燥や唾液の性状が変化することも説明する．

b. 術前からの訓練

術後の訓練を円滑に行うために，術前から訓練を開始しておくとよい場合がある．訓練は，舌の可動域訓練（ROM訓練）や呼吸訓練および排痰訓練などを基本とするが，予想される術後の摂食嚥下障害の程度によって異なる．

c. 口腔衛生管理

がん患者における口腔衛生管理は重要であり，可能な限り術前からの対応を行う．特に口腔がん患者では，手術・放射線などによる機能障害や解剖学的変化（皮弁や残存舌など）によって口腔衛生状態が悪化しやすい．さらに，口腔がんの原因とされる喫煙や飲酒の両方を非常に好む患者には，もともとの口腔衛生への関心が低い傾向があるように思われる．したがって，歯科衛生士による口腔衛生管理の重要性は高い．患者自身が口腔清掃や義歯の管理を適切に行えるように，口腔衛生指導も忘れずに行う．

手術直後の患者では，口腔清掃などのケアを行う前に必ず手術部位および再建方法を確認する．特に遊離組織移植の場合は，移植組織の血管柄付近に緊張や圧迫を加えるのは禁忌であるため，どこに吻合血管があるのかを確認することは重要である．また，再建組織と残存組織の縫合部にも注意し，担当医の許可があるまでは触れないようにする．許可が出た後も，創が哆開しないようにスポンジブラシなどで愛護的な操作を行う．もし口腔のケアを行っているときに異常があれば，すぐに担当医へ報告する．創の状態が安定してからも，皮弁や残存舌と，これに対する口蓋部は汚染されやすいのでよく観察して清掃を行う．開口障害や顎偏位が生じた場合には清掃器具の挿入が困難となるが，患者の協力を得てバイトブロックなどを用いて視野を確保して，できるだけ短時間に清掃を行う．

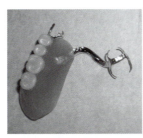
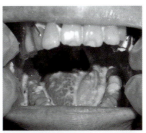
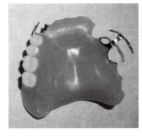
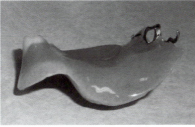
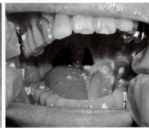

図2　舌接触補助床（PAP）

VF（嚥下造影）時に，模擬食品（ゼラチンゼリー砕き）を摂取．上段は旧義歯を装着して1回嚥下後．送り込みに時間を要したためゼリーが溶けている．口腔内の残留も多い．下段はPAPとしての機能を付与した新義歯を装着して1回嚥下後．ゼリーはあまり溶けておらず，残留は少ない．

また，術後は口腔が乾燥しやすい．口腔乾燥があると，口腔清掃を行ってもすぐに口腔内が汚染される，あるいは粘膜が歯などに当たって擦れて粘膜炎が生じやすいといった問題が生じる．そこで，清掃が終わったら口腔内および口腔周囲の乾燥しやすい部位に口腔湿潤剤を塗布して，乾燥防止に努める．摂食機能療法の際にも口腔乾燥は問題となるので，訓練前に口腔清掃と保湿を行うのもよい．

d．術後の訓練

口腔がんの術後には，舌や顎骨といった咀嚼・嚥下に関連する器官の器質的な欠損が生じ，咀嚼障害や送り込み障害の原因となる．また，術創の縫縮や瘢痕拘縮により嚥下関連器官の可動域制限が生じることもある．これらを完全に回復することは難しいが，可動域訓練や代償運動（健側の利用や重力による送り込みなど）により対応する．

器質的欠損には再建術や顎補綴などによる対応がある．舌口底部切除後で，舌の容量が減少した場合や舌の可動性が大きく障害された場合には，舌接触補助床（palatal augmentation prosthesis：PAP）（図2）を用いて舌の機能を代償させることにより，構音機能や摂食嚥下機能の回復が期待できる[3]．PAPは舌や再建皮弁と口蓋との接触を代償するだけではなく，PAPを使用して機能訓練を行うことで舌の機能を賦活することも期待できる．PAPは口蓋床タイプのものや，上顎義歯の口蓋部を厚くしたものなど，口腔内の条件を比較的選ばない利点がある．なお，PAPの作製手順については，「摂食・嚥下障害，構音障害に対する舌接触補助床（PAP）の診療ガイドライン」（日本老年歯科医学会，日本補綴歯科学会：http://minds4.jcqhc.or.jp/

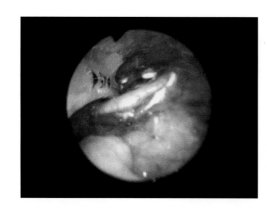

図3 経鼻胃管による嚥下の阻害
左の鼻孔から挿入されたチューブが右の食道入口部を通過しており，嚥下（喉頭挙上・喉頭蓋の反転）を阻害している．このため，嚥下できない唾液が咽頭部に貯留している．

minds/pap/pap.pdf）を参照されたい．

e．その他

　口腔がんの多くで頸部郭清術を施行されるが，術後に上肢の挙上や肩の回旋などの運動困難が発症することがある．これは食事動作や食事の姿勢に影響を与える．術後早期からリハビリテーションを開始することが肩関節および上肢運動機能の維持・回復に有用である[4]．必要があれば，理学療法士に訓練を依頼する．

（2）術後管理上の注意（経鼻胃管と気管切開）

　高齢者では加齢による咀嚼・嚥下機能の低下があるものの，それらを意識的または無意識的に代償して経口摂取している．ここに，手術による侵襲，術後の経鼻胃経管栄養や気管切開，さらに安静による廃用性萎縮やせん妄などの問題などが加わることで，術前の予想よりも重度の摂食嚥下障害を呈すことがある．いったん誤嚥性肺炎を発症すると，そこから悪循環に陥って回復が難しくなるため，問題の早期発見と対応が重要である．ここでは術後の管理として，経鼻胃管と気管切開について解説する．

　経鼻胃管は術後の栄養確保のために用いられるが，鼻腔・口腔・咽頭の衛生状態悪化や嚥下への悪影響，および胃食道逆流による誤嚥などに注意する．胃管はできるだけ細い（8 Fr 程度）ものを用いて，たとえば左の鼻孔から挿入したら左の食道入口部と，同側を通過するように挿入する．これが左の鼻孔から挿入して右の食道入口部を通過するように交差して挿入した場合，嚥下を阻害することがある（図3）．特にもともとの嚥下能力が低下している高齢者では注意が必要である．

　気管切開（気管カニューレ）は呼吸管理のために用いられるが，喉頭挙上の制限や声門加圧の低下，および喉頭知覚の低下などにより嚥下に悪影響を及ぼす[45]．早期に気管切開を閉鎖可能な場合には，閉鎖後に本格的な摂食訓練を行うことが望ましい．早期の閉鎖が難しい場合には，できるだけ嚥下への影響を軽減するように対応する．藤島はカニューレ抜去手順と嚥下訓練の進め方の基本を整理している[46]（図4）．誤嚥が多くカフを使用している段階では基礎訓練

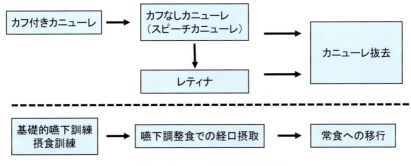

図4 カニューレ抜去の手順
(藤島一郎:脳卒中の摂食・嚥下障害 第2版, p.148, 医歯薬出版, 1998.より改変)

(間接訓練)を中心とする.誤嚥が減少してカフが不要となってくると摂食訓練(直接訓練)を段階的に増やしていくが,主治医と相談しながら慎重に行う.

(3) 経口摂取の検討

術後1,2週経ち全身状態が安定してくると,徐々に摂食嚥下リハビリテーションが本格化してくる.間接訓練としては呼吸訓練や排痰訓練が中心であるが,気管切開のある患者では気管カニューレを指で押さえて発声,構音訓練を行う.口唇閉鎖の練習や,口唇・頬粘膜のマッサージなども行われる.

経口摂取を検討する段階では,VFやVEによる嚥下機能評価が行われる.たんに誤嚥の有無について検査するだけではなく,誤嚥を防ぐための体位や肢位,代償的嚥下法,食形態の工夫などの代償手技の有効性についても検討を行う.誤嚥は直ちに肺炎につながるわけではなく,さまざまな条件が重なって肺炎を発症するため,誤嚥があれば直ちに禁食とすることは問題である.誤嚥性肺炎を発症するリスクについては,①誤嚥内容,②誤嚥頻度,③宿主条件,の3つの要素に分けて整理すると理解しやすい[47].

①誤嚥内容:誤嚥するものには摂食物や口腔・鼻腔分泌物,胃食道逆流物などがあり,その大きさや量,刺激性,感染性などによって影響が異なる.

②誤嚥頻度:誤嚥の頻度が増す,あるいは誤嚥物に対する曝露が長時間にわたると,肺炎を発症するリスクは高くなる.

③宿主条件:咳反射や粘液線毛輸送系などによる物理的防御機構,その他生化学的防御機構や細胞性防御機構などによる気道クリアランスが行われているが,高齢者では加齢や疾患などの影響によりこうした防御機構の働きが低下している.

個々の患者についてこれらの要素についての検討を行い,誤嚥性肺炎のリスクを軽減できるように多面的に対応する.代償手技が有効で誤嚥防止が可能な場合,あるいはわずかな誤嚥はあるものの嚥下機能の改善が期待でき,全身状態が安定している場合には慎重に経口摂取を行

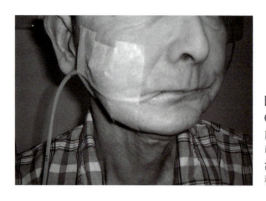

図5 間歇的口腔食道経管栄養（OE）法
OEチューブの先端は食道内に留める．注入速度は，はじめはゆっくりから開始して問題がなければ50 mL/分程度にすることができる[50]．注入中に唾液の分泌が増加する場合があるが，積極的に嚥下してもらい食道蠕動をおこす．

う．たとえば，喉頭機能が保たれている患者では，多少の誤嚥があってもむせや随意的な咳払いによって誤嚥物を喀出することが可能であるため，経口摂取を少しずつ試すことが可能である．一方，誤嚥が多く代償手技によっても誤嚥防止が困難な場合は，経口摂取を控えざるをえない．この場合は，消化器官に問題がなければ経腸栄養を優先する．長期的な経鼻胃経管栄養には問題が多く胃瘻栄養が一般に選択されるが，間歇的口腔食道経管栄養（OE）法も優れた方法である．

（4）間歇的口腔食道経管栄養（OE）法

OE法は注入の度に口からチューブを挿入し，注入終了後はチューブを抜去する方法（図5）で，嚥下訓練の邪魔にならない．また，食事の度に口からチューブを飲み込むこと自体が嚥下訓練になる[48]．さらに，食道に注入することで食道の蠕動運動を起こし，より生理的な食塊の流れに近づくため，消化管の働きが活発になり下痢や胃食道逆流の減少が期待できるとされている[49]．口腔がん術後患者の多くは意識がしっかりしており，協力的であることからOE法が適応となる場合が多い．しかし，口からチューブを飲み込むときに絞扼反射が強い場合や，食道蠕動が不良で食道内注入では逆流の危険がある場合，さらに注入中に咳き込んだり吃逆（シャックリ）が出たりして嘔吐の危険がある場合は適応外[50]である．

5）まとめ

口腔がん患者の摂食嚥下リハビリテーションにおいては，たんに訓練だけではなく広範囲で多面的な手法を用いるため，チームアプローチが基本となる．チームアプローチにはいくつかの形態が考えられるが，transdisciplinary teamが提唱されている[51]．これは，患者の必要性がまず存在し，その必要性をそこに存在する医療者で区分し担当するというものである．歯科医療者だけではなく，医師，看護師，言語聴覚士，管理栄養士など各職種の専門性を活かしつつ，状況に合わせて柔軟に対応することが現場では求められている．

（岩佐康行）

3. 周術期口腔機能管理の重要性

　まずはじめに、「周術期口腔機能管理について関心はあるが、実際にどのように取り組んだらよいか」と考える歯科医療者や病院関係者も少なくないと思われる。本章では、概念や保険の制度などの概要を述べ、それに加えて「周術期口腔機能管理」の実際について説明する。

1) 概　要

　平成24年度の診療報酬改定における重点課題として取り上げられたのが、訪問歯科診療の充実および、チーム医療の推進を目的とした、手術、化学療法、放射線治療を含む広義の「周術期」における口腔機能管理である。さらに同年6月に「がん対策推進基本計画」[52]の見直しが行われ、各種がん治療における副作用の予防や軽減など、さらなる患者の生活の質向上を目指し医科歯科連携による口腔ケアの推進が明記された。これにより、頭頸部領域、呼吸器領域、消化器領域などの全身麻酔下での手術または放射線治療、化学療法もしくは緩和ケアを受けられる患者を対象としたがん治療におけるチーム医療に歯科が参加することとなった。

　口腔管理を行う際は、医師ががん患者の外科的手術、あるいは放射線・化学療法を行う前に口腔管理を歯科に依頼し、歯科医師が周術期口腔機能管理計画書を作成することが必要である。歯科がある病院では院内の歯科が管理計画書を作成し、自科で口腔管理を行う場合と、かかりつけ歯科など地域歯科診療所と連携し患者の口腔管理を行う場合の2つのシステムがある（図6）。

2) 周術期口腔機能管理が必要な理由

　最近の人口動態調査（平成26年）によると、依然として死因の第1位は悪性新生物（全死亡者に占める割合は28.9％）であり、第2位は心疾患（同15.5％）、第3位は肺炎（同9.4％）となっている。死亡者のおよそ3.5人に1人は悪性新生物で死亡したことになる。「がん」の治療は外科処置、放射線による局所療法および全身療法としての抗がん剤による化学療法がある（表11）。

　抗がん剤治療はがんの種類にかかわらず、口腔内に障害をもたらす危険がある。特に頭頸部がんや消化器がんなどは高頻度で口腔粘膜炎が発症する。さらに骨髄抑制を起こす抗がん剤治療ではほとんどの場合白血球減少を伴い、口腔粘膜炎の重症化や歯周病の悪化などが認められる。

　口腔内の細菌は約700種類存在し、さらにプラーク1 mg中には1億個の細菌が存在するといわれている。これらはバイオフィルムを形成し、いったんこれらが形成されると抗菌薬では除去できず、スケーリングや専門的機械的歯面清掃（PMTC）で破壊・除去することが必要と

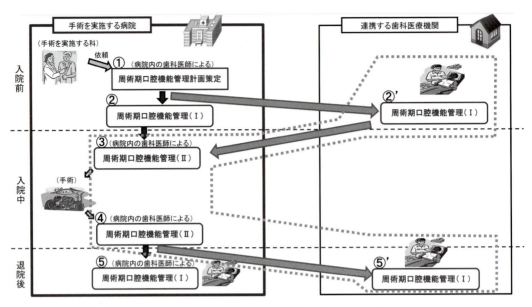

図6 周術期における口腔機能管理のイメージ

（出典：「平成26年度診療報酬改定」厚生労働省 http://www.mhlw.go.jp/bunya/iryouhoken/iryouhoken15/dl/gaiyou_2.pdf より改変）

表11 がん患者の治療法

	がん化学療法		放射線療法 （照射野に口腔を含むもの）		がん周術期	緩和ケア
治療方法	大量化学療法 造血幹細胞 移植を含む	一般的がん 化学療法	放射線治療 単独	化学放射線 療法	外科手術	がん終末期
治療実施 形態	入院	入院 外来	入院 （外来）	入院	入院	入院 在宅
口腔内に 起こる 合併症	・口腔粘膜炎 ・歯性感染症 ・カンジダ， 　ヘルペス感染 ・味覚異常 ・GVHD 　（移植片対 　宿主病） ・口腔乾燥症	・口腔粘膜炎 ・歯性感染症 ・カンジダ， 　ヘルペス感染 ・味覚異常 ・口腔乾燥症 ・BP製剤に 　よる顎骨壊 　死	・口腔粘膜炎 ・歯性感染症 ・カンジダ， 　ヘルペス感染 ・口腔乾燥症 ・味覚異常 ・放射線性う蝕 ・顎骨壊死 　骨髄炎	・口腔粘膜炎 ・歯性感染症 ・カンジダ， 　ヘルペス感染 ・口腔乾燥症 ・味覚異常 ・放射線性う蝕 ・顎骨壊死 　骨髄炎	・術後創部感染 ・術後肺炎 ・挿管時の 　歯の脱落， 　破折	・口臭 　（不衛生） ・歯性感染症 ・味覚異常 ・口腔乾燥症 ・誤嚥性肺炎 ・義歯不適合 ・カンジダ， 　ヘルペス感染

（出典：「手術前患者を対象とした口腔ケア」日本歯科医師会）

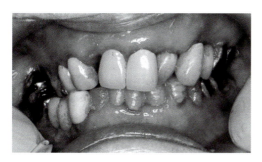
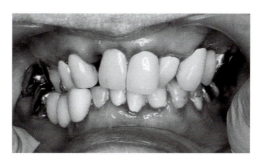

図7　プラークの染め出し時　　　　図8　口腔清掃後

なる（図7，8）．

　これに関連して医療の質の向上に関する検討は多く行われるようになってきたが，代表的なものとしては，術後の誤嚥性肺炎があげられる．上部消化管手術後の肺炎に関して，非口腔機能管理群では129名中10名（7.8％）で発症を認めたが，口腔管理群では35名中2名（5.7％）と統計学的に有意に低かったとの報告[53]もある．さらに術後の合併症として死亡率の高い人工呼吸器関連性肺炎（VAP）もあげられる．全身麻酔下での外科手術時，人工呼吸のため気管挿管を行うが，この際に口腔内細菌が気管チューブを介して肺へ侵入して増加することにより発症するというものである．また，全身麻酔の際の気管挿管時は歯の損傷が0.3〜0.36％に生じるとされ，全医事紛争の約3分の1を占め，かつ麻酔科医に対する訴訟の中で最も多い問題でもあるとされている[54]．

　以上より，がん治療前の口腔機能管理として術前口腔内診査，処置，専門的口腔清掃を行ったうえでのセルフケアなどが必要である．

3）周術期口腔機能管理の実際

　図6で示したように，まずは周術期口腔機能管理の対象となるがん患者の治療前に，医師より口腔機能管理の依頼が必要である．その際に，「周術期口腔機能管理計画書」を医師により記載してもらう．国立病院機構九州医療センターで立案した計画書（図9）は手術用と放射線・化学療法用の2種類あり，医師・歯科医師の情報が1枚の書式にまとめられている．歯科口腔外科では口腔診査を行い，手術，化学療法，放射線治療の内容，治療スケジュールに基づき必要な口腔管理を決め管理計画書を作成する．医科と歯科で記載した後，管理計画書を患者に渡し，三者で共有できるようになっている．

　作成後，患者の全身状態，治療までの期間を考慮し，必要な口腔管理の内容が歯科診療所で日常行っている診療内容の範囲内であると判断された場合は，原則としてかかりつけ歯科あるいは地域歯科診療所を紹介し，口腔管理を依頼するようにしている．依頼する場合は，作成した計画書に放射線画像などの検査情報，治療依頼の診療情報提供書を添付し紹介している[55]．

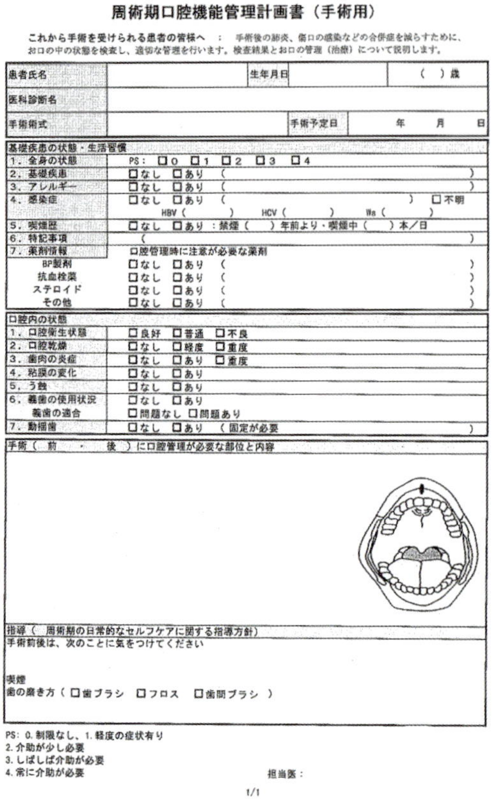

周術期口腔機能管理計画書（手術用）

これから手術を受けられる患者の皆様へ　：　手術後の肺炎、傷口の感染などの合併症を減らすために、お口の中の状態を検査し、適切な管理を行います。検査結果とお口の管理（治療）について説明します。

患者氏名		生年月日	（　）歳
医科診断名			
手術術式		手術予定日	年　月　日

基礎疾患の状態・生活習慣

1．全身の状態	PS：□0　□1　□2　□3　□4
2．基礎疾患	□なし　□あり　（　）
3．アレルギー	□なし　□あり　（　）
4．感染症	□なし　□あり　（　）□不明 HBV（　）HCV（　）Wa（　）
5．喫煙歴	□なし　□あり　：禁煙（　）年前より・喫煙中（　）本／日
6．特記事項	（　）
7．薬剤情報	口腔管理時に注意が必要な薬剤
BP製剤	□なし　□あり　（　）
抗血栓薬	□なし　□あり　（　）
ステロイド	□なし　□あり　（　）
その他	□なし　□あり　（　）

口腔内の状態

1．口腔衛生状態	□良好　□普通　□不良
2．口腔乾燥	□なし　□軽度　□重度
3．歯肉の炎症	□なし　□あり　□重度
4．粘膜の変化	□なし　□あり
5．う蝕	□なし　□あり
6．義歯の使用状況	□なし　□あり
義歯の適合	□問題なし　□問題あり
7．動揺歯	□なし　□あり　（固定が必要　）

手術（　前　・　後　）に口腔管理が必要な部位と内容

指導（　周術期の日常的なセルフケアに関する指導方針）
手術前後は、次のことに気をつけてください

喫煙
歯の磨き方（□歯ブラシ　□フロス　□歯間ブラシ　）

PS：0．制限なし、1．軽度の症状有り
2．介助が少し必要
3．しばしば介助が必要
4．常に介助が必要

担当医：

1/1

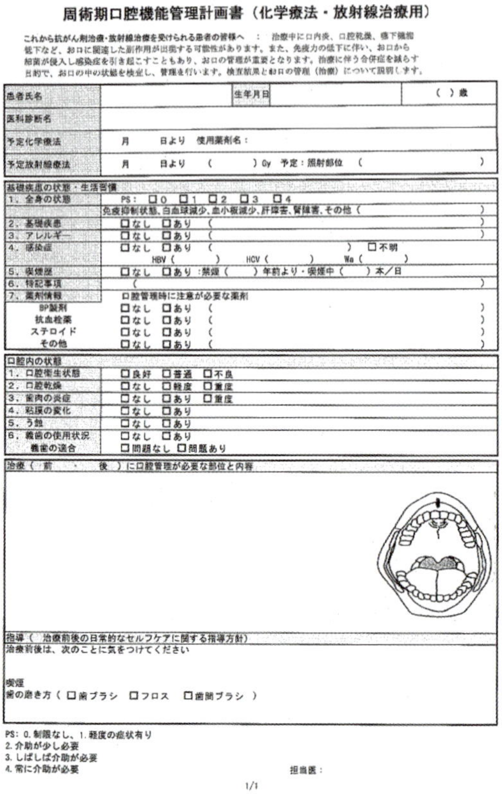

周術期口腔機能管理計画書（化学療法・放射線治療用）

これから抗がん剤治療・放射線治療を受けられる患者の皆様へ　：　治療中に口内炎、口腔乾燥、嚥下機能低下など、お口に関連した副作用が出現する可能性があります。また、免疫力の低下に伴い、お口から細菌が侵入し感染症を引き起こすこともあり、お口の管理が重要となります。治療に伴う合併症を減らす目的で、お口の中の状態を検査し、管理を行います。検査結果とお口の管理（治療）について説明します。

患者氏名		生年月日	（　）歳
医科診断名			
予定化学療法	月　日より　使用薬剤名：		
予定放射線療法	月　日より　（　）Gy　予定：照射部位　（　）		

基礎疾患の状態・生活習慣

1．全身の状態	PS：□0　□1　□2　□3　□4
	免疫抑制状態、白血球減少、血小板減少、肝障害、腎障害、その他（　）
2．基礎疾患	□なし　□あり　（　）
3．アレルギー	□なし　□あり　（　）
4．感染症	□なし　□あり　（　）□不明 HBV（　）HCV（　）Wa（　）
5．喫煙歴	□なし　□あり　：禁煙（　）年前より・喫煙中（　）本／日
6．特記事項	（　）
7．薬剤情報	口腔管理時に注意が必要な薬剤
BP製剤	□なし　□あり　（　）
抗血栓薬	□なし　□あり　（　）
ステロイド	□なし　□あり　（　）
その他	□なし　□あり　（　）

口腔内の状態

1．口腔衛生状態	□良好　□普通　□不良
2．口腔乾燥	□なし　□軽度　□重度
3．歯肉の炎症	□なし　□あり　□重度
4．粘膜の変化	□なし　□あり
5．う蝕	□なし　□あり
6．義歯の使用状況	□なし　□あり
義歯の適合	□問題なし　□問題あり

治療（　前　・　後　）に口腔管理が必要な部位と内容

指導（　治療前後の日常的なセルフケアに関する指導方針）
治療前後は、次のことに気をつけてください

喫煙
歯の磨き方（□歯ブラシ　□フロス　□歯間ブラシ　）

PS：0．制限なし、1．軽度の症状有り
2．介助が少し必要
3．しばしば介助が必要
4．常に介助が必要

担当医：

1/1

図9　国立病院機構九州医療センター仕様の周術期口腔機能管理計画書

4）症　例

患　者：46歳，男性

既往歴：左側舌がん（T3N2bM0），虫垂炎術後

現病歴：某大学病院にて左側舌がん（T3N2bM0）に対して左側舌半側切除術・前腕皮弁による再建術・左側頸部郭清術を施行された．その後，左側頸部リンパ節に再発を認めたが，CT，PET-CT などの精査により再発は多発しているものとして切除不能と判断され，放射線化学療法を目的に九州医療センター放射線科および腫瘍内科，歯科口腔外科に紹介初診となった．

経　過：当初の治療は，分子標的薬である Cetuximab を併用した放射線治療を行っていた．しかしながら，その後腫瘍の増大を認めたため，上記治療に加えてフルオロウラシル（5-FU）とシスプラチン（CDDP）の2剤を使用する FP 療法を併用した．治療が進むにつれて，患者の口腔清掃状態は不良となっていき，粘膜炎の増悪も認めた（**図10**）．そのため，口腔内環境の改善を目的として歯科衛生士による専門的口腔ケアを開始し，口腔清掃状態は改善した（**図11**）．退院となるまで，粘膜炎による

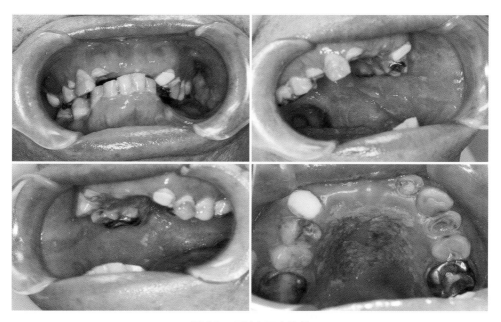

図 10　口腔ケア介入前

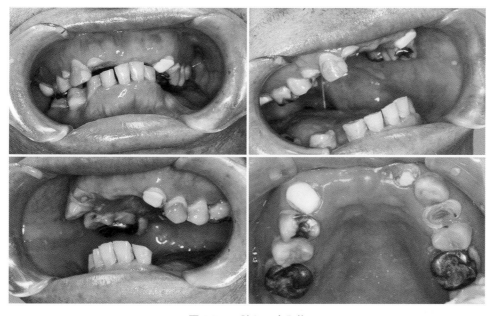

図 11　口腔ケア介入後

疼痛は減少し，患者のQOLの向上に繋がった．

5）まとめ

周術期口腔機能管理を行うことで，粘膜炎の増悪や誤嚥性肺炎などの周術期合併症が予防され，また入院期間の短縮や周術期における患者のQOLの維持・向上が期待できる．しかしながら，導入から現在まで各々の病院・診療所で行われるようになってきたものの，まだ医療関係者同士での理解不足な点も多い．周術期口腔機能管理を実施するにあたって，医師，看護師，その他の病院スタッフがその重要性を理解し，主科と歯科口腔外科との円滑な連携が不可欠であると考えられる．

（福永大二郎）

4. 終末期ケア

1）はじめに

近年，外来通院下でがん治療を行うことが増え[56]，可能な限り自宅ですごしたいと考えている患者が多い[57]．同時に看取りの場は従来の病院から，在宅，介護保険施設などでの看取りが増えつつある[58]．また，要介護高齢者の増加により遠方までの通院が困難である方が，自宅に近い歯科医院での診療や歯科訪問診療を希望されることが多い．このことに伴い，がん治療中，治療後の方が大学病院や口腔外科を標榜している歯科医院などだけでなく，近隣のかかりつけ歯科医院に治療やケアの相談に訪れることが多くなることが予想される．がん治療における苦痛を口腔内・外から減らすことで安楽にがん治療を受けることができるように，また，可能な限り最期まで経口摂取を継続することができるように，さらにはその方の尊厳を守りながら看取りを迎えることができるように支援を行うことが，今後，地域包括ケアシステムにおける歯科の重要な立ち位置となる．

2）緩和ケアと終末期ケア

（1）緩和ケアと口腔衛生管理

「緩和ケアとは，生命を脅かす病に関連する問題に直面している患者と家族の痛み，その他の身体的，心理社会的，スピリチュアルな問題を早期に同定し適切に評価し対応することを通して，苦痛を予防し緩和することにより，患者と家族のQOL（quality of life）を改善する取り組みである」とWHO（2002）で定義されている．

緩和ケアは「病気の時期」や「治療の場所」を問わず提供され，「苦痛（つらさ）」に焦点があてられる．「つらさ」とともに，病気に伴う患者の生活の変化や気がかりにも対応され，さま

ざまな場面で，切れ目なく，緩和ケアを受けられることが大切であるとされている．

「苦痛（つらさ）」には身体的苦痛，精神的苦痛，社会的苦痛，スピリチュアルな苦痛などがあり，それらを含めて全人的苦痛（total pain）という．その程度はさまざまで，その方にあった必要なケアを同定し，対応することが求められる．また「生命を脅かす病」とは，がんだけではない．

「苦痛（つらさ）」を口腔内に限れば，歯の痛み，口腔がんによる痛み，抗がん剤や放射線療法などによる粘膜炎による痛み，義歯の不適合による痛み，口腔内の乾燥，プラークや歯石の付着による汚染，痂皮や血餅などの付着による汚染，口臭，構音障害，味覚の異常，嚥下障害など，さまざまな苦痛があり，それらがその人らしさや尊厳を損ない，QOLを低下させる．口腔内の症状は，オピオイドでも十分に除去することができない場合がある．そのため大きな精神的なストレスとなり亡くなる直前まで口腔内の症状を訴える方も少なくない．がん治療中からがん治療後においても口腔内には多くの「苦痛（つらさ）」が現れ，それらに対応することで治療の完遂，安楽に大きく寄与できるものと思われる．

口腔ケアの重要性とその効果は今や医療・介護の現場で広く周知され，さまざまな場で積極的に行われるようになった．もちろん口腔ケアは緩和ケアにおいても最重要項目のひとつである．口腔ケアとは単にプラークを除去する口腔清掃という意味だけではなく，口腔，全身の健康を支えるとともに，心身の健康を支えるケアであり，死に直面した方の尊厳，QOD（quality of death）を守る重要なケアのひとつであるといえる[59]．

（2）終末期ケアと口腔衛生管理

終末期とは，生命予後が数カ月から週単位程度と予測される状態である．終末期の状態はさまざまで，全身状態や精神状態などは個人個人で異なるため，その対応には柔軟さが求められる．

終末期においては栄養状態や全身状態の悪化，意識レベルや活動力，気力の低下に伴い，口腔清掃状況が不良になることが多い（図12〜14）．加えて，口腔乾燥，口腔内出血，残存歯による咬傷，口腔カンジダ症の発症などにより，口腔内環境の悪化がみられることも多い（図15）．終末期では多くの場合口腔乾燥が著明になる．そのため，剥離上皮膜や乾燥した痰や痂皮が口蓋や歯，舌に固着し，口臭を発し，舌などの口腔粘膜の痛みや口腔カンジダ症の発症を伴うことがある．口腔乾燥に伴い口角が切れたり，口唇が歯に張り付くことが咬傷を助長したりすることで出血をきたす．播種性血管内凝固症候群（DIC）や肝機能の低下など，血小板が減少することで一度出血すると止血しにくくなる．さらに，血餅が乾燥することで開口や不随意運動などによりひび割れを起こし，出血を繰り返す，という悪循環に陥る．このような場合，口腔ケアは非常に難しくなり，容易に出血することで口腔ケアを行うことがむしろ口腔内を血餅により汚染してしまうこともある．乾燥した粘膜は治癒が遅延し，微量な出血が持続し口唇から口腔内は真っ黒に染まることも珍しいことではない（図16，17）．そのような状態は，患者の尊厳を著しく害し，家族にも辛い思いをさせてしまうこととなる．同時に，少しでも好

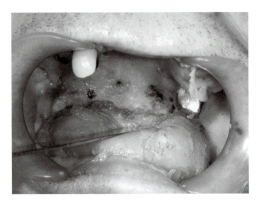

図12 終末期患者の乾燥した口腔内
　　　口腔ケア前

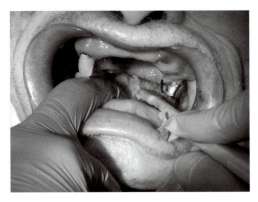

図13 終末期患者の乾燥した口腔内
　　　口腔ケア時

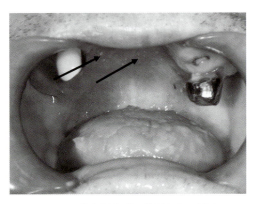

図14 終末期患者の乾燥した口腔内
　　　口腔ケア後
唾液の滲出（矢印）がみられ，湿潤状態にある．

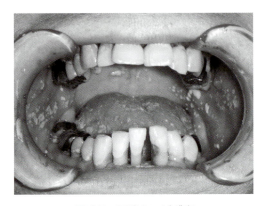

図15 口腔カンジダ症

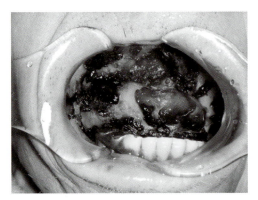

図16 口腔内全体に血餅が付着した状態の
　　　口腔ケア前

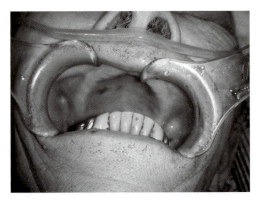

図17 口腔内全体に血餅が付着した状態の
　　　口腔ケア後

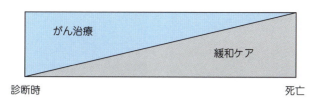

図18 緩和ケア概念図
(出典:「緩和ケア」厚生労働省HP)

きな食べ物の味や香りを楽しめるように経口摂取をさせたくてもできないという状態になってしまいかねない．口腔乾燥に伴う諸症状は，義歯の使用困難感，味覚の異常や低下，歯による褥瘡，口腔カンジダ症などにより経口摂取を妨げる要因となることがあり，口腔乾燥に対する症状をいかに軽減させるかということが重要となる．

また，歯科治療を行う際には残された時間が少なく，突然全身状態が悪化する可能性があり，次の診察日には歯科治療ができなくなることがある．そのため，症状の緩和と対症療法が最優先となることや，その時に治療を完結させる心構えで臨む必要があり，主訴に対する診断，適切な対応が重要である．

(3) 緩和ケア病棟の特徴

混同されることがあるが，緩和ケア＝終末期ケアではない．それゆえ緩和ケア病棟＝看取りの場所と考えられてしまうケースがある．がんと診断がなされた時点から緩和ケアが始まる（**図18**）のであり，緩和ケアの一部が終末期ケアである．緩和ケア病棟は在宅や施設で療養，治療を継続している患者や家族の支えとなる病棟であり，看取りや痛みを和らげるだけの入院ではなく，一時的な苦痛の除去，栄養管理，次のがん治療が始まるまでの待機，介護者の休息のためのレスパイトなど，さまざまな「苦痛（つらさ）」を和らげるための病棟である．

3) 終末期患者の口腔衛生管理と口腔機能管理の実際

終末期の口腔粘膜は脆弱で，出血しやすく，愛護的な方法で口腔ケアを行う必要がある．口腔ケアを行う際に最も重要なのは保湿である．口腔内に乾燥し固着した汚染物はそのままでは除去しにくく，出血，痛みの原因となる．口腔ケアを行う前に，口唇，歯，頰粘膜，舌，口蓋にジェルタイプの口腔湿潤剤を必要十分量塗布する．徐々に汚染物がふやけてきたところで，柔らかい粘膜ブラシやスポンジブラシ，湿らせたガーゼなどで愛護的に除去を行う．除去した汚染物が咽頭方向へ垂れ込まないよう，十分な吸引をしながら口腔ケアを行う[60]．

口腔がん患者では，腫瘍本体に触れると出血しやすく止血が困難になることがあるため，腫瘍本体には触れず，周囲の清拭，吸引を愛護的に行う．咽頭に喀痰の貯留などがあれば，経口もしくは経鼻的に吸引を行う．その際，吸引管は8〜12 Fr程度の太さ，20〜25 Pa程度の圧で

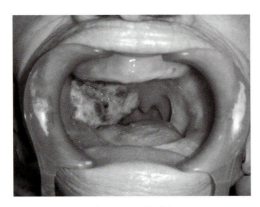
図19　口腔がん

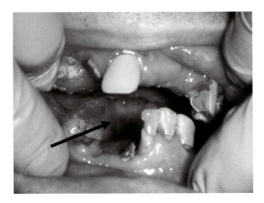
図20　咽頭がん

行う．口腔がんや咽頭がん，喉頭がん，上顎洞がんなど頭頸部領域のがん患者に対しては，止血不可能な出血をきたすことがあるため，原則として見えない場所に吸引管などの器具を挿入することはしてはならない（**図19，20**）．

　気管切開カニューレを留置している患者に対しては，カニューレの種類を確認し，カフがあるものはカフ圧が低下していないことを確認する．カフ付きカニューレであっても，カフの隙間から細菌が気管内に侵入し，人工呼吸器関連肺炎（VAP）の原因となることがあるため，口腔内を清潔に保つと同時に，カフ上吸引を行うことが重要である．カフがないカニューレを使用している患者では除去した汚染物を誤嚥させないよう厳重に注意する．

　口腔乾燥が著しく，すぐに出血をきたすような場合は，定期的に口腔湿潤剤を塗布し，汚染物をふやかしておく．一度にとりきることができなければ，保湿をしながら後日に再度行う．一度口腔内をきれいにしてしまえば，あとは乾燥させないよう，出血させないよう，保湿を励行することで口腔内の環境は維持でき，口腔ケアも楽になる．口腔ケアが楽になることは，介護者への負担だけでなく，患者の負担も軽減される．

　口腔乾燥はさまざまな原因により唾液の量が減少している状態であるが，唾液の重要な作用である保湿，粘膜保護作用，抗菌作用，粘膜治癒促進作用などが失われ，さまざまな症状を引き起こす．化学療法や頭頸部領域への放射線療法は唾液の減少を惹起するため，いかにして口腔内を潤すかが重要である．

　終末期における口腔内に現れるさまざまな症状をいかに軽減し，QOL/QODを高めるかということが，終末期の口腔機能管理において重要である．つまり，治癒を望むのではなく，柔軟な考え方で症状の緩和に努めるのである．たとえば，う蝕に対して可及的に軟化象牙質を除去し充填をすることや，動揺歯に対する暫間固定や歯冠削合，義歯の調整の際には軟質の裏装材を使用するなど，応急的な治療で終えることも考えられるのである．

　また，口腔だけを診るのではなく，顔色（蒼白，紅潮，黄疸），全身状態（意識レベル，覚

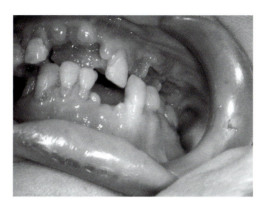

図21　歯肉への咬傷

醒，ADLの変化），バイタルサインの変化（体温，脈拍，血圧，呼吸数），呼吸状態（努力性の呼吸，下顎呼吸，血中酸素飽和度），痰（湿性嗄声や湿性咳嗽），浮腫，食事量やムセ，排泄（便，尿量，In-Outバランス），睡眠時間，家族などの介護者の疲労や負担，ストレスなどにも気を配る[61]．

　在宅や施設で療養をしている終末期患者においては，医師による訪問診療や，訪問看護，訪問介護などを必ず受けているため，歯科診療もしくは口腔ケア中の急変などの予期せぬ事態に迅速に対応できるよう，主治医や看護師や介護士との連携を密にし，顔が見える関係を築くことが望ましい．主治医の連絡先，内服薬や点滴，オピオイドなどの薬剤の確認，急変時の対応の確認と心構えをしておく必要がある．また，心停止の状態で発見されたときには必ず主治医へ連絡を行うことが重要である．

　終末期において，歯科にできることは限られているが，歯科にしかできないこともある．それがむしろ，患者本人，家族にとって非常に重要なことのひとつであり，「歯医者さんにも診てもらえてよかったね」と言ってもらえるのではないだろうか．

4）咬傷への対応

　8020達成者が51.2％に到達し（平成28年歯科疾患実態調査），残存歯がむしろ口腔内を傷つけ，口腔衛生管理を困難にしている場合があることもまた事実である．

　意識レベルの低下や脳卒中後遺症，認知症，不随意運動などにより，残存歯が口唇や対合の歯肉，頬粘膜や舌に咬みこむことで潰瘍を形成することがある．口唇においては，咬みちぎってしまったり，貫通してしまったりすることがある（**図21**）．

　口腔粘膜の咬傷の多くが口腔乾燥を伴い，唾液による粘膜保護作用のない脆弱な粘膜を歯，場合によっては顎堤が傷をつける．全身状態，栄養状態の悪化による創傷治癒遅延，出血傾向，易感染性などにより，疼痛，出血，感染への対応に苦慮することがある．数時間毎に口腔湿潤

剤を使用し，十分な保湿を行うことが重要である．生命予後が週単位になると筋力の低下により，咬みこみの圧が弱まり，徐々に治癒してくることがある．

5） 口腔湿潤剤

　口腔湿潤剤は各社からさまざまな商品が販売されている．いずれの商品も特徴があり，その中で患者個々に最も使いやすいものを選択することが重要である．

　口腔湿潤剤を選択するポイントとしては，
　①適度な粘度と伸び
　②べたつきや味などの不快感の有無
　③経済性
　④口腔湿潤剤自体が汚染物となりにくいもの
　⑤薬理作用
などがある．

　①口腔湿潤剤の形状は，液体タイプ，半流動タイプ，ジェルタイプに大別され，個々のADL，嚥下障害の有無，口腔乾燥の程度，口腔内の汚染状況によって選択する．意識障害や重度の嚥下障害を有する患者，著しい口腔乾燥と汚染物の付着がある患者には，垂れ込みの防止，汚染物をふやかす目的からジェルタイプのものが使いやすい．

　②べたつき感や味の好みなど，いろいろな商品を試して継続して使用できるものを選択する．

　③少量で伸びがよいもの，持続時間が長いもの，大容量のものなどは経済的で患者や家族の負担の軽減となる．

　④乾燥すると固まってしまうものは，むしろ口腔内を汚染してしまう原因となることがある．

　⑤抗菌作用や抗炎症作用などの薬理作用をもつ商品がある．耐性菌の出現やアレルギーに留意して選択する．

6） エンゼルケアとエンゼルデンチャー

　看取り後，身体の清拭と口腔ケア，化粧が行われる．義歯がある方は義歯が装着される．特に全部床義歯の場合は口元がくぼんでしまうことを防ぐことができるため，生前の顔貌に近づけることができ，その方の尊厳を維持することができる．義歯使用がなかった方には生前に製作することもあるが，既成の軟質の義歯も存在する．一般的にエンゼルデンチャーと呼ばれるものである．リップサポートと前歯が見えることで，歯があった頃の面影を家族が思い出すことができ，喜ばれる場合がある．

7） その拒否，本当に認知症？

　「（重度の認知症により）拒否が激しくて口腔ケアができません．口腔ケアをお願いします」

このように依頼が来ることがある．高齢であることや病名に認知症があるなどの理由で，拒否＝認知症と安易に判断され，顔や手を抑えながら口腔ケアが行われてしまうことがある．重度の認知症であれば，口腔衛生管理のためにそのような手段を取らざるを得ない場合もある．しかし，その中の一部の患者に，認知症による拒否ではない患者も含まれていることもある．それは，高度の難聴と全盲である．状況がわからないまま口腔内を触られることで，恐怖を感じ，反射的に怒りに変わる．大声を出す，暴れる，手を出す，介護者の手を咬むなどの行為が「認知症による口腔ケアの拒否」と誤認されてしまうことがある．苦痛を伴う口腔ケアはその後，口を触られることが苦痛であると認識され，さらなる拒否につながる．口腔ケアに人手と時間が割かれ，十分な口腔ケアができなくなることがある．高度な難聴の方には補聴器の使用や調整（電池が切れている場合もある），筆談（大きな字でイラストを交えるとわかりやすい），十分な声かけと説明，全盲の方には，自己紹介（「○○さん，歯医者の△△です」），時間（「今は朝の7時ですよ，おはようございます」）や季節（「今日は8月1日ですよ，外は暑くなりそうですよ」），天気（「今日は雲ひとつない，いいお天気です」）や風景（「お庭のひまわりがきれいに咲いていますよ」）などイメージができるような声かけから始め，口腔ケアを行うこと（「歯磨きをしますのでお口を触りますよ」）を十分に理解してもらうことで，通常と変わらず口腔ケアを行うことができることがある．

8）地域包括ケア構想と地域包括ケアネットワーク

　終末期の患者は病院だけではなく，在宅や施設で療養している．そのような終末期の患者の歯科診療を行ううえで，緩和ケアは切っても切れない関係にある．看取りの場が病院から，在宅，施設へシフトしつつある昨今においては，う蝕処置，歯周病治療，補綴処置などのような一過性の歯科治療から，食を通じて生活を支え（QOLの維持），看取りの場まで継続的に口腔の専門家として生活を支えるサポート（QODの維持）を行うことが地域から期待されている．

　2025年には65歳以上の高齢者数は3,657万人となり，世界でも類をみないスピードで高齢化が進行している．独居もしくは老老介護世帯が今後はさらに増加することが予想される．そのため高齢者が住み慣れた地域で，尊厳の保持と自立生活の支援を目的に，自分らしい暮らしを最期まで続けていけるように，各地域で，それぞれの地域の実情にあった地域包括ケアシステム（医療・介護・予防・住まい・生活支援が確保される体制）の構築が急がれている．地域包括ケアシステムは，地域医療・介護のあらゆる職種が連携し，それぞれの専門性を生かし，互いの意見を交換しながら地域医療への貢献を目指している[62]．そのような社会の流れのなかで，従来の歯科のような狭い枠の中にいると歯科への期待が失われてしまいかねない．地域医療の輪のなかに積極的に歯科が働きかける必要性がある（**図22**）．

　介護保険施設における「口腔衛生管理体制加算」や「口腔衛生管理加算」に加え，平成27年度の介護保険報酬改定に伴い，口腔・栄養管理への取り組みの充実が重要項目に位置付けられ，

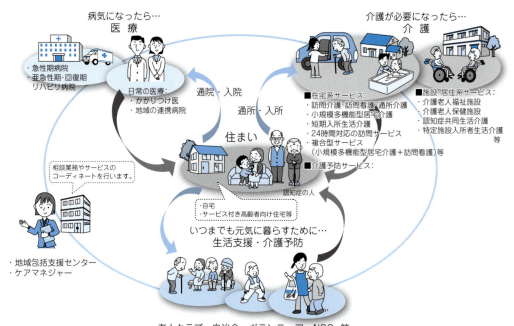

図22　地域包括ケアシステムのイメージ図

（厚生労働省HP「地域包括システム」より作成）

「口から食べる楽しみの支援の充実」を目的に，多職種による食事の観察・会議（ミールラウンド）を行うことにより「経口維持加算Ⅰ」が算定できるようになったが，このメンバーに歯科衛生士（もしくは言語聴覚士）が加わることでさらに「経口維持加算Ⅱ」を算定できることとなった．これは口腔の専門家としての意見が期待されているということである．ミールラウンドは，医師，歯科医師，看護師，薬剤師，管理栄養士，介護士，歯科衛生士，言語聴覚士などが，入居者の食事風景を観察し，適切な食事（形態，量）が提供されているか，適切な体位，食具で食べているか，食事にかかる時間は適切か，ムセや嘔吐，食べこぼしなどがないか，覚醒にムラがないか，咀嚼は十分か，摂食量のムラがないか，食事介助の方法は適切かなどの問題点を個々に抽出し，その対応を話し合うことで，安全に，必要な栄養量を，安楽に経口からの摂取を継続する方法を検討する．場合によっては経口摂取の危険性から経口以外の栄養経路を検討する，などを目的に行う．経口摂取を妨げる要因が歯科（義歯不適合やう蝕，動揺歯，歯周病，不適合補綴装置，口内炎など）にあることがあり，口腔内の確認が重要となる．

　在宅医療では，今や末梢静脈栄養，中心静脈栄養，点滴静脈注射，採血，胃瘻などの経管栄養，嚥下食の宅配，尿道カテーテルの管理，オピオイドの投与，清拭，入浴，在宅酸素療法，吸引，リハビリテーションなど，外来・入院に劣らぬ処置，療養が可能である．口腔衛生管理，口腔機能管理を行うことで，肺炎などの予防はもちろん，食べる楽しみや審美性を含む尊厳の

維持，口腔内の疼痛の管理など，終末期における歯科の役割はとても大きい．

　地域医療へ積極的に関わるためには，各職種との綿密な連携が必要不可欠である．そのためにはお互いの顔が見える関係を構築することが重要である．地域医療の輪を円滑に取りもっている最も重要な窓口が，介護支援専門員（ケアマネージャー）である．介護保険制度を利用して歯科訪問診療を受けている方はまだ多いとはいえない．そのため，口腔の専門家として終末期に歯科が何をできるのかということを地域医療へ強く訴えかける必要がある．

（助川顕士）

文　献

1) 国立研究開発法人国立がん研究センターがん対策情報センター：最新がん統計．http://ganjoho.jp/reg_stat/statistics/stat/summary.html（accessed 2016-10-01）
2) 大西俊造，梶原博毅，上山隆一監修：スタンダード病理学　第3版．139-141，文光堂，東京，2009．
3) 日本口腔腫瘍学会，日本口腔外科学会編：口腔癌診療ガイドライン 2013年版．金原出版，東京，2013．
4) 日本頭頸部癌学会編：頭頸部癌診療ガイドライン 2013年版．金原出版，東京，2013．
5) 日本頭頸部腫瘍学会編：頭頸部癌取り扱い規約　改訂第3版．金原出版，東京，2001．
6) 富永祐民，大島　明，他編：がん・統計白書―罹患・死亡・予後．159-170，篠原出版，東京，1999．
7) 宮原　裕，北村溥之，他：奈良県施設における頭頸部悪性腫瘍の統計的観察．癌の臨床，47：333-339，2001．
8) Suzuki T, Wakai K, et al.：Effect of dietary antioxidants and risk of oral, pharyngeal and laryngeal squamous cell carcinoma according to smoking and drinking habits. Cancer Sci, 97：760-767, 2006.
9) 野村武史，柴原孝彦，他：口腔癌における発癌要因に関する研究　喫煙，飲酒に関する検討．頭頸部腫瘍，24：83-89，1998．
10) Katoh T, Kaneko S, et al.：Genetic polymorphisms of tobacco- and alcohol-related metabolizing enzymes and oral cavity cancer. Int J Cancer, 83：606-609, 1999.
11) Tanimoto K, Hayashi S, et al.：Polymorphisms of the CYP1A1 and GSTM1 gene involved in oral squamous cell carcinoma in association with a cigarette dose. Oral Oncol, 35：191-196, 1999.
12) International Agency for Research on Cancer：Alcohol drinking. IARC monographs on the evaluation of the carcinogenic risks to humans, 44, 153-177, IARC, Lyon, 1988.
13) Homann N, Jousimies-Somer HJ, et al.：High acetaldehyde levels in saliva after ethanol consumption：methodological aspects and pathogenetic implications. Carcinogenesis, 18：1739-1743, 1997.
14) Campbell BH, Mark DH, et al.：The role of dental prostheses in alveolar ridge squamous carcinomas. Arch Otolaryngol Head Neck Surg, 123：1112-1115, 1997.
15) 柴原孝彦，野間弘康，他：歯肉癌によって引き起こされる下顎骨浸潤―特に破骨細胞誘導サイトカインの役割．日口外誌，49：171-178，2003．
16) Miller CS, Johnstone BM.：Human papillomavirus as a risk factor for oral squamous cell carcinoma：a meta-analysis, 1982-1997. Oral Surg Oral Med Oral Pathol Oral Radiol Endod, 91：622-635, 2001.
17) 小村　健，戸塚靖則，他：口腔癌検診のためのガイドライン作成．日歯医学会誌，25：54-62,

2006.
18) 長尾　徹，池田憲昭，他：口腔前がん病変の罹患率と健康・生活習慣との関係．日口外誌，50：964-965，2004.
19) 日本頭頸部腫瘍学会編：頭頸部癌取扱い規約　改訂第4版．金原出版，東京，2005.
20) 日本口腔腫瘍学会学術委員会編：舌癌取扱い指針　ワーキング・グループ案　第1版．口腔腫瘍，17：13-85，2005.
21) 日本口腔腫瘍学会学術委員会編：下顎歯肉癌取扱い指針　ワーキング・グループ案　第1版．口腔腫瘍，19：37-124，2007.
22) 堀内正敏：頭頸部癌症例における重複癌．新図説耳鼻咽喉科・頭頸部外科講座，第5巻，頭頸部腫瘍，8-9，メジカルビュー社，東京，2001.
23) 独立行政法人国立がん研究センター：全国共通がん医科歯科連携講習会テキスト　第1版．平成24年度厚生労働省・国立がん研究センター委託事業．
24) 石川　徹，門田伸也，滝下照章，他：頭頸部がん患者の口腔内細菌叢についての検討．頭頸部癌，36：26-31，2010.
25) Sato J, Goto J, Harahashi A, et al.：Oral health care reduces the risk of postoperative surgical site infection in inpatients with oral squamous cell carcinoma. Support Care Cancer, 19：409-416, 2011.
26) 大田洋二郎：がん治療による口腔内合併症の実態調査及びその予防法の確立に関する研究．平成18年度厚生労働省がん研究助成金，15-23.
27) 山崎宗治，松浦一登，加藤健吾，他：口腔ケアと再建手術術後合併症の検討．頭頸部外科，19：105-10，2009.
28) 古井戸春吾，元村昌平，服部真季，他：血管柄付き遊離皮弁を用いた口腔癌即時再建症例の術後感染に対する口腔ケアの効果．日口感染症会誌，14：19-26，2007.
29) Katsura K, Sasai K, Sato K, et al.：Relationship between oral health status and development of osteoradionecrosis of the mandible：a retrospective longitudinal study. Oral Surg Oral Med Oral Pathol Oral Radiol Endod, 105：731-738, 2008.
30) 片倉　朗：がんと口腔のかかわり．5疾病の口腔ケア，藤本厚士，武井典子 他編著，30-33，医歯薬出版，東京，2013.
31) Hutton JL, et al.：Chemosensory dysfunction is a primary factor in the evolution of declining nutritional status and quality of life in patients with advanced cancer. JPSM, 33（2）：156-165, 2007.
32) Katsura K, Sasai K, et al.：Relationship between oral health status and development of osteoradionecrosis of the mandible：a retrospective longitudinal study. Oral Surg Oral Med Oral Pathol Oral Radiol Endod, 105：731-738, 2008.
33) Koga DH, Salvajoli JV：Dental extractions and radiotherapy in head and neck oncology：review of the literature. Oral Dis, 14：40-44, 2008.
34) Thorn JJ, Hansen HS：Osteoradionecrosis of the jaws：clinical characteristics and relation to the field of irradiation. J Oral Maxillofac Surg, 58：1088-1093, 2000.
35) Reuther T, Schuster T, et al.：Osteoradionecrosis of the jaws as a side effect of radiotherapy of head and neck tumour patients—a report of a thirty year retrospective review. Int J Oral Maxillofac Surg, 32：289-295, 2003.
36) 松本義之：頭頸部癌根治照射例における後障害に対する研究．歯科医学，63：15-22，2000.
37) Harding SA, Hodder SC, et al.：Impact of perioperative hyperbaric oxygen therapy on the quality of life of maxillofacial patients who undergo surgery in irradiated fields. Int J Oral Maxillofac Surg, 37：617-624, 2008.
38) Epstein JB, van der Meij EH, et al.：Effects of compliance with fluoride gel application on caries

and caries risk in patients after radiation therapy for head and neck cancer. Oral Surg Oral Med Oral Pathol Oral Radiol Endod, 82 (3): 268-275, 1996.
39) Scully C, Sonis S: Diz PD. Oral mucositis. Oral Dis, 12 (3): 229-241, 2006.
40) Marx RE: Pamidronate (Aredia) and zoledronate (Zometa) induced avascular necrosis of the jaws: a growing epidemic. J Oral Maxillofac Surg, 61 (9): 1115-1117, 2003.
41) Saad F, Brown JE, Van Poznak C, et al.: Incidence, risk factors, and outcomes of osteonecrosis of the jaw: integrated analysis from three blinded active-controlled phase III trials in cancer patients with bone metastases. Ann Oncol, 23 (5): 1341-1347, 2012.
42) Hellstein JW, Adler RA, Edwards B, et al.: American Dental Association Council on Scientific Affairs Expert Panel on Antiresorptive Agents. Managing the care of patients receiving antiresorptive therapy for prevention and treatment of osteoporosis: executive summary of recommendations from the American Dental Association Council on Scientific Affairs. J Am Dent Assoc, 142: 1243-1251, 2011.
43) Ruggiero SL, Dodson TB, Fantasia J, et al.: American Association of Oral and Maxillofacial Surgeons Position Paper on Medication-Related Osteonecrosis of the Jaw-2014 Update. J Oral Maxillofac Surg, 72: 1938-1956. 2014.
44) 顎骨壊死検討委員会：骨吸収抑制薬関連顎骨壊死の病態と管理：顎骨壊死検討委員会ポジションペーパー 2016.
45) 田山二朗：外科的介入とその後の対応．摂食・嚥下リハビリテーション　第1版．金子芳洋 他監修，143-145，医歯薬出版，東京，1998.
46) 藤島一郎：脳卒中の摂食・嚥下障害　第2版．146-151，医歯薬出版，東京，1998.
47) 藤谷順子：摂食・嚥下障害とは．摂食・嚥下障害の理解とケア　第1版．向井美惠 他編，17，学習研究社，東京，2003.
48) 藤島一郎：目でみる嚥下障害．31，医歯薬出版，東京，2006.
49) 藤島一郎：よくわかる嚥下障害　改訂第2版．219-220，永井書店，京都，2005.
50) 日本摂食嚥下リハビリテーション学会 医療検討委員会編：間歇的口腔食道経管栄養法の標準的手順．日摂食嚥下リハ会誌 19 (3): 234-238, 2015.
51) 才藤栄一：摂食・嚥下リハビリテーション　第2版．2-12，医歯薬出版，東京，2007.
52) 厚生労働省：がん対策推進基本計画，1〜39，2012.
53) 小林義和，他：当院における周術期口腔機能管理の口腔内状況および介入効果．老年歯学，28：69-78, 2013.
54) 上田順宏，他：全身麻酔中に生じる歯牙損傷と防止対策についての検討．麻酔，59：597-603, 2010.
55) 吉川博政，他：医科歯科・地域連携用口腔機能管理計画書を用いたがん周術期口腔ケアへの取り組み．医療マネジメント会誌，14 (4): 197-202, 2014.
56) 厚生労働省：平成26年度患者調査．
57) 厚生労働省：平成24年度人生の最終段階における医療に関する意識調査報告書．
58) 厚生労働省：死亡の場所別にみた死亡数・構成割合の年次推移．
59) 米山武義：口腔ケアの定義．日本老年歯科医学会監修口腔ケアガイドブック，下山和弘，米山武義，那須郁夫編，2-4，口腔保健協会，東京，2008.
60) 秋元留美：舌がん終末期のケア．がん患者さんの口腔ケアをはじめましょう，槻木恵一，神部芳則編，62-63，学健書院，東京，2013.
61) 神部芳則：終末期の口腔ケア．がん患者さんの口腔ケアをはじめましょう，槻木恵一，神部芳則編，79-82，学健書院，東京，2013.
62) 秋野憲一：地域包括ケアシステムの構築を目指して．歯科衛生士のための口腔機能管理マニュアル―高齢者編，森戸光彦編集主幹，158-161，医歯薬出版，東京，2016.

第7章

脳血管疾患患者の口腔健康管理

　脳は生きるために必要な思考，記憶，行動，生命維持，その他の神経活動の中心であり，脳以外のすべての部分を制御する重要な臓器である（**図1，2**）．脳の機能はきわめて高度であるため，その活動には多くの酸素とエネルギーを必要とする．この酸素とエネルギーは血液により脳細胞に供給されるが，その量は心臓から拍出される血液量の20％にも達する．

　このため，脳は循環血液量の減少に非常に弱い．もし，脳動脈になんらかの問題が発生し，血液供給量が減少あるいは停止すると，脳機能は短時間で障害をきたす．脳血流の著しい減少あるいは停止が数分間持続すると，その脳動脈が支配している脳細胞が壊死し，片麻痺や意識障害などの重大な神経学的異常が生じ，最悪の場合には個体死を招く．

　脳の血液供給に関連する基本的な解剖学的知識は，脳血管疾患を理解するうえで重要である．脳への血液供給は内頸および椎骨動脈により行われる（**図3**）．内頸動脈は大脳の前大脳動脈，

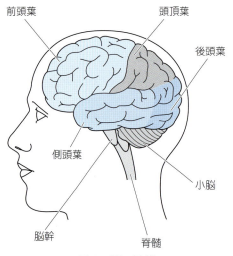

図1　脳の解剖

脳は大脳，脳幹，小脳で構成される．大脳半球は左右に分かれ，橋のような構造をした神経線維（脳梁）により連絡している．左右の大脳半球は前頭葉，頭頂葉，後頭葉，および側頭葉に分けられる．

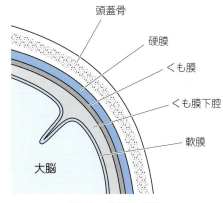

図2　髄膜の構造

脳は髄膜と呼ばれる3層の組織，すなわち，脳の表面に密着した軟膜，その外側にあるくも膜，最も外側にある硬膜により覆われている．

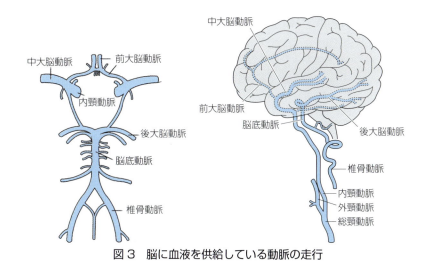

図3 脳に血液を供給している動脈の走行

中大脳動脈を分岐し，脳の大部分に血液を供給する．椎骨動脈は小脳，脳幹および大脳下面に血液を供給している．左右の椎骨動脈は合わさって脳底動脈となり，その後，後大脳動脈に分かれる．この脳底動脈はWillis動脈輪により，内頸動脈と連絡している．また，総頸動脈から内頸動脈ならびに外頸動脈への分岐部は，最もアテローム性動脈硬化が起きやすい（頸部内頸動脈狭窄という．後述）．

1. 脳血管疾患と脳卒中

　内外の医学論文や内科学の成書では，「脳血管疾患，**cerebrovascular disease**」（**表1**），「脳血管障害，**cerebrovascular disorder**」，「脳卒中，**stroke**」という分類名が，同じような意味で明確に定義されずに用いられていることが多く，しばしば混乱する．しかし，その使用頻度を著名な文献検索サイトで調べると，「脳卒中」のほうが「脳血管疾患」あるいは「脳血管障害」に比較して圧倒的に多く用いられている．「脳卒中」は突然発症し，緊急の診断・治療を要する病態であり，厳密には「脳血管疾患」（もしくは「脳血管障害」）の下位分類である．しかし，その死亡率は高く，臨床的に非常に重要である．脳卒中は虚血性と出血性に分けられ，前者には脳梗塞，後者には脳内出血およびくも膜下出血が含まれる．一方，米国心臓協会（American Heart Association：AHA）ならびに米国脳卒中協会（American Stroke Association：ASA）の最新の定義によれば，似たような機序で発症する「一過性脳虚血発作」は「脳卒中」には含まれない[1]．

　本章では他の多くの医学論文や教科書を読む場合に混乱しないような解説を行うために，世

表1 ICD10 国際疾病分類第10版（2003年改訂）における脳血管疾患ならびに関連する症候群

G00-G99 神経系の疾患（diseases of the nervous system）
 G40-G47 挿間性および発作性障害
  G45 一過性脳虚血発作および関連症候群（transient cerebral ischaemic attacks and related syndromes）
  G46 脳血管疾患における脳の血管（性）症候群（vascular syndromes of brain in cerebrovascular diseases）

I00-I99 循環器系の疾患（diseases of the circulatory system）
 I60-I69 脳血管疾患（cerebrovascular diseases）
  I60 くも膜下出血（subarachnoid haemorrhage）
  I61 脳内出血（intracerebral haemorrhage）
  I62 その他の非外傷性頭蓋内出血（other nontraumatic intracranial haemorrhage）
  I63 脳梗塞（cerebral infarction）
  I64 脳卒中，脳出血または脳梗塞と明示されないもの（stroke, not specified as haemorrhage or infarction）
  I65 脳実質外動脈の閉塞および狭窄，脳梗塞に至らなかったもの（occlusion and stenosis of precerebral arteries, not resulting in cerebral infarction）
  I66 脳動脈の閉塞および狭窄，脳梗塞に至らなかったもの（occlusion and stenosis of cerebral arteries, not resulting in cerebral infarction）
  I67 その他の脳血管疾患（other cerebrovascular diseases）
  I68 他に分類される疾患における脳血管障害（cerebrovascular disorders in diseases classified elsewhere）
  I69 脳血管疾患の続発・後遺症（sequelae of cerebrovascular disease）

ICD-10（疾病および関連保健問題の国際統計分類：international statistical classification of diseases and related health problems）：世界保健機関（WHO）が作成した，死因や疾病の国際的な統計基準である．2017年現在，ICD-11 が策定中である（2018年に刊行予定）．

界的に最も広く用いられている分類名である「脳卒中」ならびに「一過性脳虚血発作」を中心に解説し，必要に応じて同じ意味でよく用いられる疾患名を併記することとした．

1）脳卒中（stroke）

（1）定　義

2013年に米国心臓学会/米国脳卒中学会（AHA/ASA）は新たな脳卒中の定義を提唱した．すなわち，脳卒中とは，脳動脈の梗塞あるいは出血により，脳，網膜あるいは脊髄が関係する局所的な神経機能が突然脱落し，24時間以上持続するか，その前に死亡した場合をいい，CT，MRI あるいは剖検で神経学的症状を説明できる局所的な梗塞巣や出血が検出されたもの，と定義された[1,2]．過去の定義に CT や MRI という画像診断による所見が追加された形である．これは，近年広く用いられるようになった拡散強調 MRI（diffusion weighted image：DWI）によ

り，以前の定義による一過性脳虚血発作患者の約 1/3 に，梗塞巣が存在することが明らかになったためである．

脳卒中は医学的にはもちろん，経済学的にも重要である．脳卒中は機能障害を引き起こす原因として最も多く，高齢者では発症 6 カ月後に 26% が介護を要し，46% が認知機能障害を示す[3]．脳卒中は患者本人の生活を大きく変えるだけでなく，家族や介護者の生活をも変化させる影響の大きい疾患である．また，脳卒中は日本人においては死因の第 4 位（平成 27 年 厚生労働省）を占め，寝たきりや認知症の大きな原因となっている．わが国においては，今後さらなる高齢化により脳卒中患者が増え，それに伴い医療費も増大する可能性が高く，脳卒中は経済学的にも社会への負担が大きい疾患といえる．

なお，脳卒中を病理学的に分類すると，虚血性脳卒中（脳梗塞，脳，網膜および脊髄の梗塞）と出血性脳卒中（脳内出血およびくも膜下出血）に分けられる．本章では前者においては脳梗塞だけを扱うこととする．

(2) 症　状

典型的な脳卒中の症状は，突然の片側の脱力，しびれ，視力喪失，複視，発語障害，運動失調，非起立性めまいである[4]．AHA/ASA は一般人に向けて，FAST という標語を用いて，脳卒中の主な症状をあげ，その疑いがあれば直ちに救急隊（119 番通報）を要請するよう勧告している（図 4）．脳卒中は死をもたらしうる医学的な緊急事態であるが，早く治療すれば障害を軽減できる可能性が高い．このため，FAST が疑われたら，できるだけ早く救急医療機関（119 番）に連絡する必要がある[4]．FAST の T は時間（time）で時間的猶予はない，という意味である．

(3) 検査・診断

脳卒中の疑いのある患者に行われる検査・診断は以下のとおりである．最初に，可能であれば本人から，不可能であれば家族などから，症状・病歴・投薬・家族歴の情報を得る．その後，コンピュータ断層撮影（computed tomography：CT）を行う．脳出血は CT で白く映るためにこの段階で検出できる[5]（図 5）．続いて，出血部位の確認と原因，すなわち，脳動脈瘤，脳動静脈奇形，もやもや病などを明らかにするために，造影剤を投与して CT 血管造影（computed tomography angiography：CTA）を行う．脳梗塞は発症から数時間後までは CT では検出できない．このため，磁気共鳴イメージング（magnetic resonance imaging：MRI）により梗塞部位の同定を行う[6]（図 6）．さらに核磁気共鳴血管撮影（magnetic resonance angiogram：MRA）により血管造影を行い，閉塞した脳動脈の部位，狭窄の程度などを明らかにする．

最近のガイドラインでは，脳卒中の多くが虚血性脳卒中であるため，発症 12 時間以内に診断し，適切な処置を行うためには MRI が CT よりも望ましいと記載されている．

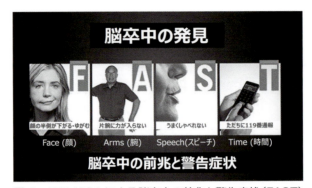

図4 AHA/ASA による脳卒中の前兆と警告症状（FAST）
Face（顔）：顔の半側が下垂している，笑顔ができない，あるいは口や目が垂れている状態．
Arms（腕）：片方または両方の腕を持ち上げて，そのまま維持できない状態．
Speech（スピーチ）：発語がスムーズにできず，何が言われているのかを理解するのが難しい状態．
Time（時間）：FAS のいずれかが現れたら，すぐに119番（米国では911）に連絡する必要があり，その場合には時間が非常に重要な因子となる．
(http://www.strokeassociation.org/STROKEORG/AboutStroke/TogethertoEndStroke/Together-to-End-Stroke_UCM_448718_SubHomePage.jsp より翻訳引用)

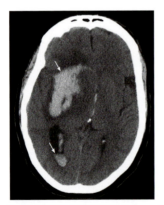

図5 脳内出血を示す頭部コンピュータ断層撮影（CT）（矢印）
図中の矢印は脳内出血部位を示す．
(Yew KS, et al.：Am Fam Physician 80（1），2009.[5]より引用)

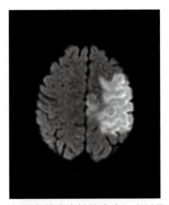

図6 初期急性虚血性脳卒中におけるDWI
(diffusion-weighted imaging，拡散強調画像法といいMRI 画像処理の1種)
左前頭葉に明らかな脳梗塞所見を認める．
(Davis DP, et al.：J Emerg Med 31（3），2006.[6]より引用)

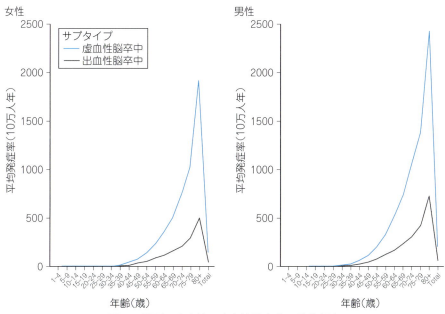

図7 性別の虚血性,出血性脳卒中の発生頻度
両性において虚血性,出血性脳卒中どちらも,加齢とともに増加し,80歳以上(80＋)でピークとなっている.

(Feigin VL, et al. : Nat Rev Neurol 12 (9), 2016.[7]より翻訳引用)

(4) 疫 学

　脳卒中は世界的には虚血性心疾患に次ぐ死因であり,機能障害をもたらす原因疾患として最も多い.2010年には世界で1,690万人が発症し,それによる死亡は590万人であったと報告されている[2].血圧コントロールと栄養状態改善により,脳卒中による死亡率は低下しているが,絶対的な死亡者数は世界人口増加と高齢化を背景に増加している.虚血性,出血性ともに両性で加齢とともに増加している[7](**図7**).脳卒中はアジアにおいても最も多い心血管系疾患であり,同時に最も多い神経疾患でもある.

　日本人は欧米人に比較して脳卒中による死亡率が高い.しかし,その死亡率そのものは諸外国と同様に医療水準の上昇などを背景に徐々に減少している[8].その一方で,機能障害の原因としては依然として最も多い.

　わが国における脳卒中発症率は人口10万人あたり339人と報告されている(**図8**)[9].脳卒中データバンクであるThe Japan Standard Stroke Registry Study(JSSRS)によれば,虚血性(脳梗塞)が75.9％,脳内出血(図では脳出血)が18.5％,くも膜下出血が5.6％であったという[10,11](**図9**).脳内出血とくも膜下出血の合計である出血性脳卒中の割合は,欧米に比較して高く,およそ2倍である.わが国の出血性脳卒中の多さは,この30年間変わっていない.一方,虚血性脳卒中ではアテローム血栓性が最も多く33.2％,ついでラクナ梗塞が31.2％,心原性が27.7％の順であった.

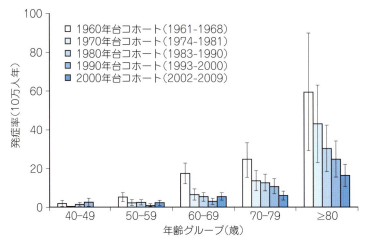

図8　わが国における脳卒中の発症率変化（Hisayama 研究による）
脳卒中は高齢になるほど発症率が上昇するが，年次とともに減少している．
（Hata J, et al.：Circulation 128（11），2013.[8]より翻訳引用）

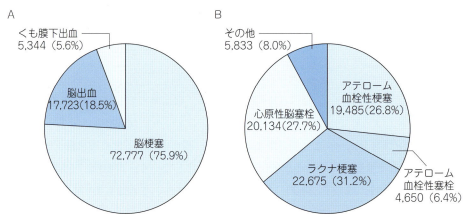

図9　脳卒中データバンク2015によるわが国の脳卒中
A：脳卒中全体の内訳（n＝95,844）
B：脳梗塞の内訳（n＝72,777）
（荒木信夫，大櫛洋一，小林祥泰：脳卒中データバンク2015，p.19，中山書店，2015．より転載）

（5）リスク因子

　脳卒中のリスク因子は心血管系疾患とほぼ同じである．すなわち，高血圧の既往，現行の喫煙，高いウエスト・ヒップ比，ダイエットリスクスコア，日常の運動，糖尿病，アルコール飲用，心理社会学的ストレス，うつ病，心原性（心房細動など），アポリポタンパク質が，脳卒中の有意なリスク因子である[2,12,13]．

　わが国の50歳代，60歳代の脳卒中では高血圧，糖尿病，そして脂質異常症が主要なリスク

因子であるが，高齢者では心房細動による心原性要因がもっとも重要である．なお，脳卒中のリスク因子のうち80～90％は予防可能であるといわれている．

(6) 合併症

脳卒中による障害は，傷害された脳組織の大きさと場所により異なる．たとえば，小さな梗塞巣あるいは出血であれば，上肢あるいは下肢の軽度の衰弱など軽い障害ですむ．しかし，障害を受けた脳組織が大きいと，片側の上肢と下肢の麻痺，あるいは言語能力を失うなど重篤な障害を残す場合がある．これらの障害は治療やリハビリテーションにより回復してゆくが，完全に戻るケースは少なく，回復には長い時間を必要とすることが多い．

退院30カ月後まで追跡したコホート研究によれば，合併症は脳卒中患者の85％に認められたと報告されている[14]．すなわち，神経学的には脳卒中再発，てんかん発作が認められ，感染症では尿路感染，肺感染など，運動系では転倒など，血栓塞栓症では深部静脈血栓症，肺塞栓症，疼痛では肩の痛みなどが認められたという．

この報告では触れられていないが，一回または複数回の脳卒中を原因として認知症が発生することがある．これを血管性認知症（vascular dementia：VaD）というが，虚血性脳卒中生存者の25～30％に発症するといわれている[15]．やや定義が異なるが，同様の意味をもつ脳卒中後認知症（post-stroke dementia：PSD）も脳卒中生存者の1/3に発生するという[16]．しかし，これらの定義はいまだに曖昧で，今後の検討が必要である．

肺炎は脳卒中の最も多い合併症であり，発症後48時間以内の熱発における最大の原因である．肺炎の頻度は5～26％と報告されている[17]．脳卒中後の肺炎発症の独立したリスク因子は，高齢（65歳以上），言語障害，脳卒中後の障害の重症度，認知障害および嚥下障害である．

嚥下障害は肺炎の重要な原因と考えられている．脳卒中後の嚥下障害の発生頻度は報告により大きな差があり，14～94％[18]，19～81％[19]などといわれている．Martinoらによる系統的レビューでは，スクリーニングの方法により発生頻度は異なり，簡易検査では37～45％，臨床的な方法では51～55％，道具を用いた方法では64～78％であったという[19]．また，嚥下障害のある患者では肺炎発症率が3倍以上に上昇し，誤嚥が確認された患者では11倍に上昇すると報告されている．脳卒中後の嚥下障害の発生率は高いといえる．

(7) 予 防

高血圧は最も重要なリスク因子であり，すべての脳卒中の半数以上がコントロール不良の高血圧によるといわれている．最近行われた123の研究結果を用いたメタアナリシス[20]によれば，ベースライン血圧の程度や併存疾患の種類に関係なく，薬剤による血圧低下が，心血管系疾患リスクを有意に低減させることが明らかにされている．

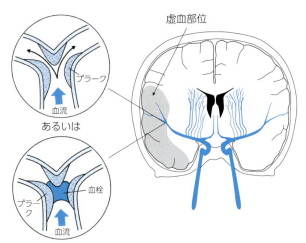

図 10　虚血性脳卒中
虚血性脳卒中は脳動脈壁内のプラーク形成，あるいは心臓由来の血栓などによる閉塞によって引き起こされる．

(8) 予　後

すべての脳卒中の死亡率は，1カ月で約15％，1年で約25％，5年で約50％と報告されている[21]．一方，脳内出血後の死亡率は1年で約55％，5年で70％である[22]．

脳卒中後の再発リスクは発症後の最初の数カ月が特に高い．虚血性脳卒中および一過性脳虚血発作後，治療を行わなかった場合の再発リスクは1週間で約10％，1カ月で15％，および3カ月で約18％である[23]．一方，出血性脳卒中後の脳内出血と虚血性脳卒中の年間リスクは1.3％から7.4％まで変動する[22]．

(9) 脳卒中からの回復とリハビリテーション

脳卒中リハビリテーションは，脳卒中により障害を受けた患者が，身体，認知，感情，コミュニケーション，社会的ならびに機能的な面で，必要な活動レベルに到達することを目的とした動的なプロセスである．このなかに摂食嚥下リハビリテーションも含まれる．

(10) 虚血性脳卒中（ischemic stroke）

虚血性脳卒中は，脳に血液を供給する動脈が閉塞することにより発生する．わが国では脳卒中の7割以上を占める．脳動脈の閉塞は分岐部で起こりやすい（**図10**）．虚血性脳卒中による最も一般的な症状は，発話障害と身体の片側の麻痺（片麻痺）である．

虚血性脳卒中は複雑な疾患であり，さまざまな原因により発生するため，分類も複数存在する．現在では発症機序に基づいたTOAST分類（Trial of Org 10172 in acute stroke treatment）

表2　SSS-TOAST分類（簡略化したもの）

①Large-artery atherosclerosis　アテローム血栓性脳梗塞
②Small-artery occlusion　ラクナ梗塞
③Cardioembolism　心原性脳塞栓症
④Other demonstrated cause　他の原因による脳梗塞
⑤Undetermined cause　原因不明の脳梗塞：cryptogenic stroke　潜因性脳梗塞

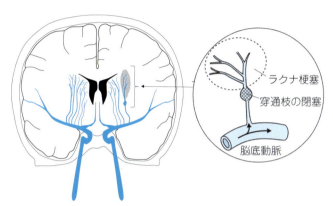

図11　ラクナ梗塞
太い動脈（脳底動脈）から分岐した細い動脈（穿通枝）が閉塞しラクナ梗塞となる．

が用いられることが多い．この分類は画像診断の進歩を背景に2005年にStop-Stroke Study TOAST（SSS-TOAST）として改変された（表2）．

SSS-TOASTでは虚血性脳卒中を，①アテローム血栓性脳梗塞，②小血管病変（ラクナ梗塞），③心原性脳塞栓症，④他の原因による脳梗塞，⑤原因不明に分類している．このうち，①〜③で虚血性脳卒中の70〜80％程度を占める．

①アテローム血栓性脳梗塞は，脳動脈でアテローム性動脈硬化が進み，その部位で閉塞が生じるというプロセスと，アテロームが破裂し内容物が末梢の脳動脈を閉塞させる，という2つのプロセスが存在する．

②小血管病変は脳細動脈の閉塞を原因とする梗塞（ラクナ梗塞）をいう[24]（図11）．ラクナとはラテン語で小さい空洞を意味し，直径が1.5 cm以下の小さな梗塞をいう．

③心原性脳塞栓症は心臓などで形成された血栓が，末梢の脳動脈に移動し，そこを閉塞させることにより発生する．心原性脳梗塞は虚血性脳卒中の約20％を占める[25]．血栓形成の原因としては，心房細動，拡張型心筋症，人工弁，感染性心内膜炎，非感染性心内膜炎，洞機能不全症候群，および冠状動脈バイパス手術（coronary artery bypass grafting：CABG）などがある．なお，心房細動の存在は虚血性脳卒中の発生リスクを5倍に上昇させる[26]．

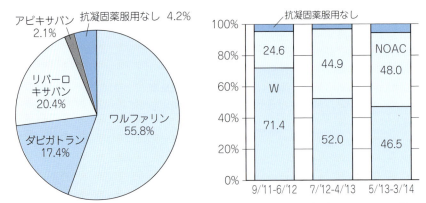

図12 わが国において非弁膜症性心房細動による脳卒中患者が服用している経口抗凝固剤

W：ワルファリン，NOAC：非ビタミンK拮抗型経口抗凝固薬，現在は直接経口抗凝固薬（DOACs）といわれる．

(Toyoda K, et al.: Int J Stroke 10 (6), 2015.[27]より翻訳引用)

⑤原因不明の虚血性脳卒中は全体の3分の1程度を占めるが，その一部は発作性心房細動によるのではないかと考えられている．

a. 予 防

虚血性脳卒中の予防は特に重要であるが，幸いなことに多くの予防策が存在する．内科的には，ワルファリンに代表される抗凝固薬，アスピリンのような抗血小板薬が血栓形成抑制を目的に処方される．また，最大のリスク因子である高血圧のコントロールには降圧剤が処方される．頸動脈狭窄症は虚血性脳卒中のリスクとなるため，内科的あるいは外科的治療が行われる（p.150）．わが国の非弁膜症性心房細動患者に対する抗凝固療法では，DOACs[*1]服用患者の割合が徐々に増加している[27]（図12）．

b. 治 療

急性期虚血性脳卒中に対する治療として，これまで，発症4.5時間以内の組織プラスミノーゲンアクチベーター（tissue-type plasminogen activator：t-PA）静脈内投与が有効といわれてきた．しかし，MR CLEAN（オランダで行われた臨床研究）[28]により，発症6時間以内の急性期虚血性脳卒中（脳梗塞）に対する脳血管内治療（経皮的脳血栓回収術併用）が後遺障害を軽減させることが示された．その後，複数の研究により有効性が示され，現在では脳血管内治療は急性期脳梗塞治療の新しいゴールドスタンダードといわれるようになっている．

①t-PA

t-PA[29]は虚血性脳卒中発症後，禁忌のない場合で3時間（患者によっては4.5時間）以内に

[*1] **DOACs（direct oral anticoagulants，直接経口抗凝固薬）**：ダビガトラン以降に発売されたワルファリンに代わる新しい経口抗凝固薬をいう．NOACs（new/novel oral anticoagulants）ともいわれる．

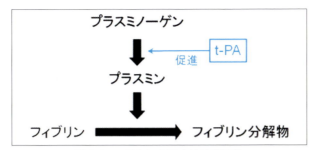

図13 t-PA による血栓溶解療法
t-PA はプラスミンへの変換を促すことで，フィブリンをフィブリン分解物に変化させ，血栓を融解する．

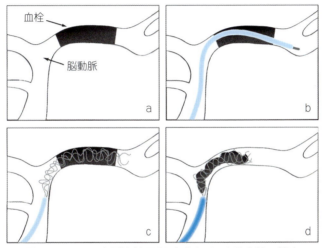

図14 ステント型血栓回収デバイスによる血栓の摘出
a：脳動脈に血栓による閉塞が存在する．b：まず，細いマイクロカテーテルで血栓内を貫通させる．c：マイクロカテーテルの先端からステントリトリバーという金属メッシュが折りたたまれた状態のステントを押し出す（図15）．すると数分後にステントが血栓内で拡張し，これが血栓にからむようにはいってゆく．d：より太いカテーテルを近くまで挿入し，ステントに絡んだ血栓をステントとともに回収する．
(Fiehler J, et al.：Dtsch Arztebl Int 112 (49), 2015.[30]より翻訳引用)

投与されれば有効性が高く，標準的治療とされている（図13）．

②（脳）血管内治療（endovascular procedures）

カテーテルを用いて機械的に血栓を摘出する血管内手術をいう．冠状動脈疾患に対して行われるカテーテル治療を脳梗塞の治療に応用した方法である[30]（図14, 15）．急性虚血性脳卒中発症後6時間以内に行う必要があるが，患者がt-PA投与を受けた後にのみ実施される．

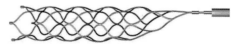

図15 ステント型血栓回収デバイスの一例

c. 再発の予防

一過性脳虚血発作および軽度の虚血性脳卒中後に有効な二次予防を直ちに開始すれば，早期の脳卒中再発リスクを80％低下させることができる．すなわち，二次予防としては即時型アスピリン，降圧薬，経口抗凝固薬などが有効である．なお，心房細動で抗凝固療法が禁忌の場合は左心耳閉鎖術を行う場合があるが，ワルファリン投与と同等の効果があるといわれている．

(11) 出血性脳卒中 (hemorrhagic stroke)

物理的に弱い脳動脈が血圧上昇などにより破裂し，脳実質内あるいは脳の周囲組織内に出血が発生することによる脳卒中を出血性脳卒中という．この出血による血腫が周囲の脳組織を圧迫し，破壊するために，さまざまな脳の障害が発生する．虚血性脳卒中に比較して出血性脳卒中の頻度は低いが，死亡率に関していえば後者のほうが高い．わが国では脳出血が17.8％，くも膜下出血が6.8％[8]と，欧米に比較すると，いまだに出血性脳卒中の占める割合は高い．

出血性脳卒中は症状として，頭痛，嘔吐，拡張期血圧110 mmHg以上，髄膜症または昏睡を伴う場合が多い．出血性脳卒中は出血の場所により，脳内出血とくも膜下出血にわけられる．

a. 脳内出血 (intracerebral hemorrhage：ICH)

外傷以外の原因による脳実質内の出血を脳内出血という．国や人種によっても異なるが，脳内出血は脳卒中のなかで2番めに多く，10〜50％を占める[31]．脳内出血の死亡率は高く，脳卒中後7日で35％，1年で59％と報告されている[31]．このうち発症後48時間以内に死亡症例の半数が発生している[31]．また，6カ月生存者で自立できるのは20％にすぎない[31]．脳内出血における主な症状は，片側の上肢あるいは下肢の脱力あるいは麻痺，発語あるいは言語理解における障害，視覚異常，痙攣である．

脳内出血の最も多い原因は高血圧（30〜60％）であり，ついで脳アミロイドアンギオパチー（10〜30％），抗凝固薬（1〜20％），血管構造障害（3〜8％）の順である[2]．慢性高血圧は脳内出血の最も強いリスク因子である．高血圧による脳内出血は，脳実質を走行する穿通動脈が，長期間の高血圧により微小動脈瘤を形成し，それが破綻して発症する（図16）．

一方，最近では抗凝固薬であるワルファリン服用患者の脳内出血症例が増加している．その発生率はこの10年で約3倍になり，脳内出血全体の15％以上を占める[31]．脳アミロイドアンギオパチーとは，全身性のアミロイドーシスに関連しない皮質，皮質下，髄膜の中小血管壁へのアミロイドβの沈着に起因する脳血管疾患をいい，脳小血管病の一つである．

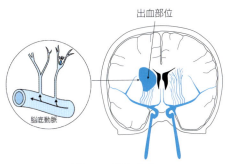

図16 脳内出血
外傷以外の原因による脳実質内の出血を脳内出血という．

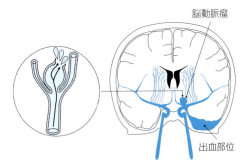

図17 くも膜下出血
脳動脈瘤が破裂し，脳と頭蓋の間に発生した出血が脳を圧迫するため，脳組織に障害が発生する．

b. くも膜下出血（subarachnoid hemorrhage：SAH）

頭蓋骨直下に存在するくも膜の下を走行する動脈が破裂することで生じる（**図17**）．その約3分の1は血管壁の脆弱性が原因でできた脳動脈の膨らみ（瘤，コブ）である脳動脈瘤の破裂による．その他の原因として重度の頭部外傷および動静脈奇形などがある．くも膜下出血は発症率は低いものの，医学的な緊急事態であり，重篤な脳損傷や死をまねきうるため緊急治療を必要とする．

くも膜下出血時の典型的な症状は，数時間から数日持続する突然の非常に強い頭痛，嘔気と嘔吐，意識混濁，昏睡である．患者は突然にきわめて強い頭痛を自覚し，しばしば頸部硬直を伴う．脳動脈瘤破裂によるくも膜下出血患者の約80％が，人生において最悪の頭痛を自覚したと述べている．一方，動脈瘤破裂の2～8週間前には，警告頭痛が40％程度に存在するといわれている[32]．

c. 脳動脈瘤（cerebral aneurysm）

風船のように膨らんだ脳動脈の瘤をいい，出血性脳卒中の原因となる．脳動脈瘤の好発部位はWillis動脈輪である．米国人に関する報告では，脳動脈瘤をもっているか，将来的にそうなる可能性があるのは人口の1.5～5％であるという．しかし，そのすべてが破裂するわけではなく，0.5～3％が出血性脳卒中になるといわれている．脳動脈瘤ができやすい部位は，脳血流により持続的な圧力がかる分岐部に多く，長い時間をかけて風船のように徐々に大きく膨らんでゆく（**図18**）．そして，その径が大きくなるほど破裂しやすくなる．この状態が放置されていると，たとえば血圧が急上昇したときに最も弱い脳動脈瘤が破綻し，出血する．強い興奮や怒りなどが血圧を上昇させ，脳動脈瘤を破裂させるといわれており，高血圧は重要な原因である．また，ワルファリンやDOACsのような抗凝固薬を服用している場合もそのリスクは高い．

脳動脈瘤がいったん破裂すると，積極的に治療を行ったとしても30～40％は死亡し，20～

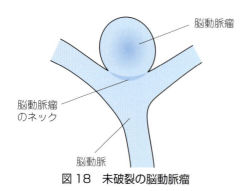

図18 未破裂の脳動脈瘤

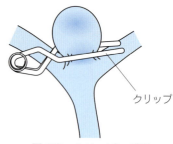

図19 クリッピング術
開頭し，脳動脈瘤のネックをクリッピングすることで破裂を予防する．

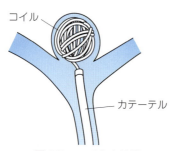

図20 コイル塞栓術
カテーテルを脳血管から動脈瘤に挿入し，柔らかい白金性の細いコイルを挿入して脳動脈瘤を閉塞し，凝固させることで破裂を予防する．

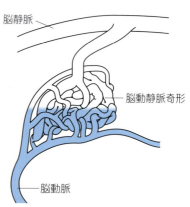

図21 脳動静脈奇形（AVM）
脳動静脈奇形では，動脈が毛細血管を介さず直接に静脈につながっている．

35％は中等度から重篤な脳障害が残り，15～30％は軽度あるいは全く障害を残さないといわれている．また，いったん脳動脈瘤が破裂すれば，再出血の可能性はきわめて高い．

　そこで，破裂を予防するための治療を行うが，治療法は脳動脈瘤の大きさ，位置，形状，患者の全身状態により異なる．破裂のリスクが高い場合は開頭し，脳動脈瘤を露出させ，瘤内への血液流入を遮断するためにその頸部にサージカルクリップをかける（図19）．しかし，最近ではより低侵襲のコイル塞栓術が用いられるようになった．瘤内にカテーテル経由で柔らかいプラチナ製のコイルを充填させ，血液の流入を防ぐという方法である（図20）．

d．脳動静脈奇形（arteriovenous malformation：AVM）

　脳動静脈奇形は動脈と静脈が毛細血管を介さず直接結合した異常な血管をいう（図21）．発生率は人口の1％未満である．静脈に長期間，動脈圧がかかるため，50％以上の高い確率で破裂し，脳内出血を発症する．脳動脈瘤と同様に血圧上昇が破裂の原因となる．治療には，外科

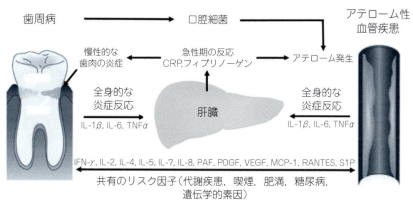

図 22　歯周病と動脈硬化の関連に関する仮説
(Aarabi G, et al.：Atherosclerosis 241（2），2015.[34])より翻訳引用）

的切除，定位放射線治療（放射線照射により脳動静脈奇形を閉塞させる），血管内治療（カテーテルを用いて接着剤やマイクロコイルを挿入し閉塞させる）がある．

e．歯周病と脳卒中

歯周病は慢性炎症として，炎症性サイトカインを介して動脈硬化を促進させるために，虚血性脳卒中のリスク因子であると考えられている[33,34]（図 22）．しかし，その科学的根拠はいまだ十分とはいえず[34,35]，今後の研究が待たれるところである．

2) 一過性脳虚血発作（transient ischemic attack：TIA）

脳動脈の一部が血栓により閉塞し，脳，脊髄または網膜が一時的に虚血になるが，その血栓は短時間で消失し，一過性の神経機能障害をきたすだけの病態をいう[35]（図 23）．症状は虚血性脳卒中と同じであるが，持続時間は数分から 1 時間くらいであり，その後完全に消退する．定義では，症状の持続時間は 24 時間未満となっている．さらに最新の定義では画像診断などで脳に梗塞巣を認めないものとされている．このため，一過性脳虚血発作は脳卒中には含まれない．米国では年間およそ 24 万人の一過性脳虚血発作が発生していると推定されている[36]．

一過性脳虚血発作は「ミニ脳卒中」といわれ，脳梗塞の警告サインである．一過性脳虚血発作後に脳梗塞を起こすリスクは，2 日間で 3.9％，7 日間で 5.5％，30 日間で 7.5％，90 日間で 9.2％である[37]．

一方，一過性脳虚血発作発症後 24 時間以内に治療を開始すれば，20 日後に治療を開始した場合に比較して，90 日以内における虚血性脳卒中リスクが 80％減少するといわれている．一過性脳虚血発作が疑われる場合は，ただちに急性期虚血性脳卒中に対応できる医療施設へ送り，迅速な診断および治療を行う必要がある．

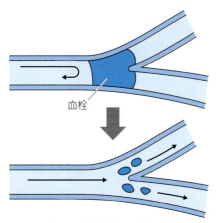

図23 一過性脳虚血発作の機序
一過性脳虚血発作では血栓による脳動脈の閉塞は一過性である．

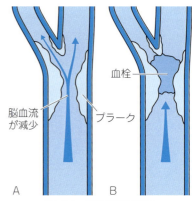

図24 頸動脈狭窄症
A：分岐部がアテローム性動脈硬化症により著しく狭窄し，脳血流が減少した状態．
B：プラーク由来の血栓により頸動脈が閉塞した状態．血栓が血流に乗って，より末梢の脳動脈を閉塞させる場合もある．

(1) 頭蓋内動脈狭窄症（intracranial artery stenosis）

脳内の動脈が狭窄した病態をいう．頸動脈狭窄症と同様に，血管の内壁にプラークが蓄積することによって生じる．

(2) 頸動脈狭窄症（carotid stenosis）

頸動脈狭窄症は，アテローム性動脈硬化症により頸動脈が狭窄する病態である[38]（図24）．経時的にプラークが頸動脈の内腔を狭窄させ，さらに血栓を形成するため，虚血性脳卒中のリスクが上昇する．治療あるいは予防として，狭窄の程度に応じて頸動脈内膜剥離術（carotid endarterectomy：CEA），頸動脈ステント留置術（carotid artery stenting：CAS）あるいは抗血小板薬による内科的治療が行われる．

2. 歯科治療時・口腔ケア時の注意点

知覚麻痺あるいは運動機能障害を伴う脳卒中患者では，口腔清掃状態は不良になりやすく，口腔ケアの重要性は高い[39]．

誤嚥性肺炎の予防として口腔内細菌数を減少させることは理にかなっており，実際に口腔ケアにより肺炎や発熱の回数が少なくなり，肺炎による死亡者数も減少したと報告されてい

る[40,41]．また，口腔ケアは，誤嚥性肺炎の予防として抗菌薬よりも優れているという意見もある．現時点では人工呼吸器関連肺炎予防では弱いながらもエビデンスがあるが，通常の肺炎予防においては十分ではない[42]．しかし，口腔ケアは有害作用が少なく低コストであるため，脳卒中患者におけるルーチンなケアとして実施すべきである．

一方，脳卒中患者は，高血圧，糖尿病，心臓病など全身的偶発症リスクとなる全身疾患をもつことが多いため，歯科治療あるいは口腔ケアにおいて配慮が必要である．

1） 脳卒中の既往のある外来患者における注意点

脳卒中の急性期患者が歯科外来を受診する可能性はほとんどなく，多くは慢性期である．発症はいつか，どんな種類の脳卒中あるいは一過性脳虚血発作か，後遺症は何か，どの程度か，摂食嚥下障害，運動機能障害，抑うつなどの精神症状はないか，などを確認する．

（1）全身疾患に対するリスクマネジメント

全身疾患に対するリスクマネジメントの第一歩は，患者の基本的な医療情報，すなわち，病歴，発症からの期間，回復の程度，治療薬剤，バイタルサイン［血圧，脈拍，経皮的酸素飽和度（SpO_2）］などを収集し，全身状態を確認することである．とくに高血圧症，不整脈，虚血性心疾患などの全身疾患の合併，ならびに服用薬剤の確認は重要である．患者本人から情報が得られない場合は，家族あるいは主治医から情報を得る．処方されている薬剤は内服してもらう．とくに降圧剤，抗てんかん薬等の服用は重要である．

歯科治療・口腔ケアによるストレスはできるだけ小さくする．とくに出血性脳卒中では血圧上昇を避けるためにも重要である[43]．治療時間はできるだけ短くし，不安や痛みを与えないようにする．経口抗凝固薬は持続してもらうが，確実な止血処置が必要となる[44]．

局所麻酔薬は合併する他の循環器疾患なども考慮し，リスクベネフィットの観点から選択する．重篤な心疾患や不整脈の合併がなければ，アドレナリン含有局所麻酔薬は使用できる[45]．血圧上昇を避けるためにも十分な鎮痛が必要である．

歯科治療中・口腔ケアにおける血圧変動はできるだけ小さくする．特に出血性脳卒中患者では重要である．治療当日は処方されている降圧薬を必ず服用してもらう．治療中は血圧，脈拍のモニタリングが必要である（図25）．

誤嚥リスクがある場合の印象採得は，上体をやや起こして採得する．アルジネート印象材で印象採得を行う場合には，流れ込みを防ぐために比較的固めに練る．急激な体位変換は低血圧を招く場合もあるため，できるだけゆっくり行う[46]．補綴装置などの口腔内落下にも注意する．いったん落下させると，口腔内の異物処理がうまくできないために誤嚥する可能性が高い[47]．

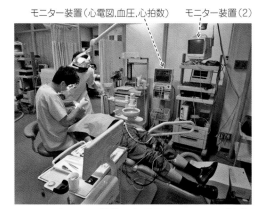

図25 血圧,心拍数,心電図モニタリングを行いながらの外来での歯科治療

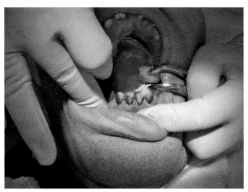

図26 開口が困難な患者における開口器の装着

(2) 脳卒中後数カ月以内の患者に対するリスクマネジメント

この時期は脳卒中再発の可能性が高いため,歯科治療は緊急処置のみが望ましい.緊急処置がほとんどストレスなく実施できるものであればモニタリング下で短時間で終了させる[39].もし,著しい血圧上昇などを認めた場合は,治療を中止し,鎮痛を図るがそれでも血圧が低下しない場合は救急隊(119番)に連絡し,指示に従う.緊急処置が疼痛を伴う場合,局所麻酔を必要とする場合は,専門の歯科医療機関に依頼する.

(3) 運動機能障害・麻痺などへの対応

運動機能障害が存在する場合は,麻痺の種類,程度,部位により介助の方法を変える.麻痺側は右か左か,手か足か,その組合せと程度,嚥下障害や失語などがあるかどうかを評価する.介護者や家族に,家庭ではどの程度の介護が必要か,どのくらいまで自分でできるかなどを確認する[39].

外来では車椅子から歯科用ユニットへの移動(移乗)が問題となる.健側を歯科用ユニットに寄せるが,移動時に麻痺側の手を体や機械との間に挟みやすいうえ,知覚麻痺があれば挟まれても気がつかないことがあるので注意が必要である.また,ユニットに座っていても麻痺側に倒れる場合があるので転落にも注意する.車椅子で可能な治療であれば,頭を後ろから支えるなどの工夫をすることにより,ユニットへの移動を省くこともできる.

歯科治療中に開口を維持できない場合は,患者あるいは家族の承諾を得て開口器を使用するが,歯,歯肉,および口唇の損傷に注意しなければならない(**図26**).

上肢の運動麻痺が残る患者は口腔清掃状態が不良な場合がほとんどである.介護者にブラッシングの意義と方法を教え,介助してもらう必要がある.口腔内精査も困難な場合が多いが,時間をかけて注意深く観察する.口腔内に知覚障害や運動麻痺があると,麻痺側に食物残渣が

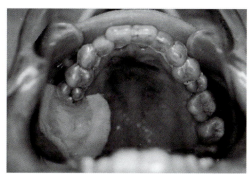

図27 経口抗凝固薬服用患者の抜歯時に用いた止血シーネ

残りやすく，咬傷による潰瘍などがあっても気づかないことがあるので注意が必要である．

　抜歯後にガーゼが噛めない場合は術者が手で圧迫止血を行うが，縫合や局所止血剤挿入など局所止血処置を行ったほうがよい場合もある．経口抗凝固薬（ワルファリンやDOACs）を服用している場合は，止血シーネなどの積極的な局所止血処置が必要となる（**図27**）．

　失語のある患者は意志疎通が困難であるため，疼痛や気分不快あるいは尿意などをうまく表現できない．顔色や動作に注意して，患者の訴えに気を配る必要がある．また，わかりやすい言葉でゆっくり話すようにする．失語症は知能低下や介護者の感情に対する感知能力低下を必ずしも意味しない．患者を傷つける可能性のある不用意な発言は決して行ってはならない．

2) 入院患者，要介護施設入所者における注意点

　脳卒中による入院患者の多くは急性期であり，口腔ケアは医師あるいは看護師からの依頼が中心となる．あらかじめ入院カルテを閲覧させてもらい（あるいは患者情報をもらい），医師あるいは看護師の指示に従って実施する．自己判断は避け，不明な点は必ず医師，看護師に確認し，情報を共有した後に行う．依頼される内容は，歯の動揺や口腔内出血への対応が多い．歯科治療の場合でも，まずは口腔ケアを行い口腔衛生状態を改善させた後に開始する．口腔ケアあるいは治療中に発生する遊離したプラークや食物残渣，血液などを誤嚥（吸引）させないよう細心の注意を払う．特に呼吸管理下で経口挿管の場合は注意が必要である．そのためにも口腔内の吸引は重要である．通常はベッドの頭部側のボードに吸引装置が備え付けてあるためそれを使用する．病棟に常備されている柔らかいカテーテルタイプの吸引チューブは粘膜を損傷するリスクが低く，患者への口腔内刺激も少なく，使いやすい．ただし，うまく使うためには，ある程度の慣れが必要である．

　経口抗凝固療法薬あるいはヘパリンなどが投与されている患者の観血的歯科処置は，前述したように十分な局所止血処置を行う．

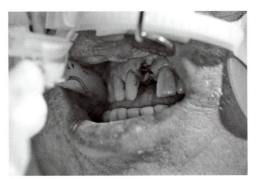

図28 ICUにおける経口気管挿管中の患者の抜歯

患者頭部への不要な物理的刺激は避けなければならない．歯科処置・口腔ケアに集中するあまり，安静が必要な患者の頭部に不要な振動を与えはならない．特に気管挿管されている場合は注意が必要である（図28）．

要介護施設入所者では，認知症などで開口そのものが困難な場合が少なくない．開口を拒否された場合に開口できる確実な方法はない．症例に応じて対応する必要があり，術者側の慣れが必要である．症例により，レストレイナー，開口器，可能であれば静脈内鎮静法などを併用するが，その場合は，患者家族あるいは施設の責任者，あるいは医師の承諾が必要である．

3) 嚥下訓練における注意点

肺炎は脳卒中後の医学的合併症のうちで最も多く，その頻度は5～26％と報告されている[17]．嚥下障害はその原因として重要である．高齢者における嚥下障害の原因はさまざまで，脳卒中以外にも，パーキンソニズム，認知症，薬剤，口腔あるいは咽頭・喉頭の機能的・器質的異常などがある．このうち最も多いのが脳卒中であり，嚥下障害はその42～75％に発生する[48]．脳卒中は虚血性心疾患，高血圧，心房細動，糖尿病など多くの全身疾患がリスク因子であるため，関連する全身的偶発症にも配慮が必要である．

(1) 誤嚥に対するリスクマネジメント

一般に脳卒中後の嚥下機能障害は時間とともに改善する．脳卒中再発などの全身的偶発症のリスクも，時間とともに低下するため訓練の実施時期の決定は重要である．

間接訓練のリスクは直接訓練に比較すれば低い．しかし，Shaker exercise（図29）のような身体的ストレスが比較的大きい訓練は，全身状態に関して事前にコンサルテーションを行うのが望ましい．また，実施前にはバイタルサインの測定と，その安定を確認する必要がある．

直接訓練では咳嗽反射が残存しているか，随意での咳嗽が可能か，湿性嗄声が存在しないか，

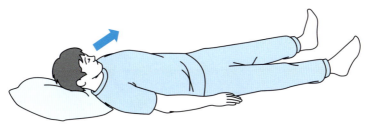

図 29 Shaker exercise

表 3 Japan Coma Scale, 日本昏睡尺度

Ⅲ．刺激をしても覚醒しない状態（3桁の点数で表現）
300　痛み刺激に全く反応しない
200　痛み刺激で少し手足を動かしたり顔をしかめる
100　痛み刺激に対し，払いのけるような動作をする
Ⅱ．刺激すると覚醒する状態（2桁の点数で表現）
30　痛み刺激を加えつつ呼びかけを繰り返すと辛うじて開眼する
20　大きな声または体を揺さぶることにより開眼する
10　普通の呼びかけで容易に開眼する
Ⅰ．刺激しないでも覚醒している状態（1桁の点数で表現）
3　自分の名前，生年月日が言えない
2　見当識障害がある
1　意識清明とは言えない

わが国で提唱された意識レベルを評価するための尺度をいう．意識レベルを大きく3段階に分け，さらに3段階に細分類して評価するため3-3-9度方式とも呼ばれる．グラスゴー・コーマ・スケール（GCS）とともに意識レベルの指標としてよく用いられる．

などについても評価する．慢性呼吸不全など，呼吸器疾患の存在と重症度についても評価を行う．意識レベルはJCS（**表3**）で1桁が必要であり，医療従事者の指示に従うことができなければならない．

意識障害があると誤嚥が発生しても典型的な症状を示さない場合があるため，より注意深い観察が必要である．また，誤嚥が発生した場合の肺炎発症リスクを低下させるために，実施前に口腔ケアを行い，口腔細菌数を減少させておく必要がある．特に誤嚥リスクの高い患者の訓練は，誤嚥あるいは窒息に対応可能な医療機関における実施が望ましい．吸引装置の準備は必須であり，その使用方法にも習熟しておく．

訓練の実施時には患者の嚥下に対する集中を妨げないようにする．姿勢，食物形態および一口量についても配慮する．誤嚥発生時は早期の対応が必要となるため，その徴候を見逃さないよう，嚥下終了まで注意深く観察する．

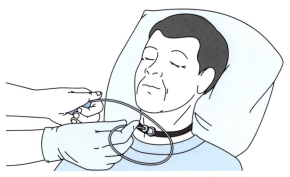
図30 気管切開患者における気管吸引

　誤嚥発生のモニタリングとしてSpO$_2$は有用性が高い．SpO$_2$＜90％あるいはベースラインよりも2％以上の低下が持続する場合は，誤嚥発生のリスクが高いといわれている[49]．SpO$_2$低下を認めた場合は訓練を中止し，呼吸音を聴取し，必要な場合は医師に診察を依頼する．新たな湿性嗄声あるいはその増悪が認められた場合も依頼したほうがよい．嚥下終了後は必要に応じて反復嚥下を指示する．

　気管切開後の患者は嚥下機能が低下し，誤嚥リスクは上昇している．正常な喉頭挙上の障害，咽頭・喉頭の感覚低下，異物喀出障害，カフによる食道入口部の圧迫などが原因である．訓練は，できれば気管切開から離脱し，切開部閉鎖後に行うのが望ましいが，不可能な場合はカフの脱気，カフなしカニューレへの変更，気管切開口の位置変更などの対策を行う．

　気管切開患者ではしばしば気管吸引を必要とする（**図30**）．吸引には気管支粘膜等の損傷，低酸素血症，無気肺，感染などのリスクがあるため，必要な場合（分泌物が存在する場合）にのみ，注意して行う．低酸素が予測される場合は実施前に十分な酸素化を行い，短時間で終了させる．最少の侵襲で十分な吸引ができるよう，日頃から手技に習熟しておく必要がある．

　病院内で実施する場合は，誤嚥や窒息発生に対する救急対応が容易な，昼間の時間帯に行うのが望ましい．その場合は，看護師の協力が得られるよう配慮する．一方，在宅で行う場合は施行者が誤嚥や窒息に対応できるだけのスキルが必要である．吸引器やパルスオキシメーターなども用意する．

(2) 全身的偶発症に対するリスクマネジメント

　脳卒中患者にある程度の運動負荷を加えても，重篤な心血管系合併症のリスクは許容できるという報告もあるが，一方で，心血管系疾患を合併する脳卒中患者のリハビリテーションにおける心血管系偶発症の発生率は3倍に上昇するともいわれている[50]．このような患者では心血管系の偶発症に対するリスクマネジメントが必要である．

　身体的ストレスを伴い，心筋酸素消費量を増大させるような負荷を加える訓練では，バイタ

ルサインのモニタリングが必要である．わが国の Shaker exercise に関する研究では，健康成人においてさえ収縮期血圧≧20 mmHg の上昇が 10％以上に認められ，最高で≧60 mmHg の上昇を示した者も存在したという[51]．脳卒中では高血圧が重要なリスク因子である．摂食機能療法においても著しい血圧上昇は避けなければならない．

リスクの高い不整脈を有する患者では，ストレスによりそれらが誘発される可能性がある[52]．また，虚血性心疾患を合併する患者では心筋虚血発作のリスクも考えなければならない．しかし，高齢者では無症候性心筋虚血が増加するため，胸部不快感などの自覚症状だけに頼るのは危険である．可能であれば，心電図などのモニタリングが望ましい．

嚥下障害の原因が心房細動による脳梗塞である場合は，一般にワルファリンや DOACs が投与されている．ラフな吸引操作や fiber scope 操作で口腔・咽頭粘膜を損傷させないよう十分な注意が必要である．

（3）その他の問題点への対応

その他の注意点として，抑うつ症状の患者では精神面で配慮する，補綴装置の着脱が困難な場合は可撤式よりも固定式を選択する，口腔清掃が不十分な場合は清掃性の高い補綴装置にする，車椅子の人と話すときには目線の高さを合わせる，などに注意する．

〈大渡凡人〉

文　献

1) Sacco RL, Kasner SE, Broderick JP, Caplan LR, Connors JJ, Culebras A, et al.：An updated definition of stroke for the 21st century：A statement for healthcare professionals from the American Heart Association/American Stroke Association. Stroke, 44（7）：2064-2089, 2013.
2) Hankey GJ：Stroke. Lancet, 6736（16）：1-14, 2016.
3) AHA/ASA：Guidelines for the primary prevention of stroke. Stroke, 45：3754-3832, 2014.
4) Hankey GJ, Blacker DJ：Is it a stroke？ Bmj, 350（jan15 1）：h56-h56, 2015.
5) Yew KS, Cheng E：Acute stroke diagnosis. Am Fam Physician, 80（1）：33-40, 2009.
6) Davis DP, Robertson T, Imbesi SG：Diffusion-weighted magnetic resonance imaging versus computed tomography in the diagnosis of acute ischemic stroke. J Emerg Med, 31（3）：269-277, 2006.
7) Feigin VL, Norrving B, George MG, Foltz JL, Roth GA, Mensah GA：Prevention of stroke：a strategic global imperative. Nat Rev Neurol, 12（9）：501-512, 2016.
8) Hata J, Ninomiya T, Hirakawa Y, Nagata M, Mukai N, Gotoh S, et al.：Secular trends in cardiovascular disease and its risk factors in Japanese：Half-century data from the hisayama study（1961-2009）. Circulation, 128（11）：1198-1205, 2013.
9) Suzuki K, Izumi M：The incidence of hemorrhagic stroke in Japan is twice compared with western countries：the Akita stroke registry. Neurol Sci, 36（1）：155-160, 2015.
10) Toyoda K：Epidemiology and registry studies of stroke in Japan. J Stroke, 15（1）：21-26, 2013.
11) 荒木信夫，大櫛洋一，小林祥泰：1. 病態別・年代別頻度．脳卒中データバンク 2015，小林祥泰

編，18-19，中山書店，東京，2015．
12) O'Donnell MJ, Denis X, Liu L, Zhang H, Chin SL, Rao-Melacini P, et al.：Risk factors for ischaemic and intracerebral haemorrhagic stroke in 22 countries（the INTERSTROKE study）：A case-control study. Lancet, 376（9735）：112-123, 2010.
13) Shigematsu K, Watanabe Y, Nakano H：Weekly variations of stroke occurrence：an observational cohort study based on the Kyoto Stroke Registry, Japan. BMJ Open, 5（3）：e006294-e006294, 2015.
14) Langhorne P, Stott DJ, Robertson L, MacDonald J, Jones L, McAlpine C, et al.：Medical complications after stroke：A multicenter study. Stroke, 31（6）：1223-1229, 2000.
15) Kalaria RN, Akinyemi R, Ihara M：Stroke injury, cognitive impairment and vascular dementia. Biochim Biophys Acta-Mol Basis Dis, 1862（5）：915-925, 2016.
16) Mijajlović MD, Pavlović A, Brainin M, Heiss W-D, Quinn TJ, Ihle-Hansen HB, et al.：Post-stroke dementia—a comprehensive review. BMC Med, 15（1）：11, 2017.
17) Finlayson O, Kapral M, Hall R, Asllani E, Selchen D, Saposnik G：Risk factors, inpatient care, and outcomes of pneumonia after ischemic stroke. Neurology, 77（14）：1338-1345, 2011.
18) Mourão AM, Lemos SMA, Almeida EO, Vicente LCC, Teixeira AL：Frequency and factors associated with dysphagia in stroke. CoDAS, 28（1）：66-70, 2016.
19) Martino R, Foley N, Bhogal S, Diamant N, Speechley M, Teasell R：Dysphagia after stroke：Incidence, diagnosis, and pulmonary complications. Stroke, 36（12）：2756-2763, 2005.
20) Ettehad D, Emdin CA, Kiran A, Anderson SG, Callender T, Emberson J, et al.：Blood pressure lowering for prevention of cardiovascular disease and death：A systematic review and meta-analysis. Lancet, 387（10022）：957-967, 2016.
21) Luengo-fernandez R, Paul NLM, Gray AM, Sarah T, Bull LM, Welch SJ V, et al.：A population-based study of disability and institutionalisation after TIA and stroke：10-year results of the Oxford Vascular Study. Stroke, 44（10）：2854-2861, 2015.
22) Poon MT, Fonville AF, Salman R, Al-Shahi：Long-term prognosis after intracerebral haemorrhage：systematic review and meta-analysis. J Neurol Neurosurg Psychiatry, 85（6）：660-667, 2014.
23) Coull AJ, Lovett JK, Rothwell PM：Primary care. BMJ, 44：13-15, 2004.
24) Caplan LR：Lacunar infarction and small vessel disease：pathology and pathophysiology. J stroke, 17（1）：2-6, 2015.
25) Neville F, Parvin F, Leiden FV：Cerebrovascular disease clinical presentation. Washington Manual®, 33rd Ed. 1-5, 2010.
26) Buchwald F, Norrving B, Petersson J：Atrial fibrillation in transient ischemic attack versus ischemic stroke. Stroke, 47（10）：2456-2461, 2016.
27) Toyoda K, Arihiro S, Todo K, Yamagami H, Kimura K, Furui E, et al.：Trends in oral anticoagulant choice for acute stroke patients with nonvalvular atrial fibrillation in Japan：The SAMURAI-NVAF Study. Int J Stroke, 10（6）：836-842, 2015.
28) Berkhemer OA, Fransen PS, Beumer D, van den Berg LA, Lingsma HF, Yoo AJ, et al.：A randomized trial of intraarterial treatment for acute ischemic stroke. N Engl J Med, 372（1）：11-20, 2014.
29) AHA/ASA：Stroke Treatments. 2-3, American Heart Association, 2013.
30) Fiehler J, Gerloff C：Mechanical thrombectomy in stroke. Dtsch Arztebl Int, 112（49）：830-836, 2015.
31) de Oliveira Manoel AL, Goffi A, Zampieri FG, Turkel-Parrella D, Duggal A, Marotta TR, et al.：

The critical care management of spontaneous intracranial hemorrhage: a contemporary review. Crit Care, 20: 272, 2016.
32) Yew KS, Cheng EM: Diagnosis of acute stroke. Am Fam Physician, 91 (8): 528-536, 2015.
33) 大渡凡人:口腔ケア―糖尿病と歯周病,そして口腔ケア―.総合医・一般医のための高齢者糖尿病診療マニュアル,下門顕太郎編,117-121,メディカル・サイエンス・インターナショナル,東京,2015.
34) Aarabi G, Eberhard J, Reissmann DR, Heydecke G, Seedorf U: Interaction between periodontal disease and atherosclerotic vascular disease-Fact or fiction? Atherosclerosis, 241 (2): 555-560, 2015.
35) Lockhart PB, Bolger AF, Papapanou PN, Osinbowale O, Trevisan M, Levison ME, et al.: Periodontal disease and atherosclerotic vascular disease: does the evidence support an independent association?: a scientific statement from the American Heart Association. Circulation, May 22; 125 (20): 2520-2544, 2012.
36) Kernan WN, Ovbiagele B, Black HR, Bravata DM, Chimowitz MI, Ezekowitz MD, et al.: Guidelines for the prevention of stroke in patients with stroke and transient ischemic attack: A guideline for healthcare professionals from the American Heart Association/American Stroke Association. Stroke, 45 (7): 2160-2236, 2014.
37) Johnston SC, Rothwell PM, Nguyen-Huynh MN, Giles MF, Elkins JS, Bernstein AL, et al.: Validation and refinement of scores to predict very early stroke risk after transient ischaemic attack. Lancet, 369 (9558): 283-292, 2007.
38) Ringer A: Carotid stenosis (carotid artery disease). Mayf Certif Heal Info., 1-5, 2016.
39) 大渡凡人:2 神経疾患.全身的偶発症とリスクマネジメント―高齢者歯科診療のストラテジー―,第1版,186-226,医歯薬出版,東京,2012.
40) Yoneyama T, Yoshida M, Ohrui T, Mukaiyama H, Okamoto H, Hoshiba K, et al.: Oral care reduces pneumonia in older patients in nursing homes. J Am Geriatr Soc, 50 (3): 430-433, 2002.
41) Akutsu Y, Matsubara H, Shuto K, Shiratori T, Uesato M, Miyazawa Y, et al.: Pre-operative dental brushing can reduce the risk of postoperative pneumonia in esophageal cancer patients. Surgery, 147 (4): 497-502, 2010.
42) Kumar S, Selim MH, Caplan LR: Medical complications after stroke. Lancet Neurol, 9 (1): 105-118, 2010.
43) 吉井詠智,大渡凡人,竹内周平,上野太郎,常倍健矢,西亀 元,他:抜歯翌日に脳幹出血を発症し死亡した高齢者の1症例.老年歯学,28 (2): 228-229, 2013.
44) 大渡凡人,俣木志朗:全身疾患と歯科治療の最前線―新しい抗凝固薬(NOACs)服用患者の安全な歯科治療を実現するには―.東京歯科医師会誌,63 (8): 327-333, 2015.
45) 大渡凡人:心・循環器疾患患者に対する歯科用局所麻酔薬は何が適切であるか? 重篤な循環器疾患患者の観血的歯科処置における局所麻酔薬使用の現状と問題点について.有病者歯科医療,24 (4): 250, 2015.
46) 大渡凡人,竹内周平,上野太郎,寺中 智,山田千晴,井口寛弘,他:高齢者歯科治療における一過性意識障害 失神(syncope).老年歯学,25 (2): 261, 2010.
47) 大渡凡人,市川賢一,植松 宏:典型的な症状を欠いた後期高齢者における気管支異物の1症例.老年歯学,14 (3): 307-310, 2000.
48) Tippett DC: Clinical challenges in the evaluation and treatment of individuals with poststroke dysphagia. Top Stroke Rehabil, 18 (2): 120-133, 2011.
49) Lim SH, Lieu PK, Phua SY, Seshadri R, Venketasubramanian N, Lee SH, et al.: Accuracy of bedside clinical methods compared with fiberoptic endoscopic examination of swallowing (FEES) in determining the risk of aspiration in acute stroke patients. Dysphagia, 16 (1): 1-6, 2001.

50) Roth EJ, Mueller K, Green D：Stroke rehabilitation outcome：impact of coronary artery disease. Stroke, 19（1）：42-47, 1988.
51) 前田広士, 藤島一郎：頭部挙上訓練の至適負荷量 日本における健常成人の持続頭部挙上時間と反復頭部挙上回数. 嚥下医学, 2（1）：82-91, 2013.
52) 山田千晴, 大渡凡人, 上野太郎, 青木香子, 齋藤有美, 下山和弘, 他：歯科治療中に Wide QRS Tachycardia を認めた高齢ペースメーカー植込み患者の1症例. 老年歯学, 26(2)：179-180, 2011.

第8章

パーキンソン病患者の口腔健康管理

1. パーキンソン病とは

　主に中年以降に発症する原因不明の変性疾患で，1817年に英国のJames Parkinsonにより紹介され，その後，フランスのJean-Martin Charcotによりパーキンソン病（Parkinson's disease：PD）と名づけられた．これは，中脳黒質のドパミン作動性ニューロンが変性することにより，ドパミンの放出が減少し，これにより大脳基底核による運動制御が障害される神経変性疾患で，運動の滑らかさに関与している黒質-線条体ドパミン神経路が障害を受け，相対的にAcetylcholine神経優位となりスムーズな運動ができなくなる．

　病因としては遺伝子要因，環境要因，遺伝子-環境の相互要因があると考えられている．

1) 疫　学

　有病率は本邦では人口10万人あたり100～150人（欧米では150～200人）と推定されており，わが国でも人口構成の高齢化に伴い有病率は増えている．平成26年の推計患者数は32万8千人で，発症年齢は50～65歳に多いが高齢になるほど発病率が増加する．40歳以下で発症するPDは若年性パーキンソン病と呼ばれる．1972年からは難病（特定疾患）に指定され，医療費の公費負担が行われている．

2) 診　断

　本邦における神経難病の特定疾患認定用に使用されている診断基準は，**表1**のとおりであるが[1]，これらの他にもさまざまな運動症状，非運動症状がみられる．

　また，臨床における運動障害の評価については，**表2**のような分類[2]が汎用されている．詳細な症状を把握するための評価尺度としMDS-UPDRS（Movent Disorder Society-Sponsored Revision of the Unified Parkinson's Disease Rating Scale）[3]が使用されている．

　特定疾患治療費の対象はHoehn & Yahrの重症度分類3度以上，生活機能障害度が2度以上のものとなる．

表1 パーキンソン病診断基準

1. 自覚症状
    1) 安静時にふるえがある（四肢またはあごに目立つ）．
    2) 動作が遅く，一つの動作に時間がかかる．
    3) 歩行がのろく，うまく歩けない．
2. 神経所見
    1) 毎秒4～6回ほどのゆっくりしたふるえが安静時に起こる．
    2) 無動・寡動，仮面様顔貌，低く単調な話し声，動作の緩慢，姿勢をうまく変えることができない．
    3) 歯車現象を伴う，こわばり（筋強剛）がある．
    4) 姿勢・歩行障害：前傾姿勢，歩行時に手を振らない，歩き出すと止まらない（突進現象），小刻み歩行，立ち直り反射障害
3. 臨床検査所見
    1) 一般的な検査には特異的な異常がない．
    2) 脳の画像検査（CT，MRI）では，明らかな異常がない．
4. 鑑別診断
    1) 血管障害性の病気ではないことが証明されている．
    2) 薬剤性の病気ではないことが証明されている．
    3) その他の変性疾患ではないことが証明されている．
5. 診断の判定
    次の1)～5)のすべてを満たすものをパーキンソン病と診断する．
    1) 経過は進行性である．
    2) 自覚症状で，上記のいずれか1つ以上がみられる．
    3) 神経所見で，上記のいずれか1つ以上がみられる．
    4) 抗パーキンソン病薬による治療で，自覚症状や神経所見の明らかな改善がみられる．
    5) 鑑別診断で，上記のいずれの病気でもないことが証明されている．
6. 参考事項
    1) パーキンソン病では神経症候に左右差を認めることが多い．
    2) 深部反射の著しい亢進，バビンスキー徴候陽性，初期からの高度の認知症，急激な発症はパーキンソン病らしくない所見である．
    3) 画像所見で，著明な脳室拡大，著明な大脳萎縮，著明な脳幹萎縮，広汎な白質病変などは，パーキンソン病に否定的な所見である．

※診断的治療で判断が可能
　L-ドパ製剤による診断的治療で症状が明らかに改善された場合は，ほぼパーキンソン病と診断することができる．
　薬の効果が現れる期間は，およそ1～2週間．薬の効果が現れない場合は，パーキンソン病の可能性は低い．

(出典：「特定疾患・神経変性疾患調査研究班パーキンソン病診断基準」厚生労働省[1])

3) 症　状

　PDには次の四大臨床症状，すなわち静止時振戦：rest tremor，筋固縮・筋強剛：rigidity，無動：akinesia（運動緩慢：bradykinesia），姿勢反射障害：postural reflex disturbance があり，PDの診断には，少なくとも2つが存在することが重視される[4]．また，運動症状の他に自

表2 パーキンソン病重症度分類

Hoehn & Yahr の重症度分類[2]		生活機能障害度	
0度	パーキンソニズムなし	1度	日常生活，通院に介助を要さない．
1度	一側性パーキンソニズム		
1.5度	一側性パーキンソニズム＋体幹障害		
2度	両側性パーキンソニズムだが平衡障害なし		
2.5度	軽度両側性パーキンソニズム＋後方突進あるが，自分で立ち直ることができる	2度	日常生活，通院に部分的介助を要する．
3度	軽～中等度パーキンソニズム＋平衡障害 肉体的には介助不要		
4度	高度のパーキンソニズム 歩行は介助なしで何とか可能		
5度	介助なしでは車いす使用または寝たきり	3度	日常生活では全面的に介助を要する．独立では歩行起立不能．

律神経症状や精神症状などの非運動症状もみられる．

(1) 運動機能の症状（錐体外路症状）

黒質ドパミン神経細胞の50％が変性して，線条体ドパミンの80％が減少することで発症する[5]．すなわち，運動症状が出現する前に，PDは発病している．

a. 静止時（安静時）振戦（rest tremor）

随意的に収縮しておらず，全く重力がかからないように支持されている部位に出現する振戦と定義され[6]．じっとしているときは振戦がみられる．

初発時では最も多くみられる症状で，発症時では69％に，全経過では75％の患者にみられる[7]．上肢の遠位にみられ，振戦は4～6 Hz，指で丸薬を捏ねるような運動（pill-rolling tremor）が特徴的であるが，下肢（tapping振戦），口唇（rabbit syndrome），下顎にも出現し，長期にわたる下顎の振戦は関節包や靱帯を弛緩させ，顎関節脱臼の原因ともなる[8]．

四肢の振戦における特徴は，発症から進行期まで左右差が認められることであるが，希に左右差が不明確な症例もある．また，精神的緊張を高めることによっても，振戦は出現，増大する．動作時には消失または軽減し，睡眠時には消失するためADLそのものへの影響は大きくないとされる．

b. 筋固縮・筋強剛（rigidity）

PD患者では，黒質の変性により大脳基底核の運動制御機構が障害されているために，他動的に患者の関節を屈曲伸展させようとすると，筋トーヌス（緊張）の亢進が起こり，抵抗を示すようになる．

これには，筋トーヌスの亢進に振戦が重畳した状態で，ガクガクと歯車がかみ合うような抵

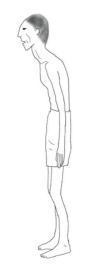 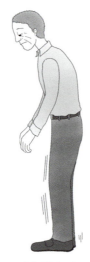 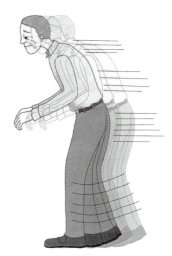

図1 パーキンソン病患者の姿勢　　図2 歩行障害（すくみ足）　　図3 歩行障害（加速歩行）

抗がある歯車現象(cogwheel phenomenon)[9]や屈曲した関節を伸展させようとすると鉛を曲げるときのような一様の抵抗をしめす鉛管現象（lead-pipe rigidity）などがあり，左右差がみられ，これらの症状は，手首，足首から体幹，頸部に至るまでみられ，疼痛の訴えも多い．

c. 無動：akinesia（運動緩慢 bradykinesia）

　PD 患者の ADL や QOL を著しく低下させる症状の一つである．ほぼすべての患者に生じ，自発動作や身振りの減少，瞬目の減少を伴う表情の減少（仮面様顔貌），単調言語・発声不全，小字症（書字が小さくなる），椅子からの立ち上がり・寝返り・車の乗り降り困難，小刻み歩行，歩行スピード低下というさまざまな症状に反映される．

d. 姿勢反射障害：postural reflex disturbance

　PD 患者の 30％以上に頸部，体幹，四肢に姿勢異常を呈する報告がされている[10]．

　身体の重心の動揺に対して筋を収縮させてバランスをとりながら姿勢を修正する機能が障害されるため，立位では首を前方に突き出し，上半身は前屈み，膝を軽く曲げた前傾姿勢となる（図1）．これは，後方への転倒を防ぐための代償性反応であるといわれている[11]．姿勢維持の安定性は，疾患の進行と共により低下し，後方へ倒れやすくなる．

e. その他の運動症状

①歩行障害

　歩幅，歩行速度は減少し肘を軽度屈曲させ，前傾姿勢で地面を擦るように小股歩きをする．通常，歩隔は正常である．

　病初期には歩行速度の低下や歩幅減少が特徴となることも多いが，進行期にはすくみ足（図2）や加速歩行（図3），姿勢不安定が出現し，歩行障害は複雑化，重症化して，転倒に

表3 各ステージにおける摂食嚥下障害の病態

摂食ステージ	病態
先行期	うつや認知症による食べる意欲の低下 筋強剛や振戦による顎や上肢の摂食動作障害 摂食姿勢の不安定
準備期（咀嚼期）	舌の運動不良による食塊形成不全
口腔期	舌の前後運動と舌根の固縮による食塊の咽頭への送り込み不良
咽頭期	嚥下反射の遅延 咽頭蠕動や喉頭挙上の減弱 咽頭筋の収縮や舌根の後方への運動が弱く喉頭蓋谷，梨状窩への食渣残留
食道期	上部食道筋の機能不全 食道蠕動の減弱 胃食道逆流

至ることも多くなる[12]．すくみ足は，歩き出しや方向転換時，狭路通行時に，一歩が出なくなる現象で，膝の振戦を伴うことが多いが，階段や横線などの視覚刺激で消失する[13,14]．

②摂食嚥下障害

PDの死因で最も多いのは肺炎[15]で，原因は嚥下障害と考えられている．患者の約半数に存在[16]し，合併時期が必ずしも他の運動機能障害の発症とは一致せず，自覚症状が乏しい．病初期から障害を認めることもあるが，原因はドパミン分泌の減少だけでなく，複数の複合的原因の結果と推察されている．舌や口唇に振戦を認めることもあるが，これらにより咀嚼や食塊の送り込みが著しく阻害されることはない．

障害の動態は，嚥下運動過程のいずれの期にも**表3，4**のさまざまなタイプの異常がみられる[17~23]．

（2）非運動症状

PD患者のQOLを大きく阻害するものであるが，しばしばL-ドパ抵抗性であり治療を困難にすることが多い[24]．

a．起立性低血圧

合併頻度は78％といわれている[25]が，典型的なPDでは，早期に起立性低血圧を認めず，疾患の進行によって出現する[26]．原因としてはPDによる交感神経節後線維の障害によるものと抗PD薬の副作用によるものがあるといわれているが，近年ではL-ドパの悪影響はないという見解が多数である[27,28]．

また，起立性低血圧に合併して，食後に血圧低下がみられることもある．

b．消化管運動障害（胃食道逆流，便秘，イレウス）

ほぼ70％においてみられ，しばしば運動障害に先行する．特に便秘はQOLの大きな阻害因

表4 摂食嚥下障害の原因

1. 錐体外路症状
   嚥下運動全体に影響し，wearing off 現象や on off 現象のある患者では on 状態に比べ off 状態では嚥下機能が悪化していると考えられる．
   錐体外路症状による嚥下障害は，準備期や口腔期に異常が現れ，舌の無動・寡動や運動開始の障害のため，食物を咽頭に送り込むことや口腔内で保持することが難しくなる[17〜19]．

2. 中枢パターン発生器の障害
   嚥下に関する中枢パターン発生器の異常により，嚥下反射後の咽頭収縮の遅れや，上部食道括約筋の弛緩不全や開大時間の短縮など，連続した嚥下運動の障害がみられる[20, 21]．

3. 咽頭・喉頭の感覚障害
   舌咽神経などの感覚神経の変性のため咽頭に送り込まれた食物に対する知覚が障害され，嚥下反射惹起の遅れや不顕性誤嚥の発生が現れる可能性があり，この遅れが嚥下障害の原因となりうる．

4. 嚥下関連筋群の運動障害
   嚥下造影検査において，咽頭腔の拡張や咽頭筋群の収縮不全を認め，嚥下後に喉頭蓋谷や梨状窩に残留を認めることが多い[22]．
   これは，咽頭筋群の支配神経の変性が起こり，これが筋力低下や筋萎縮の原因となり咽頭期の障害を引き起こしている可能性がある．

5. 姿勢異常
   PD では，しばしば上体が前屈し，正面視において，頸部が伸展位となる．
   これにより頸椎による咽頭や食道入口の圧迫が強くなり咽頭での食物輸送が妨げられる[23]．また，首下がりのある患者では，食物の送り込みを重力に逆らって行わなければならないため，しばしば口唇から唾液や食物が漏れ出る．病期の進行とともに喉頭挙上も障害を受け，誤嚥のリスクは高まる．

子である[29,30]．便秘の原因としては，消化管の運動低下の他，排便時の骨盤底筋と肛門括約筋の協調運動の障害も一因となる．

c. 排尿障害

蓄尿障害が主体といわれており，尿意切迫，頻尿，尿失禁など過活動膀胱の症状をみるものが多くみられる[31]．筋強剛や寡動と相関しているといわれる．

d. 発汗障害

約半数にみられ，発汗過多，低下のいずれもみられ，発作性に顔面や背中に激しい多汗がみられることもある[32]．

e. 性機能障害

70％にみられる．

f. 流涎

PD の進行により頻度は増加するが，唾液量そのものは減少しているとの報告[33]が多く，唾液の嚥下回数の減少や，前傾姿勢などがその原因と考えられている．

昼間の流涎患者は不顕性誤嚥のリスクが高く[34]，呼吸器感染やこれに続く死亡のリスクを高

くする[35]）．

g. 嗅覚障害

嗅覚障害は多くの場合，PDの臨床診断時にはすでに両側性に発生しており[36]），その重症度は，運動障害の程度とは相関しない．また，PDにおける嗅覚障害の特徴として臭いの検知・識別・同定といった複数の機能が障害され[37]），ドパミン不応性症状の一つと考えられている．

h. 痛み

痛みの有病率は，40〜85％におよび[38]），痛みがPD発症の初発症状となることもあり，病初期には，肩の痛み，頸の拘縮，下肢の痛みを訴えることもある．多くの症例では運動合併症を伴う時期に出現し，口腔内・胸部・腹部の痛みとして認められることもある．

一般に疼痛は侵害受容性疼痛と神経障害性疼痛に分類されるが，PDにおける痛みは両者が関連している可能性がある．侵害受容性疼痛は，骨・関節・筋肉などの体性組織や内臓に関する痛みでジストニアや異常姿勢，筋トーヌスの亢進で引き起こされる．

一方，神経障害性疼痛は痛みの伝達路の障害によるもので，姿勢異常による神経根痛や灼熱感や痙攣様疼痛など中枢性のものがある．

i. 睡眠障害

PDの74〜98％が経験する症状で，無動などの運動障害，ドパミン製剤などの薬の影響による諸問題・精神症状や他の睡眠障害の合併などで出現している[39]）．

また，近年，睡眠中に夢内容と一致して異常な行動を呈するレム睡眠行動障害（REM sleep behavior disorder：RBD）は運動障害の前駆症状として注目されている．臨床的には，突発的睡眠がしばしば問題となっている．

これらの原因は多様なため，詳細を十分に検討した上で対応する必要がある．

（3）精神症状

特に認知機能障害，幻覚，妄想，うつなどの非運動性症状は，運動障害以上に介護者の負担となり[40]），患者や介護者のQOLを劣化させる[41]）．

a. 認知機能障害

ドパミン作動薬の副作用と考えられていたが，病気自体と外的要因による複雑な相互作用によるものと現在は考えられている．

PDに伴う認知症はレビー小体型認知症と共に，レビー小体病（Lewy body disease：LBD）と考えられている[42]）．

PDにおける認知機能障害は，ある目的を達成するための計画，準備，調整を行うことのできない遂行機能障害だけでなく，注意障害や視空間認知障害等を病初期から呈する．これらの症状は，病気の進行と共に増悪する．

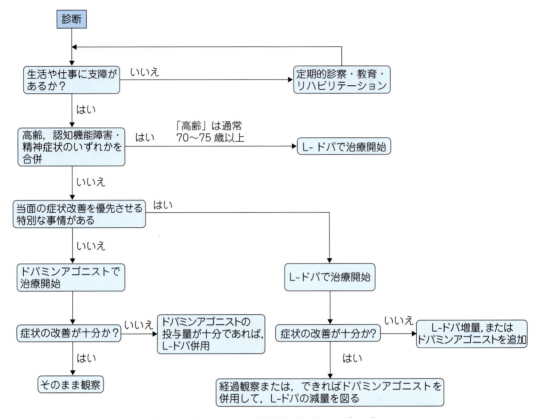

図4 パーキンソン病初期の治療アルゴリズム
（日本神経学会監修：パーキンソン病治療ガイドライン2011.[45]より転載）

b. 幻覚

　幻覚とは存在しない刺激を感覚として認識してしまう異常知覚で，幻視，幻聴，幻触，幻臭などがある．PDに伴う合併率は30〜60％と報告されているが[43]，幻覚はパーキンソン病薬に起因するものではないという報告もあり，複数の要因により発現するものと理解されている．

c. うつ病

　合併率は7〜76％と報告にばらつきがあり，病期によっても変化するが，PDに合併するうつは，易疲労，意欲や自発性の低下，興味の減退が中心で一般的なうつと比べ罪業感，自責感，罪業妄想はまれで，自殺率は低く，日内変動は少ない[44]．PDがうつで発症し，その後，運動症状が出現することもある．

　PDにおけるうつは病理学的変化を背景に発症しているため，一般的なうつ病と異なり，小うつ病，気分変調障害，意欲や自発性の低下（アパシー）が多くみられる．

　治療としてはドパミン作動薬を中心に行い，運動症状の改善によりうつ症状の改善も期待できる．

表5 L-ドパとドパミンアゴニストとの比較

	L-ドパ	ドパミンアゴニスト
運動症状の改善効果	優れている	やや劣る
認知障害・精神症状のない場合の安全性	同等かやや優れている	同等かやや劣る
高齢者・認知障害がある場合の安全性	優れている	やや劣る
将来の運動合併症のリスク（日内変動・ジスキネジア）	相対的に高い	相対的に低い

4）治 療

現在行われている治療法では，ドパミンを補充するという対症療法が中心で，ADLの低下やQOLの改善を図ることはできるが，PDの主たる原因であるドパミン神経の変性に対する治療，すなわち変性を抑制し症状を悪化させない治療や薬はない[45]（図4）．

（1）薬物療法

a．L-ドパ

最も効果的な抗パーキンソン薬であるが，長期投与により運動合併症が高率に起こる．この問題は，L-ドパの短い半減期にあり，パルス状にドパミン受容体を刺激することに起因する[46]．また，非運動症状への影響はドパミンアゴニストより少ない．

b．ドパミンアゴニスト

脳内でドパミンと同様にドパミン受容体に作用し効果を示す．ドパミンに比べ血中半減期が長いが，L-ドパに比べると副作用の頻度が高く，特に幻覚などの精神症状が出現しやすい[47]（表5）．

上記の2つの薬剤が治療の中心的役割を果たしているが，両者とも長所，短所[48]があるので，これらを理解したうえで使用する必要がある．また，さらなる改善を期待して，MAO-B阻害薬，COMT阻害薬・ゾニサミド・アマンタジン・抗コリン薬・ドロキシドパ・アデノシンA2A受容体拮抗薬などがその補助剤として使用される．

c．ドパミン補充療法による運動障害（合併症）

L-ドパの服用開始により運動症状が改善し，多くの患者はその治療効果に満足するが，数年経過すると一日のうち調子のよい時間帯と悪い時間帯が出てくる．

この日内変動には，wearing-off現象，no on・delayed on現象，on off現象の3つのタイプがみられる．これらの現象の機序は不明であるが，薬剤耐性が本質であるとの説もある[49]．

①wearing-off現象

薬を服用すると症状がよくなるが，以前のように効果が長く続かず，次第に効果が薄れて症状が悪化するという現象で，5年で約30%，7年で約50%に出現するといわれている（図5）．

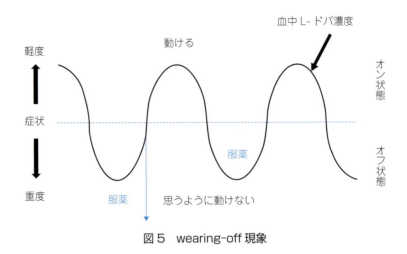

図5　wearing-off 現象

これは，脳内のドパミン濃度が低下してドパミン受容体が十分に刺激されないことによって起こる．

②no on・delayed on 現象

薬を服用しても効果が現れなかったり，効果が現れるのに時間がかかるタイプの日内変動でL-ドパの腸からの吸収や脳への移行が不良によって起こる．

③on off 現象

L-ドパ製剤の服用時刻と関係なく，突然症状がよくなったり，悪くなったりする現象で，原因は不明である．

④ジスキネジア

自分の意志とは関係なく，頭や四肢，体幹が勝手に動いてしまう不随意運動の一種である．wearing-off 現象や on off 現象のある患者に多くみられ，進行すると，薬が効き始めた頃と，きれはじめた頃の2回起こる場合がある．

症状が強く出ると，椅子に座っていられなくなったり，歩行困難となることもある．これは，長期にわたりドパミン受容体にドパミンの刺激が繰り返されていると，神経回路に変化が起こり，脳内のドパミン濃度の変化に脳が敏感に反応するためといわれており，若くして発症したものほど起こりやすい．

(2) 外科療法：脳深部刺激療法（deep brain stimulation：DBS）

脳内に留置した電極からの電気刺激により，脳局所の神経機能を修飾して，PDを治療する方法で，すなわち大脳基底核における神経回路網の機能的異常を制御する．過剰に興奮した，淡蒼球内節や視床下核がターゲットとなる．

a. 視床腹中間核刺激術

　振戦に対し有効.

b. 淡蒼球内節刺激術

　薬剤の運動合併症を有する進行期の PD に有効.

c. 視床下核刺激術

　主要運動症状や薬物治療による運動合併症に有効.

(3) リハビリテーション

　リハビリテーションは PD の治療において，薬物療法，外科療法にならぶ一つとしてとらえられてきており，その効果は，日本神経学会「パーキンソン病治療ガイドライン 2011」や日本理学療法士協会「診療ガイドライン第一版 2011」などにもエビデンスが示されている．また，発症早期からのリハビリテーションの必要性や，運動の神経細胞への直接効果も指摘されており[50]，薬物療法と併用することで直接，間接的に残存する機能や能力を維持，改善させ，日常生活動作や生活の質を保つための有効な手段となりうる[51]．

　運動療法の有益性は，運動障害の改善や廃用症候群の予防の他，非運動障害や薬効の改善，ドパミンシステムの最適化にも効果が期待できるとされている[52]．

　運動障害が出現する時期には，すでにドパミン細胞数は減少しており，リハビリテーションの開始は早いほうがよい．

2. 口腔における問題—口腔管理や歯科治療時の注意点

1) 診療および口腔ケア実施の時間帯

　歯科治療中の wearing-off 現象や on off 現象の発現は，身体の硬直，無動，開口障害を招き，歯科治療を困難にするばかりでなく安全性にも問題をきたす.

　wearing-off 現象は，服薬後 1〜2 時間後は出にくいといわれている[53]ので，この時間帯に合わせる．また on off 現象については，その発現には規則性がないため，診療時間は神経内科主治医からなどの情報も得ながら設定することが望まれる．

2) 口腔ケアの実施において

(1) 実施に先立って

　PD 患者においては，発症初期から嚥下障害を認めることも多く，症状が進行した患者が誤嚥を起こすと，重篤な誤嚥性肺炎を起こしやすい．このため，口腔の細菌叢を正常な範囲に抑えるために，歯および歯周組織，舌や口腔粘膜も考慮した口腔ケアを行う必要がある.

一般に，動作障害によりブラッシングが不完全なケースが多いが，うつや認知症などの非運動性の障害により，十分な口腔衛生状態が保たれていないこともある．そのため，家族や介護者は，全身状態のみならず口腔の状態についても定期的な観察を行い，PDの進行度に合った口腔ケアを行うことが望まれる．

口腔ケアの実施に際しては，まず患者や介護者に口腔ケアの必要性について十分に説明し，ときには口腔内を観察してもらい，理解を得たうえでその患者の病期に適したメニューを作成し，実施するとよい．

(2) 実施に際して

ケア前に口腔機能のリハビリを行うと，歯ブラシが挿入しやすくなる．一般的にHoehn & Yahr分類のⅠ～Ⅲでは，振戦，固縮や姿勢の障害に応じたブラッシング方法や歯ブラシの改良により対応する[54]．PD患者の多くは，小刻みに手を動かすことができず，大きなストロークでしか磨けないため，電動歯ブラシが有効な場合もあるが，不適切な使用により，歯頸部に過度の摩耗を生じることもあるので注意が必要である[55]．

Hoehn & Yahr分類Ⅳ度以上では，姿勢の障害や筋固縮のため腕や手首の運動の巧緻性に重度な問題があり，介護者の協力や介護者への指導が不可欠となる[54]．

実施する際の不安定な姿勢は，筋肉や関節が緊張して易疲労感が高まるので，患者が誤嚥しないようにかつリラックスできるように工夫する[56]．急激な体位変換は起立性低血圧を招くので注意する．

また，摂食嚥下障害に対する訓練として，口腔相での障害では，清拭，ブラッシング，アイシング，そして口腔周囲筋や舌筋群の運動訓練が，咽頭相では息止嚥下訓練，メンデルゾーン手技，Pushing訓練などが行われるが，有効であるというエビデンスが確立されたものはほとんどないので，運動障害や非運動障害の症状が重篤な場合は，必要の応じて神経内科主治医と連携しながら行うべきである．

3) 治療に際しての注意

主にPDの治療薬によると思われる副作用から歯科治療に支障をきたすケースが数多く報告されている[57]．すなわち治療中の開口障害，ジスキネジアなどの運動障害や幻覚や興奮状態などの精神症状の発現などにより，治療の継続が困難となり，中止せざるを得ない場合もある．これらを完全に予防することは困難であるが，このような現象の発現原因を念頭に，処置前に主治医と連絡を取り，PDのコントロール状態や処方内容を把握すること，また歯科処置の内容や診療開始時刻，所要時間などから，これについての適切なアドバイスを得たうえで，これらの症状の発現を最小限にとどめるよう努力することが歯科治療を安全かつスムーズに行うために必要である．

さらに，口腔領域の治療が服薬行為などの日常の PD の治療を妨げて，PD の病状を悪化させることのないように留意することも十分に念頭に入れておかなくてはならない．

　一方，歯科にできる PD 治療における役割として，咀嚼において最も重要な咬合関係を回復維持することがある．PD においては，随意的な下顎の動きは off 時において遅くなりかつ垂直方向に動く距離が小さくなるため，咀嚼サイクルが遅く，上下の歯が接触し，咬合面の形に沿って下顎が滑走する咬合相が延長する[58]と共に，舌や口唇，頬筋などの口腔周囲筋の障害や口腔内の感覚機能の低下も併せて一層，咀嚼を障害している[59]と考えられる．

　このような状況において，歯の喪失などにより，一定の咬合関係が維持できないと，嚥下の際には口腔周囲の筋肉を緊張させ，下顎を固定し，歯の喪失によってできた上下歯肉間のスペースを舌で埋めなければならず[60]，すでにある PD による咀嚼障害はさらに助長される．

　そこで，この改善策の一つとして義歯による補綴が考えられるが，PD 患者の義歯補綴に関する問題点として，口腔乾燥による補綴装置の刺激の増大や咀嚼能力の低下，ジスキネジアなどによる筋機能の協調不良による義歯使用能力の低下などもあげられている．また，義歯の着脱能力においても健常者に較べ著しく劣っており，長時間を要するため，着脱中に急に off 状態となった場合，部分床義歯の鉤が粘膜に刺さるなどの事故報告もある[61,62]．

　義歯の製作にあたっては，これらのことを念頭に入れ，鉤の数は減らし，外形はなるべく小さく，かつ単純化して，着脱が容易で粘膜にも障害を与えないように配慮するなどの工夫が必要である．また，その使用時や着脱に際しては介護者の協力監視が安全性を高めることとなる．

　パーキンソン病は，一般に，運動障害をまねく疾患として知られているが，これまで述べてきたように，その他のさまざまな非運動性症状もみられ，これらが運動障害を伴って，患者や家族の QOL を著しく低下させる要因となっている．

　また，その症状や，患者や家族が困っている内容も異なっている．このため口腔ケアや歯科治療の実施の際には，病態の全容を把握，理解したうえで，誤嚥防止や栄養改善ばかりに視点をおかず，これらに対する細やかな配慮や工夫が必要となる．

（三浦雅明）

文　献

1) 厚生省神経変性疾患領域における基盤的調査研究班：特定疾患・神経変性疾患調査研究班パーキンソン病診断基準．1995 年度研究報告書：22，1996．
2) Goetz CG, Werner Poewe, Oliver Rascol, et al.：Movement Disorder Society Task Force Report on the Hoehn and Yahr Staging Scale：Stataus and Recomendations. Mov Disord, 19（9）：1020-1028, 2004.
3) Goetz CG, Tilley BC, Shaftman SR, Stebbins GT, et al.：Movement Disorder Society-sponsored revision of the Unified Parkinson's Disease Rating Scale（MDS-UPDRS）：scale presentation and clinimetric testing results. Mov Disord, 23：2129-2170, 2008.
4) 日本神経学会「パーキンソン病治療ガイドライン」作成小委員会：パーキンソン病治療ガイドライ

ン-マスターエディション．日本神経学会監修，医学書院，東京，2003．
5) Bezard E, Dovero S, Plunier C, et al.：Relationship between the appearance of symptoms and the level of nigrostriatal degeneration in a progressive 1-methyl-4-phenyl-1.2.3.6-tetrahydropyridine-lesioned macaque model of Parkinson's disease. J Neurosci, 21：6853-6861, 2001.
6) Deuschl G, Bain P, Brin M：Consensus statement of the Movement Disorder Society on Tremor. Ad Hoc Scientific Committee, Mov Disord.：13 Suppl 3：2-23, 1998.
7) Hughes AJ, Daniel SE, Blankson S. Lees AJ：A clinical study of 100 cases of Parkinson's disease. Arch, Neurol, 50：140-148, 1993.
8) Merrill RG：Habitual subluxation and recurrent dislocation in a patient with Parkinson's disease. J Oral Surgery, 26：473-477, 1968.
9) Xia R, Rymer WZ：The role of shortening reaction in mediating rigidity in Parkinson's disease. Exp Brain Res, 156：524-528, 2004.
10) Ashour R, et al.：Joint and skeletal deformities in Parkinson's disease, multiple system atrophy, and progressive supranuclear palsy. Mov Disord, 21：1856-1863, 2006.
11) Bloem BR, et al.：Are automatic postural responses in patients with Parkinson's disease abnormal due to their stooped posture? Exp Brain Res, 124：481-488, 1999.
12) 堀場充哉：パーキンソン患者における姿勢と歩行．PT ジャーナル，49（1）：29-37，2015．
13) Okuma Y：Freezing of gait in Parkinson's disease. J Neurol, 253（Suppl 7）：27-32, 2006.
14) Okuma Y, Yanagisawa N：The clinical spectrum of freezing of gait in Parkinson's disease. Mov Disrod, 23（Suppl 2）：426-430, 2008.
15) Nakashima K, Maeda M, Tabata M, et al.：Prognosis of Parkinson's disease in Japan. Tottori University Parkinson's Disease Epidemiology Study Group. Eur Neurol, 38（Suppl 2）：60-63, 1997.
16) Leopord NA, Kagel MC：Laryngeal deglutition movement in Parkinson's disease. Neurology, 48：373-375, 1997.
17) 山本敏之：進化するパーキンソン病診療，嚥下障害の原因と対応．Progress in Medicine, 34（2）：281-284，2014．
18) Robbins JA, Logemann JA, Kirshner HS：Swallowing and speech production in Parkinson's disease. Ann Neurol, 19：283-287, 1986.
19) Nagaya M, Kachi T, Yamada T, et al.：Videofluorographic study of swallowing in Parkinson's disease. Dysphagia, 13：95-100, 1998.
20) Alfonsi E, Versino M, Merlo IM, et al.：Electrophysiologic patterns of oral-pharyngeal swallowing in parkinson syndromes. Neurology, 68：583-589, 1998.
21) Ertekin C, Tarlaci S, Aydogdu I, et al.：Electrophysiological evaluation of pharyngeal phase of swallowing in patients with Parkinson's disease. Mov Disord, 17：942-949, 2002.
22) Leopold NA, Kagel MC：Pharyngo-esophangeal dysphagia in Parkinson's disease. Dysphagia, 12：11-20, 1997.
23) 山本敏之：パーキンソン病の Visual View パーキンソン病の嚥下障害の対策．Fronti Parkinson Dis, 6：80-84，1997．
24) 栗崎玲一：進化するパーキンソン病診療，非運動症状とその対策　自律神経症状．Progress in Medicine, 34（2）：241-245，2014．
25) Wennings GK, Scherfler C, Granata R, et al.：Time course of symptomatic orthostatic hypotension and urinary incontinence in patients with postmortem confirmed parkinsonian symdromes, a clinicopathological study. J Neurol Neurosurg Psychiatry, 67：620-623, 1999.
26) 田村直俊：特集 Parkinson 病の自律神経障害，起立性低血圧．神経内科，48：123-128，1998．

27) Goldstein DS, Eldadah BA, Holmes C, et al.：Neurocirculatory abnormalities in Parkinson disease with orthostatic hypotension. Independence from levodopa treatment. Hypertension, 46：1333-1339, 2005.
28) Perez-Lloret S, Rey MV, Fabre N, et al.：Factors related to orthostatic hypotension in Parkinson's disease. Parkinsonism Relat Disord, 18：501-505, 2005.
29) Pfeiffer RF：Gastrointestinal dysfunction in Parkinsin's disease. Landet Neurol, 2：107-116, 2003.
30) Sakakibara R, Kishi M, Ogawa E, et al.：Bladder, bowel, and sexual dysfunction in Parkinson's disease. Parkinsons Dis, A review article, 1-21, 2011.
31) 榊原隆次, 内山智之, 岸 雅彦：治療上の問題；自律神経症状；排尿障害. 日本臨床, 67（増刊4）：518-522, 2009.
32) Hirayama M：Sweating dysfunctions in Parkinson's disease. J Neurol, 253（suppl7）：Ⅶ 42-47, 2006.
33) Proulx M. de Courval FP, Wiseman MA, et al.：Salivary production in Parkinson's disease. Mov Disord, 20：204-207, 2005.
34) Nobrega AC, Rodrigues B, Melo A：Silent aspiration in Parkinson's disease patients with diurnal sialorrhea. Clin Neurol Neurosurg：110-117, 2008
35) Nobrega AC, Rodrigues B, Melo A：Is silent aspiration a risk factor for respiratory infection in Parkinson's disease patients? Parkinsonism Relat Disord, 14：646, 2008.
36) Doty RL, Stern MB, Pfeiffer C, et al.：Bilateral olfactory dysfunction in early stage treated and untreated idiopathic Parkinson's disease. J Neurol Neurosurg Psychiarty, 55：138-142, 1992.
37) Katzenschlager R, Lees AJ：Olfanction and Parkinson's syndromes：its role in differential diagnosis. Curr Opin Neurol, 17：417-423, 2004.
38) Broen MPG. et al.：Prevalence of pain in Parkinson's disease：a systematic review using the modified QUADAS tool. Mov Disord, 27：480-484, 2012.
39) Barone P, Amboni M, Vitale C, et al.：Treatment of nocturnal disturbance and excessive daytime sleepiness in Parkinson's disease. Neurology, 63：s35-s38, 2004.
40) Araland D, Larssen JP, Cummins JL, et al.：Prevalence and clinical correlates of psychotic sympotms in Parkinsona's disease：a community-based sutudy. Arch Neurol, 56：595-601, 2004.
41) Barone P, Antoninni A, Colosimo C, et al.：The Priamo study：a multicenter assessment of non-motor symptoms and their impact on quality of life in Parkinson's disease. Mov Disord, 24：1641-1649, 2009.
42) Lippa CF, Duda JE, Grossman M, et al.：DLB and PDD boundary issues. diagnosis, treatmennt, molecular pathology, and biomarkers. Neurology, 68：812-818, 2007.
43) Diederich NJ, Goetz CG, Stebbins GT：Repeated visual hallucinations in Parkinson's disease as disturbed external/internal perceptions；focused review and a new integrative model. Mov Disord, 20：130-140, 2005.
44) Miyoshi K, Ueki A, Nagano O：Management of psychiatric symmpoms of Parkinsonn's disease. Eur Nekurol, 36（Suppl 1）：49-54, 1996.
45) 日本神経学会「パーキンソン病治療ガイドライン」作成小委員会：パーキンソン病治療ガイドライン 2011. 日本神経学会監修, 77, 医学書院, 2011, 東京.
46) 渡辺宏久, 祖父江元：進化するパーキンソン病診療, 薬物療法 新規補助薬と既存薬の使い分け. Progress in Medicine, 34（2）：259-263, 2014.
47) 山本光利：レジデントのためのパーキンソン病ハンドブック. 97-100, 中外医学社, 東京, 2014.
48) Antonini A, et al.：Reassessment of risks and benefits of dopamine agonists in Parkinson's disease. Lancet Neurol, 8：929-939, 2009.

49) Nutt JG : Continuous dopaminergic stimulation : is it the answer to the motor complication of Levodopa? Mov Disord, 22：1-9, 2007
50) Trilleson JL, Caudle WM, et al. : Exercise induced behavioral recovery and attenuates neurocemical deficits in rodent models of Parkinson's disease. Neuroscience, 119：899-911, 2003.
51) 林　明人：6. リハビリテーション．ガイドラインサポートハンドブック　パーキンソン病，武田篤編，93-99，医薬ジャーナル，大阪，2011.
52) Speelman AD, van de Warrenburg BP, van Nimwegen M, et al. : How might physical activity benefit patient with Parkinson's disease? Nat Rev Neurol, 7：528-534, 2011.
53) 久保金弥，伊藤正樹，伊藤徹魯：パーキンソン病患者に適した診療時間帯についての検討．障歯誌，21：8-13，2001.
54) 塚本敦美，南菜穂子：パーキンソン病患者に対する専門的口腔ケア．日衛学誌，30（1）：44-45，2001.
55) 鄭　漢忠：パーキンソン病の口腔ケア．難病と在宅ケア，10（9）：52-54，2004.
56) 南木昭代，岩渕博史：有病者のセルフケア支援，第2回パーキンソン病．歯科衛生士，35（2）：56-59，2011.
57) 久保金弥，井上孝典，今井隆生，伊藤正樹：パーキンソニズムを呈する患者の歯科診療時における問題点の検討．障歯誌，21：283-290，2000.
58) Shanahan TK, Logermann JA, Rademaker AW, et al. : Chin-down posture effect on aspiration in dysphagic patients. Arch Phys Med Rehabil, 74：736-739, 1993.
59) Logermann JA, Kahrilas PJ, Kobara M, et al. : The benefit of head rotation on pharyngoesophageal dysphagia. Arch Phys Med Rehabil, 70：767-771, 1989.
60) Nagaya M, Kachi T, Yamada T : Effect of swallowing training on swallowing disorders in Parkinson's disease. Scand J Rehabil Med, 32：11-15, 2000.
61) 久保金弥，安江達也，伊藤正樹，他：パーキンソン病患者の義歯着脱能力の検討．障歯誌，22：241-246，2001.
62) 中村広一：パーキンソン病患者の義歯取り扱い能力に関する長期臨床検討．老年歯学，14：3-6，1999.

第9章

認知症高齢者の口腔健康管理

1. 認知症とは

1) 疫 学

平成25年（2013年）国民生活基礎調査（厚生労働省）では，要介護状態になる原因は脳血管疾患に次いで認知症が2位である（図1）．2001年では，脳血管疾患，高齢による衰弱，骨折・転倒に次いで認知症であったが，2007年に2位となり，その割合は漸増傾向にある（表1）ことから，認知症は高齢になることにより高率に発症する common disease ということができる（図2）．国際アルツハイマー病協会（Alzheimer's Disease International：ADI）によると，毎年全世界で新たに990万人以上の認知症が発症する．これは3.2秒に1人発症する計算になると述べられており，認知症患者の増加および対応が世界でも大きな課題となっている．

2) 定義と原因疾患

認知症は疾患名ではなく症候群である．ICD-10による認知症の定義は「通常，慢性あるい

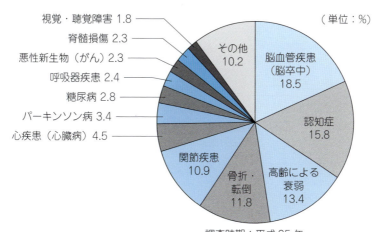

図1　要介護状態になる原因
（出典：「平成25年　国民生活基礎調査」厚生労働省）

表1 要介護状態になる原因の推移　（単位：％）

	2001年	2004年	2007年	2010年	2013年
総数	100.0	100.0	100.0	100.0	100.0
脳血管疾患（脳卒中）	27.7	25.7	23.3	21.5	18.5
認知症	10.7	10.7	14.0	15.3	15.8
高齢による衰弱	16.1	16.3	13.6	13.7	13.4
骨折・転倒	11.8	10.8	9.3	10.2	11.8
関節疾患	10.4	10.6	12.2	10.9	10.9
心疾患（心臓病）	3.1	4.1	4.3	3.9	4.5
パーキンソン病	6.6	1.6	2.8	3.2	3.4
糖尿病	2.2	2.4	2.7	3.0	2.8
呼吸器疾患	2.0	2.5	2.1	2.8	2.4
悪性新生物（がん）	1.1	1.7	1.8	2.3	2.3
脊髄損傷	2.8	2.2	2.5	1.8	2.3
視覚・聴覚障害	1.6	2.7	1.5	2.1	1.8
その他	1.2	6.9	6.1	7.5	7.6
わからない	1.5	0.8	1.2	0.9	1.0
不詳		1.0	2.5	0.9	1.6

（出典：「平成13, 16, 19, 22, 25年 国民生活基礎調査」厚生労働省）

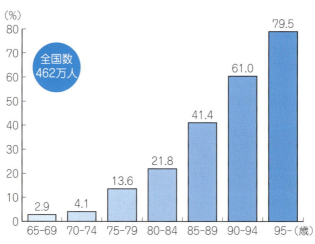

図2　認知症高齢者の各年齢群別の割合
（厚生労働省研究班推計2013年）

は進行性の脳疾患によって生じ，記憶，思考，見当識，理解，計算，学習，言語，判断等多数の高次脳機能の障害からなる症候群」とされている[1]．したがって認知症および認知症様症状をきたす疾患や病態には多くの疾患が含まれる[2]（**表2**）．認知症の原因疾患は大きく分けて，臨床的に治療の困難な認知症と治療が奏功する可能性のある認知症に分けられる（**表3**）．

表2 認知症や認知症様症状をきたす主な疾患・病態

1. **中枢神経変性疾患**
   Alzheimer病
   前頭側頭型認知症
   Lewy小体型認知症/Parkinson病
   進行性核上性麻痺
   大脳皮質基底核変性症
   Huntington病
   嗜銀性グレイン型認知症
   辺縁系神経原線維型認知症
   その他

2. **血管性認知症（VaD）**
   多発梗塞性認知症
   戦略的な部位の単一病変によるVaD
   小血管病変性認知症
   低灌流性VaD
   脳出血性VaD
   慢性硬膜下血腫
   その他

3. **脳腫瘍**
   原発性脳腫瘍
   転移性脳腫瘍
   癌性髄膜症

4. **正常圧水頭症**

5. **頭部外傷**

6. **無酸素あるいは低酸素脳症**

7. **神経感染症**
   急性ウイルス性脳炎（単純ヘルペス，日本脳炎等）
   HIV感染症（AIDS）
   Creutzfeldt-Jakob病
   亜急性硬化性全脳炎・亜急性風疹全脳炎
   進行麻痺（神経梅毒）
   急性化膿性髄膜炎
   亜急性・慢性髄膜炎（結核，真菌性）
   脳腫瘍
   脳寄生虫
   その他

8. **臓器不全および関連疾患**
   腎不全，透析脳症
   肝不全，門脈肝静脈シャント
   慢性心不全
   慢性呼吸不全
   その他

9. **内分泌機能異常症および関連疾患**
   甲状腺機能低下症
   下垂体機能低下症
   副腎皮質機能低下症
   副甲状腺機能亢進または低下症
   Cushing症候群
   反復性低血糖
   その他

10. **欠乏性疾患，中毒性疾患，代謝性疾患**
    慢性アルコール中毒
    （Wernicke-Korsakoff症候群，ペラグラ，Marchiafava-Bignami病，アルコール性）
    一酸化炭素中毒
    ビタミンB_{12}欠乏，葉酸欠乏
    薬物中毒
    A）抗癌薬（5-FU，メトトレキサート，カルモフール，シタラビン等）
    B）向精神薬（ベンゾジアゼピン系，抗うつ薬，抗精神病薬等）
    C）抗菌薬
    D）抗痙攣薬
    金属中毒（水銀，マンガン，鉛等）
    Wilson病
    遅発性尿素サイクル酵素欠損症
    その他

11. **脱髄性疾患等の自己免疫性疾患**
    多発性硬化症
    急性散在性脳脊髄炎
    Behçet病
    Sjögren症候群
    その他

12. **蓄積症**
    遅発型スフィンゴリピドーシス
    副腎皮質ジストロフィー
    脳腱黄色腫症
    neuronal ceroid lipofuscinosis
    糖原病
    その他

13. **その他**
    ミトコンドリア脳筋症
    進行性筋ジストロフィー
    Fahr病
    その他

（日本神経学会：認知症疾患治療ガイドライン2011.[2]より転載）

表3 認知症の大別

治療の難しい認知症　untreatable dementia		
脳血管疾患に由来する認知症	血管性認知症	VaD
脳の変性に由来する認知症	アルツハイマー病	AD
	レビー小体型認知症	DLB
	前頭側頭型認知症	FTD

治療が奏功する可能性のある認知症　treatable dementia	
内分泌・代謝・中毒性認知症	甲状腺機能低下症，ビタミン B_{12} 欠乏症，Wilson病，薬物中毒
感染性認知症	脳膿瘍，髄膜炎，神経梅毒
腫瘍性認知症	治療可能な脳腫瘍
外傷性認知症	慢性硬膜下血腫
その他	正常圧水頭症

　治療の困難な認知症の原因疾患は，変性性認知症と血管性認知症に大きく分けられる．血管性認知症（以下 VaD）は脳血管疾患に起因する認知症，変性性認知症は脳の進行性変性による認知症である．変性性認知症の原因疾患としてアルツハイマー病（以下 AD）による認知症が60％程度といわれ，次いでレビー小体型認知症（以下 DLB）や前頭側頭型認知症（以下 FTD）等が代表的である．

　変性性認知症は何らかの原因で異常な蛋白質が凝集したこと（老人斑）により神経細胞死が起こった結果，神経細胞の脱落，神経原線維変化，神経伝達物質の異常，大脳皮質の萎縮が徐々に全体に広がり，脳の機能障害を起こしていくことで，日常生活上の不具合が生じ次第に困難が増加する．臨床症状は経時的に変化していき，その様子は認知症高齢者一人一人で千差万別である．現時点では原因疾患そのものは治癒が困難であることから，認知症自体を治療（キュア）することは困難であり，表出される臨床症状への支援（ケア）が生活を支える主体となる．

　一方，治療が奏功する可能性のある認知症には正常圧水頭症，脳腫瘍，外傷による慢性硬膜下血腫，感染症，甲状腺機能低下症やビタミン B_{12} 欠乏症等があり，適切な早期鑑別診断によって治療が可能となることから，早期の鑑別診断，診断後早期の適切な支援の重要性が叫ばれている．

3）診　断

　認知症の診断基準は近年の臨床医学および基礎医学の進歩とともに新たな疾患概念が構築されつつある状況である．米国精神医学会による精神疾患の診断・統計マニュアル改訂第3版（DSM-Ⅲ-R）[3]では認知症そのものの診断基準の記載があったが，その後に改訂された同第4版（DSM-Ⅳ-TR）[4]では各原因疾患による認知症の基準の共通項が認知症の診断基準に相当している．さらに改定された第5版では dementia という用語を原則として廃止し，neurocogni-

表4 DSM-5におけるXVII. 神経認知障害群（neurocognitive disorders）のうち認知症に関連する部分の抜粋

	Major Neurocognitive Disorders　認知症（DSM-5）
診断基準	A．1つ以上の認知領域（複雑性注意，実行機能，学習および記憶，言語，知覚－運動，社会的認知）において，以前の行為水準から有意な認知の低下があるという証拠が以下に基づいている：（1）本人，本人をよく知る情報提供者，又は臨床家による，有意な認知機能の低下があったという懸念，および（2）標準化された神経心理学的検査によって，それがなければ他の定量化された臨床的評価によって記録された，実質的な認知行為の障害． B．毎日の活動において，認知欠損が自立を阻害する（すなわち，最低限，請求書を支払う，内服薬を管理するなどの，複雑な手段的日常生活動作に援助を必要とする）． C．その認知欠損は，せん妄の状況でのみ起こるものではない． D．その認知欠損は，他の精神疾患によってうまく説明されない（例：うつ病，統合失調症）．
以下によるものか特定せよ	Subtypes of Major Neurocognitive Disorders　認知症（DSM-5）の下位分類 アルツハイマー病による認知症（DSM-5）：Major Neurocognitive Disorder Due to Alzheimer's Disease 　Probable　確実な 　Possible　疑いのある 前頭側頭型認知症（DSM-5）：Major Frontotemporal Neurocognitive Disorder レビー小体を伴う認知症（レビー小体型認知症）（DSM-5）：Major Neurocognitive Disorder with Lewy Bodies 血管性認知症（DSM-5）：Major Vascular Neurocognitive Disorder 外傷性脳損傷による認知症（DSM-5）：Major Neurocognitive Disorder Due to Traumatic Brain Injury 物質・医薬品誘発性認知症（DSM-5）：Substance/Medication－Induced Major Neurocognitive Disorder HIV感染による認知症（DSM-5）：Major Neurocognitive Disorder Due to HIV Infection プリオン病による認知症（DSM-5）：Major Neurocognitive Disorder Due to Prion Disease パーキンソン病による認知症（DSM-5）：Major Neurocognitive Disorder Due to Parkinson's Disease ハンチントン病による認知症（DSM-5）：Major Neurocognitive Disorder Due to Huntington's Disease 他の医学的疾患による認知症（DSM-5）：Major Neurocognitive Disorder Due to Another Medical Condition 複数の病因による認知症（DSM-5）：Major Neurocognitive Disorder Due to Multiple Etiologies 特定不能の神経認知障害：Unspecified Neurocognitive Disorder
特定せよ	行動障害を伴わない：認知の障害が臨床上意味のある行動障害を伴っていない場合 行動障害を伴う（障害を特定せよ）：認知の障害が臨床上意味のある行動障害を伴っている場合（例：精神病症状，気分の障害，焦燥，アパシー，またはほかの行動症状）
現在の重症度を特定せよ	軽度：手段的日常生活動作の困難（例：家事，金銭管理） 中等度：基本的な日常生活動作の困難（例：食事，更衣） 重度：完全依存

（日本精神神経学会（日本語版用語監修），髙橋三郎・大野　裕（監訳）：DSM-5 精神疾患の診断・統計マニュアル．p.594-596，医学書院，2014．より転載）

tive disordersという用語となり，かつての認知症の相当する語としてmajor neurocognitive disordersを用いている（DSM-5）[5,6]（**表4**）．DSM-5におけるmajor neurocognitive disordersは日本精神神経学会精神科病名検討連絡会において日本語に訳される際に「認知症（DSM-5）」と呼ばれることになった[7]．認知症様の症状を呈する疾患が多くあることから鑑別すべき病態は

表5 せん妄と認知症の鑑別の要点

	せん妄	認知症
発症	急激	緩徐
初発症状	錯覚，幻覚，妄想，興奮	記憶力低下
日内変動	夜間や夕刻に悪化	変化に乏しい
持続	数日〜数週間	永続的
身体疾患	合併していることが多い	時にあり
薬剤の関与	しばしばあり	なし
環境の関与	関与することが多い	なし

(日本神経学会：認知症疾患治療ガイドライン2010.[8]より転載)

表6 うつ状態（偽性認知症）と認知症の鑑別の要点

	うつ状態（偽性認知症）	認知症
発症	発症の日時はある程度明確	発症は緩徐なことが多い
経過	発症後，症状は急速に進行し，日内・日差変動を認める	経過は一般に緩徐で，変動が少なく，一般に進行性
持続	数時間〜数週間	永続的
もの忘れの訴え	強調する	自覚がないこともある
自己評価	自分の能力低下を嘆く	自分の能力低下を隠す
言語理解・会話	困難でない	困難である
答え方	質問に「わからない」と答える	誤った答え，作話やつじつまを合わせようとする
症状の内容	最近の記憶も昔の記憶も同様に障害	昔の記憶より最近の記憶の障害が目立つ

(日本神経学会：認知症疾患治療ガイドライン2010.[8]より転載)

せん妄，うつ病，精神遅滞，統合失調症，加齢による正常な認知機能低下などがある[8]（**表5，6**）．

　また抗コリン作用をもつ薬物や向精神薬のみならず，身体疾患に対する薬剤も認知機能低下の原因になり得る[9]（**表7**）．中枢神経系の有害事象を起こしやすい向精神薬のなかでも抗コリン作用をもつフェノチアジン系抗精神病薬，ベンゾジアゼピン系の抗不安薬，三環形抗うつ薬の危険性が高いとされている．その他，抗パーキンソン病薬，オピオイド系鎮痛薬やNSAIDs，副腎皮質ステロイドは認知症様症状を起こしやすい．その他注意が必要な薬剤は降圧薬，抗不整脈薬，ジギタリス，利尿薬，抗菌・抗ウイルス薬，抗喘息薬，抗ヒスタミン作用を有する消化器病薬など多岐にわたる．薬剤の副作用による認知機能低下は，患者のもつ認知機能や電解質異常，感染症等の全身状態などの複合要因でもあるため，単一の薬物のみの影響でない症例も多い．特に多剤併用症例に関しては，医療用医薬品の添付文書情報を確認する必要がある．

表7 認知症に関し特に慎重な投与を要する薬物のリスト

薬物（クラスまたは一般名）	代表的な一般名（すべて該当の場合は無記載）	主な副作用・理由	推奨される使用法	エビデンスの質と推奨度
三環系抗うつ薬	アミトリプチリン，クロミプラミン，イミプラミンなど，すべての三環系抗うつ薬	認知機能低下，せん妄，便秘，口腔乾燥，起立性低血圧，排尿症状悪化，尿閉	可能な限り使用を控える．	エビデンスの質：高 推奨度：強
パーキンソン病治療薬（抗コリン薬）	トリヘキシフェニジル，ビペリデン	認知機能低下，せん妄，過鎮静，口腔乾燥，便秘，排尿症状悪化，尿閉	可能な限り使用を控える．代替薬：L-ドパ	エビデンスの質：中 推奨度：強
オキシブチニン（経口）	オキシブチニン	尿閉，認知機能低下，せん妄のリスクあり，口腔乾燥，便秘の頻度高い	可能な限り使用しない．代替薬として他のムスカリン受容体拮抗薬	エビデンスの質：高 推奨度：強
ヒスタミン H_1 受容体拮抗薬（第一世代）	すべての H_1 受容体拮抗薬（第一世代）	認知機能低下，せん妄のリスク，口腔乾燥，便秘	可能な限り使用を控える．	エビデンスの質：中 推奨度：強
ヒスタミン H_2 受容体拮抗薬	すべての H_2 受容体拮抗薬	認知機能低下，せん妄のリスク	可能な限り使用を控える．特に入院患者や腎機能低下患者では，必要最小限の使用にとどめる．	エビデンスの質：中 推奨度：強
ベンゾジアゼピン系睡眠薬・抗不安薬	フルラゼパム，ハロキサゾラム，ジアゼパム，トリアゾラム，エチゾラムなどすべてのベンゾジアゼピン系睡眠薬・抗不安薬	過鎮静，認知機能低下，せん妄，転倒・骨折，運動機能低下	長時間作用型は使用するべきでない．トリアゾラムは健忘のリスクがあり使用するべきでない．ほかのベンゾジアゼピン系も可能な限り使用を控える．使用する場合，最低必要量をできるだけ短期間使用に限る．	エビデンスの質：高 推奨度：強

＊対象は75歳以上の高齢者および75歳未満でもフレイル〜要介護状態の高齢者
（日本老年医学会，日本医療研究開発機構研究費・高齢者の薬物治療の安全性に関する研究研究班編：高齢者の安全な薬物療法ガイドライン2015. 52-59, 2015. より改変）

4) 検 査

認知症の診断は，病歴や現症，身体所見などの詳細な問診の他，神経心理検査，血液検査，尿一般検査，心電図検査と神経画像検査（コンピュータ断層撮影装置（CT）および磁気共鳴画像装置（MRI））によって行うことが主流であるが，脳血流シンチグラフィ（SPECT），陽電子放出断層撮影（PET検査：Positron Emission Tomography）を活用することも時に求められる．特に，治療が奏功する可能性の高い認知症（認知機能低下）を早期に鑑別診断するためにも，血液検査，尿一般検査，心電図検査は必須である．髄液一般検査（脳脊髄液検査，CSF）は髄膜脳炎等の鑑別診断に有用であるため補助的に用いられ，また脳アミロイドと神経原線維変化の主要構成成分であるAβとタウはADの特異的マーカーとしても期待されている[10]．

国際的に最も汎用されている神経心理検査はMini-Mental State Examination（MMSE）[11]であり，日本で行われている国際プロジェクト「アルツハイマー病神経画像戦略」（JADNI）で，軽度認知障害（MCI），アルツハイマー病（AD）との予測的妥当性が検証されているMMSE-J精神状態短時間検査 日本版が標準化されたものとして発売されている[12]（※複写は違法となるため購入の必要があることに注意）．MMSEは年齢や教育年数の影響を受け，また失語，聴覚障害の影響を強く受けることに留意が必要である[13]．本邦では改訂長谷川式簡易知能評価スケール（HDS-R）が多く用いられている[14]．他にも時計描画テスト[15]，Wechsler記憶検査改訂版（WMS-R）日本語版[16]等があり，BPSDの評価にはNeuropsychiatric Inventory（NPI）[17]等が使用される．また日常生活動作の評価にはPhysical Self-Maintenance Scale（PSMS）/道具的日常生活動作能力 Instrumental Activities of Daily Living（IADL）[18]，N式老年者用日常生活動作能力評価尺度 New Clinical Scale for Rating of Activities of Daily Living of the Elderly（N-ADL）[19]等が使用され，基本的日常生活動作よりも早期に障害されるIADLを評価する意義は非常に大きい．認知症の重症度評価はADNI（JADNI）研究で採用されたClinical Dementia Rating（CDR）[20]や，ADAS-Cog[21]のほかFunctional Assessment Staging（FAST）[22]等が使用される．CDRはADの重症度を評価するために開発されたスケールで，6つのカテゴリーに分類された要素はADの臨床診断基準に直結する[23]（表8）．また言語による認知機能検査ではなく臨床的な症状に基づいた観察評価によって行うもので，神経心理学的検査に依存せず，高い評価者間の一致性がある．特に重度認知症においては評価者間の一致性は高く，複数の評価者の一致率が80％以上であり，他施設共同研究においての臨床的なgrobal scaleとして有効であることが示されている[24]．

5) 臨床症状の捉え方：中核症状と周辺症状（BPSD）

変性性認知症は進行性疾患であるため，時間の経過とともに日常生活の不具合は顕在化し，さらに進行すると身体機能も低下し終末期を迎えることとなる．その過程で日常生活の不具合の原因になっているのが，認知症による神経心理学的症状である．認知症の患者の神経心理学

表8 臨床的認知症尺度（CDR）の判定表

CDR	障害				
	なし 0	疑い 0.5	軽度 1	中等度 2	重度 3
記憶 (M)	記憶障害なし 軽度の一貫しない物忘れ	一貫した軽い物忘れ 出来事を部分的に思い出す良性健忘	中程度記憶障害 特に最近の出来事に対するもの 日常生活に支障	重度記憶障害 高度に学習したもののみ保持，新しいものはすぐに忘れる	重度記憶障害 断片的記憶のみ残存する程度
見当識 (O)	見当識障害なし	時間的関連の軽度の困難さ以外は障害なし	時間的関連の障害中程度あり，検査では場所の見当識良好，他の場所で時に地誌的失見当	時間的関連の障害重度，通常時間の失見当，しばしば場所の失見当	人物への見当識のみ
判断力と問題解決 (JPS)	日常の問題を解決 仕事をこなす 金銭管理良好 過去の行動と関連した良好な判断	問題解決，類似性差異の指摘における軽度障害	問題解決，類似性差異の指摘における中程度障害 社会的判断は通常，保持される	問題解決，類似性差異の指摘における重度障害 社会的判断は通常，障害される	問題解決不能 判断不能
地域社会活動 (CA)	通常の仕事，買物，ボランティア，社会的グループで通常の自立した機能	左記の活動の軽度の障害	左記の活動のいくつかにかかわっていても，自立できない 一見正常	家庭外では自立不可能 家族のいる家の外に連れ出しても他人の目には一見活動可能に見える	家族のいる家の外に連れ出した場合生活不可能
家庭生活および趣味・関心 (HH)	家での生活，趣味，知的関心が十分保持されている	家での生活，趣味，知的関心が軽度障害されている	軽度しかし確実な家庭生活の障害 複雑な家事の障害，複雑な趣味や関心の喪失	単純な家事手伝いのみ可能 限定された関心	家庭内における意味のある生活活動困難
介護状況 (PC)	セルフケア完全		奨励が必要	着衣，衛生管理など身の回りのことに介助が必要	日常生活に十分な介護を要する 頻回な失禁

(Morris JC: The Clinical Dementia Rating (CDR): Current version and scoring rules. Neurology, 43: 2412-2414, 1993. 目黒謙一：痴呆の臨床―CDR判定用ワークシート解説, p.104, 医学書院, 2004. より転載)

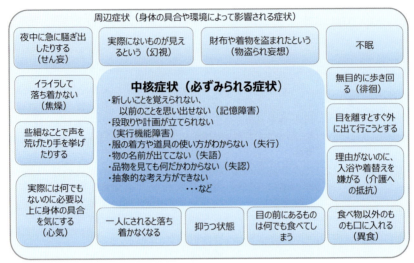

図3　中核症状と周辺症状
(平野浩彦, 枝広あや子：エキスパートナース 29 (2), 2013.[25]より改変)

的症状を理解するために，"中核症状"と"周辺症状"という概念がある[25]（図3）．この図は主にADの臨床症状を表すが，中核症状とは認知症の原因疾患（AD，脳卒中など）により脳機能に障害が生じ，その障害として直接表れる記憶障害，遂行機能障害，失行・失認・失語などの症状であり，認知症であれば病態による差はあっても必ず認められる症状である．

　一方，周辺症状は認知症の行動・心理症状（behavioral and psychological symptoms of dementia：BPSD）と呼ばれ，認知症の80％前後がBPSDを合併すると報告されている[26]．このBPSDは，かつて「迷惑症状」「問題行動」などと呼ばれていたが，1996年国際老年精神医学会にて「BPSD（behavioral and psychological symptoms of dementia）」と学際的に提唱された．なぜならば，認知症の人が周りの人に迷惑をかけようとしてわざわざ行動しているわけではなく，中核症状があることによって自分の周囲の物事がうまく理解できず，また不安な感情の自己処理も上手くいかなかった結果，起こってしまう神経心理学的症状と考えられることからである．

　この提唱以来，「BPSD」という言葉が認知症による行動・心理学的症候，行動心理徴候をさすものとして共通認識となり，中核症状が原因で現れる日常生活上の不具合を指し，行動変化として不穏，焦燥性興奮，脱抑制，攻撃性，収集癖など，また心理症状としては不安，うつ症状，幻覚，妄想があげられる．食事の場面であれば，異食，手掴み食べ，過食，盗食等がそれにあたる．すなわち認知症患者に記憶障害や理解力低下，見当識障害があることにより，その方の身体状況や周囲の状況，場所，時間の経過などが理解できずそれらに対応できないことによる混乱が周辺症状の原因となる[27]（図4）．したがって，周辺症状は認知症に必ず現れる症状ではなく，身体疾患や心理環境要因などのさまざまな影響を受ける．別の言い方をすると，周

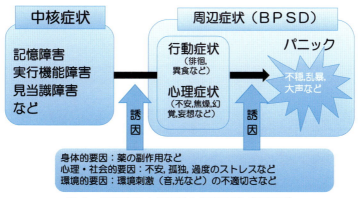

図4 認知症の中核症状と周辺症状（BPSD）
（永田久美子：新時代に求められる老年看護, 柿川房子他編, p.269-281, 日総研出版, 2000. より改変）

辺症状はこれらの影響を除くことができれば，軽減することができる症状である．「声掛け」や話しかけてくる人の「表情」，肩を触る，手を握るなどの「触り方」も，環境刺激の一つである．認知症を取り巻く物，人，その行動，すべてが環境刺激であると認識して対応する必要がある．

認知症患者の口腔衛生や食事に関する行動変化において，何らかの食事や環境等の情報に混乱した結果生じてしまった周辺症状に起因する症状と，認知症の進行そのものによる身体機能低下に起因した症状を区別するように観察アセスメントすることが，支援の要点になる．

以下，原因疾患別に概要を述べる．臨床症状において異なる点は，それぞれの原因疾患により脳の萎縮が起こり始める部位が異なることから神経心理学的症状の違いがある点である．

6）アルツハイマー病（Alzheimer's disease：AD）

（1）概　要

ADは変性性認知症の中でも代表的な疾患であり，健忘症状や失行が知られている．大脳皮質の萎縮は神経原線維変化と神経細胞脱落によるもので，記憶をつかさどる海馬周辺から側頭葉内側に始まり，側頭頂に進行する[28]．

ADの進行に伴い後方の大脳皮質領域にまで障害は進行し，ADの人を取り囲む生活環境や周囲の人などへの状況認知や見当識障害が進行する[29]（**図5**）．ADの人は生活の中でそれに対して疑似的に適応することにより「形骸化現象」（無気力で周囲への興味喪失など人格が形骸化した様子）などが起きる[30,31]．それは具体的に言うならば"とりつくろい"のような症状が当てはまる．このように，ある程度の社会性が維持されている状態での中核症状の進行は，状況への対応を不完全なものにし，さまざまなBPSDを引き起こす引き金になる．重度ADでは，運動機能の低下が顕著に出現する[32]．

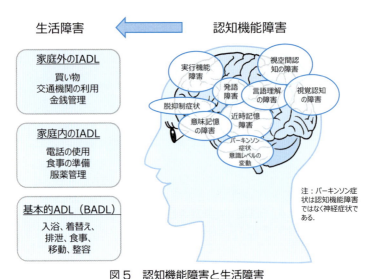

図5　認知機能障害と生活障害
（栗田主一：DASC21標準テキスト，p.17，メディア・ケアプラス，2016.より改変）

　ADの進行によって視床下部や脳幹部にまで萎縮が進行すると，生体維持機能，血圧，姿勢保持，呼吸，嚥下など生命維持に重要な反射も障害される[33]．その経過は比較的典型的といわれ，経過中にほかの疾患の増悪や新たな血管病変などがなければ，似通った経過となるといわれている．

（2）症状の特徴

　ADの中核症状の一つとして，「注意障害（注意機能障害）」の出現が指摘されている．具体的には認知症の進行とともに，その人の周囲の環境（空間，物，人，音声，光や色，感覚など）のそれぞれの情報を理解し，取捨選択して必要なものだけに注意するといった機能が徐々に低下する症状である．ここでいう「注意」とは，広い意味での基本的な注意であって，覚醒レベルの変動があると，注意も変動し，注意が変動すると認知機能や言語機能，記憶機能，実行機能などのすべてが影響を受ける[34]（図6）．注意機能は「注意の配分」「選択的注意」「持続性注意」の3つがあり[35]，行動統制の機能で知られている前頭葉の関与が指摘されている．ADにおいて注意障害が出現している状態とは，その方が持ち合わせている注意力を複数の対象や作業に対して，全体の作業が最適に進行するように注意を何割かずつ分配し（注意の配分），複数の対象物の中から目標とする対象を選び取って注意を向け（選択的注意），さらに作業が完了するまで持続的に注意を維持する（持続性注意）ことが困難な状態である．たとえば記憶しておくべき対象に出会ったときにもそれを選択して注意を向けていない，または向けた注意の配分が適切でなく，注意が十分に持続せずに途切れているために記憶していない，などという状況も起こりうる[36]．具体的には，軽度認知症の時から家の鍵や財布を置いた場所がわからなくな

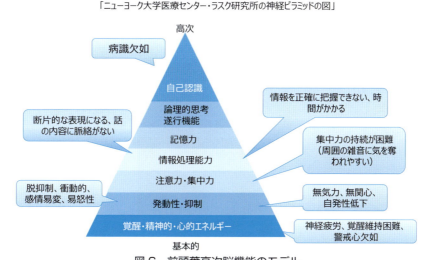

図6 前頭葉高次脳機能のモデル
(立神粧子:前頭葉機能不全その先の戦略, p.58, 医学書院, 2010. より改変)

る,頻繁に探し物をしている,という症状が起こる.

(3) ADの食事の困難

ADの中核症状である記憶障害と見当識障害,失行・失認・失語,および実行機能障害は,食事行動のうち認知症高齢者本人が時間経過や食事環境,提供された食物などを把握し適切に注意を向けることを障害する.たとえば食事を目の前にしても摂食行動を開始できず混乱して別の行動を起こす,または行動を起こすことができない摂食開始困難,また食具使用困難,食事の中断などが起こる.摂食行動が障害されていても咀嚼や嚥下機能の低下が軽度であれば,誤嚥リスクは少ないが,進行すると神経伝達物質の異常や神経原線維変化等により次第に咀嚼の協調運動が障害され,リズミカルで複雑な咀嚼の動きが失われる.さらに進行すると口腔内での移送が困難になり,溜め込み,吐き出しなどの症状が起こる.最重度に至ると嚥下反射の惹起や喉頭挙上が障害され,咽頭期嚥下障害となり誤嚥が起こりやすく,結果として体重減少,免疫力低下が起こる.

体重減少の過程には無動や無気力・無関心などが直結し[37],体重調節機能の障害[38]や,認知症による視床下部の摂食中枢への影響と満腹中枢メカニズムの障害[39],またノルアドレナリンなどの神経伝達物質の減少との関連が推測されている.また重度認知症においては全身衰弱と機能障害だけでなく,生体恒常性の破綻と基本的生体機能の障害が起こっており,たとえ経管栄養で十分な栄養が補給されていたとしても十分な吸収が困難であるとの報告がなされている[40].

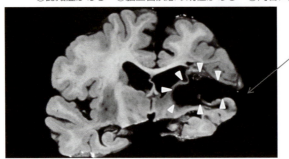

図7 側頭部の梗塞巣

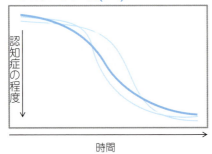 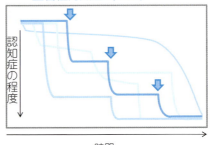

図8 認知症の進行の経時的推移の比較(アルツハイマー病と血管性認知症)

7) 血管性認知症(vascular dementia:VaD)
(1) 概　要

　VaDは,脳梗塞,脳出血などの脳血管疾患が起こった結果,障害が起こった血管の支配領域の脳の損傷により発現した認知症の総称で,脳血管疾患の後遺症の一つである(**図7**).認知症診断基準に合致しない認知機能障害をもつ者はvascular cognitive impairment, no dementia:Vasc CINDと表現することもある[41].一般的にはVaDは小梗塞の繰り返しや大梗塞による段階的損傷と突然発症による認知機能障害が起こることで典型的な経過をたどらないと報告され[42],脳卒中発症を繰り返すたびに認知機能が段階的に低下する経過が特徴的である(**図8**).臨床的には,大発作の後の認知症発症で関連が明らかであれば,VaDとされるケースが多くみられたが,近年VaDとADの双方に共通の原因があることも知られ,完全に区別できないケー

スも少なくない．もともと認知症を発症していた患者が経過の途中で脳卒中を起こし症状が変化するケースや，脳卒中発作がないまま画像所見のみで小梗塞巣などを認めた場合はVaDとは呼ばれず混合型認知症とみなされるケースが多い．

　VaDは脳血管疾患後遺症であることから，脳血管疾患の局在に応じた質と程度の機能障害が発生するため，認知症重症度によらず臨床的に表れる神経心理学的症状は非常に個人差が大きい[43]．脳血管疾患が起こった部位（病巣局在）と臨床的に表出されるその症状（巣症状）は密接に関連していることから，言語野領域病巣による失語，運動野領域病巣による身体機能障害[44]，など画像所見からの推測がある程度可能である．またVaDでは脳血管疾患の後遺症による無気力・無関心が，生活全般への意欲や主体性と強く関連すると報告されている[45]．

　脳血管疾患後遺症により嚥下機能[46]や注意力，覚醒，空間認識などの認知機能も障害されるが，記憶力や理解力は保持されているなど部分的に機能が障害されているので[47]，見かけ上の生活機能低下と，認知症としての理解力低下が一致しない．したがってVaDの顕在化する症状の神経基盤は，多くが「前方型，皮質下型（脳の障害部位）」で，その症状としては表出障害が主体である．たとえば会話（コミュニケーション）には参加し理解しているものの，その会話の流れには不完全にしか適応できず，感情失禁（興奮しやすくなり感情が不安定になる）などの感情障害を伴いやすい状態となると指摘される．

(2) VaDの食事に関する困難

　VaDの摂食嚥下障害にも病巣局在が関与している．大脳皮質領域の梗塞によって発症する血管性認知症では，特に病巣が両側に存在するケースにおいて摂食嚥下機能をコントロールする神経ネットワークの両側性障害（偽性球麻痺）により，摂食嚥下障害を認める．またVaDでは皮質延髄路の損傷による運動障害に起因した嚥下障害をもつ可能性が高いことが示唆されている[48]．ラクナ梗塞やビンスワンガー病など皮質下血管性認知症（SVD）では実行機能障害や判断力の障害が主体で，意欲低下（アパシー），抑うつに加え，病巣局在に応じて錐体路障害やパーキンソニズム，歩行障害，偽性球麻痺（嚥下障害）が起こる（図9）．症状は脳卒中急性期において症状が最も重く多様であるが，おおむね数カ月後には症状が安定してくるため，急性期に30%出現していた摂食嚥下障害は，慢性期には3%程度にまで有病率が減少するともいわれている[49]．VaDでは身体機能障害があっても認知機能障害が軽度である場合は，傷害された機能自体を回復することは困難でも，残存機能に対してのリハビリテーションや環境の調整は有効なことが多いと知られている[49]．症状が安定してからの経過は穏やかで，新たな血管病変が起こらなければ加齢変化や廃用性萎縮などが症状を修飾して経過する．

　神経伝達物質については，大脳基底核の障害によりドパミン受容体の減少とサブスタンスPの放出が低下することで，嚥下反射と咳反射の両方が低下するとされている．また大脳基底核に生じた皮質下病変では黒質-線条体のドパミン移送低下が生じる結果，サブスタンスP合成

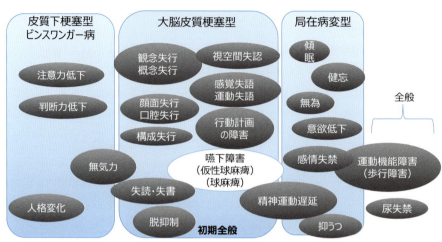

図9 血管性認知症の病型と巣症状

が障害され，結果的に嚥下反射や咳嗽反射の低下が起こり，夜間の silent aspiration から肺炎に至る[50]．

　皮質下病変では，大脳内のネットワークを構成する通過線維の障害がニューロンの機能障害をも惹起するものと考えられていることから，病巣局在だけでなく，脳全体のネットワークをダイナミックにイメージする視点が必要である[51]．たとえば前頭葉が障害されていなくても，ネットワークが不十分であることにより結果的に実行機能障害が生じる[52]ことで，実際の食事の場面では摂食行動の一連の動作が困難となるなどの症状が起こることに留意する．VaDではこういったネットワークの障害があっても，記憶障害や理解力障害があるとは限らず，それゆえ心理面への配慮が重要である．

8） レビー小体型認知症（dementia with Lewy bodies：DLB）
(1) 概　要

　レビー小体型認知症（以下 DLB）では中枢神経系，特に大脳皮質を中心にレビー小体が出現した結果，うつ，幻視や認知機能の変動，パーキンソン症状，睡眠時の異常行動（レム睡眠異常），自律神経症状（起立性低血圧や失禁，便秘など）等の症状が起こる[53]（**図10**）．見当識障害や記憶障害が少ない時期でも，後頭葉の視覚野障害等から幻視や誤認，さらには幻聴，体感幻覚が起こる[54]（**図11**）．脳幹網様体の障害による覚醒・認知機能の変動は，理解力や判断力のよい"ON"の状態と，認知機能の低下した"OFF"の状態が入れ替わる現象であるが，病状の進行とともに"ON"と"OFF"は振り幅が減少し，しだいに全体的に認知機能が低下していく．パーキンソン症状は神経伝達物質であるドパミンの量が正常の20％以下になると現れ

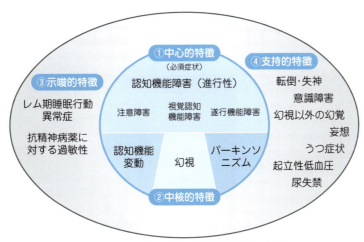

図10 レビー小体型認知症の臨床症状
(レビー小体型認知症（DLB）の臨床症状（エーザイ資料）[53]より転載)
(監修：小阪憲司，森 悦朗，池田 学)

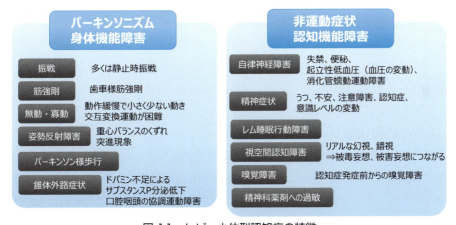

図11 レビー小体型認知症の特徴

るといわれ，筋肉が硬くなる筋固縮（手首などの歯車様固縮など），姿勢反射障害，振戦，動作緩慢が出現し転倒しやすくなる．この認知機能の変動とパーキンソン症状により，摂食を含めさまざまな日常生活行動の障害が起こる[55]．

疫学ではDLBの臨床診断基準はまだ不十分であり，信頼しうる臨床的疫学研究はまだないが，剖検例における報告ではDLBの頻度は10〜20数％とされている[56]．DLBは非常に個人差

パーキンソン病と親戚？

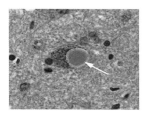

レビー小体：パーキンソン病の脳ではレビー小体という封入体（矢印）が見られる．

パーキンソン病（PD）と認知症を伴うパーキンソン病（PDD）とDLBは病理的に同一スペクトラム：レビー小体病と考えられている．

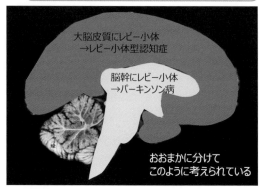

図12　レビー小体型認知症とパーキンソン病の関係

の大きい疾患で，実際に生前にADやPD（Parkinson's disease）と診断されていたものが神経病理ではDLBである例も少なくない．しかしPDに認知症の症状が出現するもの，すなわちPDD（Parkinson's disease dementia）とDLBの症候（実行機能・視空間認知機能の低下，構成失行，運動性の構音障害，動作緩慢，文章理解低下，妄想など）が類似すること，PDDに対する塩酸ドネペジルの投与により認知症症状のみならず，認知機能の変動や幻覚，パーキンソニズム，生活機能まで改善した例があることから，現在ではPDとPDD，DLBは病理的に同一スペクトラム（レビー小体病：LBD）にある疾患の臨床的表現型の違いであるのではないか，と考えられている[57]（**図12**）．

(2) DLBの錐体外路症状

　DLBでは，パーキンソン症状の影響により，記憶や判断力が比較的維持されている時期から嚥下障害がみられる．パーキンソン症状はDLBの70％に出現するといわれ，PDと同程度の出現率である[58]．パーキンソン症状を引き起こす錐体外路症状はDLBの進行と相俟って進行し，上肢や口腔・咽頭の摂食動作が障害され，かつ嚥下反射や喀出反射といった咽頭反射が障害されて嚥下障害が深刻になるケースも少なくない[55]．ADと比較すると，ADよりも比較的早期に重篤な摂食嚥下障害が出現するというケースが多く，また重症度においても①食塊嚥下困難，②水分嚥下困難，③嚥下時のムセ・窒息，④嚥下時間延長（嚥下反射遅延），⑤痰がらみ，⑥食欲不振，⑦介助・観察の必要性，⑧便秘，においてDLBがADより重度に障害されると報告されている[59]．

(3) DLB の視空間認知障害

DLB, PDD の視空間認知障害は，特に立体対象物の認知（object-form）や空間運動（space-motion）で AD より重度に障害されると報告されている[60]．視空間認知障害は幻視，理性を欠いた誤認に関与し，特に幻視があるものに神経心理検査における複雑な図形の識別に困難があり，テレビ誤認は大きさや形態，複数図形の識別の困難との関与が報告されている[61]．

パーキンソン症状や視空間認知障害は認知機能の"OFF"により強調され，幻視やテレビ誤認と見当識障害が複合して日常生活に支障をきたすことも多い．幻視は DLB の 60〜70％で出現するといわれ[58]，幻聴を伴わないリアルな子供や小動物などの幻視があるといわれている．食事中にも幻視が起こり，食欲低下につながる例も報告される．

(4) DLB の認知機能の変動・意識レベルの変動

「ON-OFF 現象」は前述のとおりであるが，認知機能変動は日内変動のみならず日間変動や週単位での変動も報告されている[62]．軽度では MMSE で 8 点もの差が開くほどの認知機能変動も報告されているが，認知機能や精神症状だけでなく身体機能にも変動の影響がある[62]．したがって食事中に"OFF"になった場合，自立摂食が止まるばかりか，嚥下反射や喀出反射の低下の可能性もあると認識する必要がある．DLB では薬剤に対する感受性が高いため内服している薬剤（特に抗精神病薬）の影響も出やすく，また夜間のレム睡眠異常により日内リズムの崩れが出現しているケースもみられる．パーキンソン症状に対してドパミン補充療法を長期間使用することによって出現する wearing-off 現象が報告されているが，wearing-off 現象と意識レベルの変動が混在すると，日内変動はより複雑になる．意識レベルの変動や幻視，妄想，興奮，パーキンソン症状に対しドパミン補充療法により BPSD が減少し，日常生活機能の改善している時間が延長したという報告もあり，ドパミン補充療法が錐体外路症状だけでなく精神症状の「ON-OFF 現象」にも効果があると指摘されている[63]．

9) 前頭側頭型認知症 (frontotemporal dementia：FTD)

(1) 概　要

前頭側頭型認知症は，人格変化や行動異常に特徴づけられる症候群であり，意味性認知症（semantic dementia：SD）と進行性非流暢性失語（progressive non-fluent aphasia：PA）とともに前頭側頭葉変性症 FTLD（大脳の前方部（前頭側頭葉）に限局性変性を示す疾患群）である．頭部 CT, MRI で特徴的な前頭側頭葉の限局性萎縮がみられ，局所脳血流および糖代謝の低下は SPECT や PET によって鋭敏に検出される．FTD は若年発症が多く，50〜60 歳台を中心に発症する．進行性の前頭葉・側頭葉変性を示し，臨床症状は高度の性格変化，社会性の喪失や注意，判断，実行機能等の能力低下で特徴づけられる（図13）．FTD は若年発症であることもあり，言語面は語彙数の減少から末期に至っては緘黙となり会話が困難になるが，そ

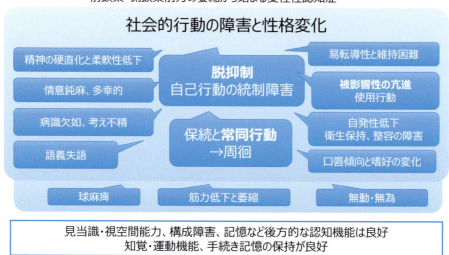

図13 前頭側頭型認知症の特徴

うした時期でも一方で知覚的認知力，空間見当識，目的動作や手続記憶，記憶は比較的よく保たれていることが多く，歩行をはじめ日常生活行動がある程度可能である[64]．このような症状は，FTDがADと異なり行為自体の解体がないことや，本質的には記憶が保たれていることと解釈されている[65]．生活ケアの支援には，常同行動や被影響性の亢進などの特徴的な行動を利用することが可能である．

FTDでは代表的な神経心理学的症状の一つに過食や食行動変化の出現があげられ，過剰な運動行動（脱抑制や食欲過剰）はADやVaDに比較して頻度が高い[66]．むしろこれら食行動変化が臨床的診断特徴の一つにあげられるほど出現頻度が高いといわれている[67]．

(2) FTDの食事に関する行動変化と進行経過

FTDに特徴的な行動変化である「習慣的行動」が食行動に出現すると「決まった食品や料理に対して固執する常同的な食行動（食習慣変化）」となる．また特にFTDでは過食・暴食・異食など誤嚥・窒息リスクを伴う食行動変化が多いと報告されている[68]．複数の神経心理学症状が同時に関係する食行動変化が起こる頻度が高く，「注意転導性の亢進[注1]」「被影響性の亢進[注2]」「脱抑制」「口唇傾向[注3]」といった神経心理学症状から，「過食hyperphagia」「むちゃ食い・強制食べcompulsive eating」「詰め込み食べ」「異食」「盗食」などの食行動変化が多く見受けられる[69]（**図14**）．FTDでは神経心理学症状に関連した食行動変化には，前頭葉，側頭極，扁桃体の変性の関与が指摘されている[70]．

FTDの日常生活行動は，進行経過において動的な様相（過食，多動など）と静的な様相（無為・無動など）のバランスにおいて変化がみられる．常同行動は，自発性の低下や無関心が前

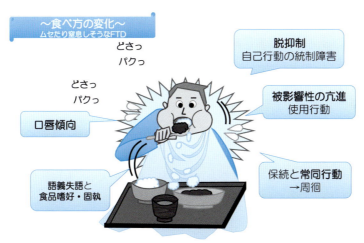

図 14　前頭側頭型認知症の食行動の特徴
(枝広あや子：精神疾患の摂食嚥下障害ケア，高橋清美他編，p.10，医歯薬出版，2014．枝広あや子：認知症の人の「食べられない」「食べたくない」解決できるケア，p.86，日総研出版，2016．より転載)

景に立つ前に，FTDのほぼ全例に認められる．食行動変化についても進行に順番がみられることが多く，病初期では食欲亢進，嗜好の変化が出現するが，徐々に食習慣変化，続いて常同的食行動が出現する．過食や，急いで口に運ぶ詰め込み食べは，被影響性の亢進の影響や口唇傾向の影響と考えられる．口腔内での処理が不完全なままに次々と食物を口に詰め込む，詰め込み食べのケースは，誤嚥・窒息リスクが高く注意を要する．しかし若年発症であるFTDは，詰め込み食べをしている時期に器質的な嚥下障害がないことも多く，問題になるのは，食べるスピードや一度に口に入れる分量などの"食べ方"である．施設や病院においてでも「口唇傾向」「転導性の亢進」「被影響性の亢進」が強く影響すると，生活環境に関連した，いわゆる「異食」「盗食」などの食行動変化が顕著になる．他の人の食べている食事や残飯，準備中の料理などを食べようとする症状は「盗食」と呼ばれる（これらの表現は認知症の人に配慮した表現ではないことから使用に注意すべきである）．

　進行すると脱抑制や口唇傾向が出現することが多く，食行動変化によるむせや広義の嚥下障害がみられるようになる．調理前の食材や手に届く観葉植物の葉やボールなどいろいろな物（非栄養物）を，手当たり次第口に入れる「異食」が出現する．進行したFTDでの異食は，食物に関する意味記憶障害の影響もあるといわれ[71]，"食べるつもりで口に入れた"異食のみならず，"口に入れてなめていたら，結果的に呑み込んでしまった"異食を経験する．

　進行期には自発性の低下が進んで脱抑制が目立たなくなり，無為に過ごす時間が増え，食事の場面でも嚥下せずに長い間咀嚼し続け，場合によっては嚥下しないまま次の食事まで咀嚼し続けることもある[65]．促さなければ次の食事が始まるまで口腔内に残り続けることもある．こうした"飲まずに噛み続ける"状態は，咀嚼運動や咽頭期嚥下機能そのものの問題ではなく，

「保続[注4]」,「自発性低下」と口腔期の協調運動低下による症状と考えられている[72]. 器質的な嚥下障害がなくても, 口腔内に常に食物が入っている状態は口腔内の感染症（う蝕や歯周病, 粘膜炎など）, 誤嚥のリスクが高い. 嚥下反射が保存されていれば, 口腔内に食物を溜め込んでいる時に水の入ったコップを手渡すことで使用行動が惹起され, 水分とともに嚥下できるケースもある.

さらに進行すると狭義の嚥下障害が出現し,「無動」の影響もあり, 食事介助が必要になる. 口腔内に食事が入っても, 送り込み等の動きが起こらず嚥下反射の遅延による溜め込みがみられ, 誤嚥リスクの高い状態になる. すなわち口腔内に食事が入っても口唇が閉じない, 噛まない, 口腔を動かさない, 溜め込む, といった症状が起こる.

支援に際しては, FTDで食行動変化が問題となるステージには会話が障害されていることが多く, 特に異食の原因を会話により聞き出すことは困難であり, 説得も効果的ではない. 馴染みのスタッフの簡単な指示や言葉・ジェスチャー等の視覚的な誘導で支援することが効果的である. また常同行動を利用して適応的な習慣に定着させるためには, 維持されている手続記憶を利用しつつ失敗のないような段階づけが必要で, 雑音や刺激のない環境を設定し, 脱抑制の対象になるものを付近から取り除くなど環境整備・調整による支援が有効である. 易怒性の亢進で興奮がみられた際は, その場とは無関係な新奇な刺激を与えると, 興奮の対象から比較的容易に注意をそらせることに成功することもある[72].

2. 歯科治療時・口腔ケア時・摂食機能訓練時の注意点

認知症発症のリスクは年齢が高くなるに従い顕著に高まるため, 超高齢社会を迎えた日本の高齢者の"口"を, いかに支えるかを早急に検討することが歯科界に求められている. 8020運動で多くの歯を残した現在の高齢者が, 要介護状態になるリスクが高まっている.

認知症高齢者の多くはADL低下以外にも加齢による治癒機能の低下, 複数の慢性疾患の併存がある. したがって, 医療サービス対象者の多くを占める認知症高齢者は, これまでの改革によって変容した"短期に医療サービスを可能な限り効率的に提供するシステム"に最もなじまない対象かもしれない. 高齢者が認知症と診断されて機能障害が起こりはじめてからも住み慣れた地域で暮らし続けるためには, 医療モデルではなく生活モデルにシフトチェンジする必要があり, 地域生活を形作りゲートキーパーの一翼を担うのが歯科医師の役割であろう.

1) 口腔症状への影響

近年アルツハイマー病と血管性認知症の共通したリスク因子と指摘されている病態が, 周知の通り糖尿病と慢性炎症である. 糖尿病は歯周病を悪化させる基礎疾患としてよく知られてお

り，また歯周病（口腔の慢性炎症）によって糖尿病もより悪化し，また認知症のリスクファクターともなることが指摘されている[73]．糖尿病を基礎疾患にもつ高齢者においては，認知症の発症前からも生活習慣によって慢性炎症の潜在する口腔内をもった者が，そのまま認知症を発症することも少なくない．長年の糖尿病によるダメージが蓄積された口腔をもち，認知症の発症前後から口腔のセルフケア等の意欲が低下し，またセルフケアを行っていても巧緻性が低下することから，認知症高齢者の口腔内の状態は悪化していく．

2) 口腔衛生を困難にする要因

認知症をもつ人では，口腔のみならず生活や身体全般のセルフケアが困難になることは周知のとおりである．しかしながら，目の前にいる人が仮に認知症と診断されていたとしても，基本的な口腔の構造自体が他の疾患をもつ人と大きく異なるわけではない．

一般的に口腔内は非常に個人的な空間であり，成長過程でいったん自立してしまえば歯磨き等のケアを担うのは自分自身のみである．自立した成人では，親兄弟でも口腔内を詳細に知ることはない．われわれが「口腔のセルフケアが大事である」を認識していられるのは，抽象的な時間の概念が根底にあり，"将来虫歯や歯周病で痛い思いをするのは困る，食べられないのは困る"と想像して，"困らないためには口腔内の細菌を定着させなければよい，あらかじめ今のうちから毎日の口腔ケアで予防をしよう"と知識を元に自らの行為に優先順位をつけられるからである．では認知症と診断される人達には何が起こっているのであろうか．

患者が認知症と診断される数年前から少しずつ，神経心理学的症状が徐々に出現し生活機能を低下させていくことで，日常生活の自立に困難を引き起こし，清潔観念の欠如を招き，全般的なセルフケアへの意欲を低下させる．日常生活行為が部分的に困難になる頃には，口腔のセルフケアへの関心や口腔の清潔観念も抜け落ちてしまうこともある．認知症の進行により抽象的な概念的思考が障害されてくると，同じく抽象的な時間の概念が障害され未来のイメージが失われていくので，前述の時間軸を逆算した口腔疾病予防の概念も障害されることとなる[74]．

また家族に促されるか，毎日の習慣性行為として歯磨きを行っていたとしても，全般的な実行機能障害に上肢や手首，指先の巧緻性の低下も相俟って，口腔のセルフケアが適切な完成度ではなくなってしまう．なぜならば自身の口腔内は直接見ることのできない器官であり，口腔のセルフケア行為自体が"見えない，しかも複雑な部分を口腔内の感覚を頼りに隅から隅まで清掃する行為"であるからである．すなわち，磨きながらも"どこからどこまで磨き終わっていて，これからどこのどの面を磨くのだ"と近時記憶とワーキングメモリーを駆使しながら計画を立てて行う行為なのである．

認知症が進むと中等度以降は口腔ケアの介助を受ける時期になるが，見当識障害等から口腔ケアの必要性を理解できない，口腔ケアをしてくれるケア従事者の意図を察することができないなどの理由で介助ケアの受け入れが困難なケースも経験する．認知症の人それぞれに残存す

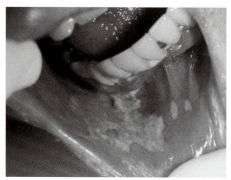

図15　薬剤性口内炎により開口困難となった例

（高木幸子先生のご厚意による）

る自立の精神が邪魔をすることで，心理的に介助を受け入れられないことも少なくない．そしていつしか気付いた時にはすでに口腔内の状態は悪化している，といったケースも少なくないのである．

　認知症が重度まで至ると，神経伝達物質やシナプスの異常が顎顔面口腔にも影響を及ぼし，その結果口腔顔面失行や知覚障害，反応性の低下，協調運動低下などにより咀嚼や嚥下運動などが障害され，つまり"自分の体を本人の意図どおりに操れないこと"によって経口摂取にまでも問題が生じる．口腔の知覚障害や協調運動低下，加齢による口腔内の構造の複雑化は，口腔内の食渣残留を引き起こしやすくする．また薬剤の口腔内残留によって潰瘍が形成され，口腔ケア時の開口困難，経口摂取困難が起こることも少なくない[70]（**図15**）．そして最終的に嚥下反射が障害され栄養摂取量が低下することとなる．

　薬剤が口腔に及ぼす影響は，口渇，嚥下困難，味覚異常，流涎などの薬剤性パーキンソニズムなどが知られている[75]．また認知症高齢者は複数の疾患をもち投薬数が多い傾向があり，認知症による周辺症状に対しても，精神科薬剤が追加されるケースは少なくない．進行過程で周辺症状の出現状況の変化や身体状況・体格の変化（体重減少など），他の内服薬の中断などの変化により，急に精神科薬剤の副作用が出現することも経験する．特に複数の処方科や主治医の変更で，多剤併用（ポリファーマシー）の問題は複雑化し，また独居や老老介護状態の認知症患者において処方した薬剤の適正使用が障害（飲み忘れや過量服薬等）されると副作用の管理は困難を極める．口腔内の副作用管理目的のみならず認知症患者の投薬管理は重要な課題である．

3）適切な介入への手がかり

（1）口腔への介入

　本来歯科医療は継続的なもので，歯科疾患予防の概念も根付いているため，"揺りかごから墓

場まで"の要素がある．当然，歯がなくても口腔さえあれば歯科治療の対象である．しかしながら現状の医療モデルに"認知症の身体疾患の治療"に特化した概念が未だ成熟していない背景には，疾患理解の難しさ，コミュニケーションの難しさがある．認知症の原因疾患の基本的な理解と進行の概要，留意点を理解し，予知的に歯科治療に反映させることで，認知症高齢者の口腔を可及的に"食べられる口"とすることも不可能ではない．

認知症患者はその神経心理学的症状から，慣れた環境であれば残存機能を最大限発揮することが可能であるが，逆に慣れていない環境や不安になるような環境下ではBPSDが出現し残存機能を発揮することが困難になる．建造物以外にも置いてある機材や物，周囲の人，声掛け，環境音，匂いなどのすべてが環境因子になる．したがって，慣れていて落ち着ける環境を提供すること，注意をそぐ因子が少なく，認知症患者本人にとって理解しやすい環境を提供することが介入の成功要因である．環境を適切に整えることで，認知症が初期の段階であれば複雑な日常生活の情報処理が困難であっても，歯科診療を受療可能である．

特にアルツハイマー病では，セルフケアの精度は低下していても初期のころの口腔機能低下は非常に軽度で，対応次第ではほぼ問題なく歯科治療ができる[76]．対応のうえで重要なことは言語的，あるいは非言語的なコミュニケーションによる心理的な支援を重視することである．認知症の進行により会話の内容や治療内容を忘れてしまうことがあっても，認知症の人本人が受けた不適当な扱いには敏感に反応するのは当然である．また歯科医院で受けた不快な感情は，歯科医療の受療に対して「負の強化子」となって働く．強い情動を伴う記憶は保存されやすいことが知られており[77]，喜びや達成感は「正の強化子」，不快や落胆は「負の強化子」となる[78,79]．認知症の人が失敗しないように環境調整等により誘導することが残存機能の活性化に繋がる．

具体的には歯科医院の職員全体が認知症の症状について理解し，親身になった対応を行うことが重要である[80]．たとえば認知症患者が予約日や治療内容を毎回忘れていたならば，不安な心情に配慮し毎回同じようにわかりやすく図解するなどして説明し（言語的情報よりも視覚的情報のほうが理解しやすいケースも多い），また家族にも説明すること，そして認知症患者のテンポに合わせたペースで診療を行う．会話は正面の低い位置から近づき，マスクを外し低い声で穏やかに話す．協力が必要な治療，水分や大きな音，振動が出るような恐怖心が起こりやすい治療が必要なケースでは，簡単なことから少しずつ行い慣れていただくような計画とする[77]．認知症が進行し一般的に第一選択とされる治療が困難になったとしても，QOLの維持と本人の希望を尊重して第二，第三の選択肢に切り替えることも必要になる．また介護者家族への配慮も同様で，認知症患者を抱えている家族は心理的な負担を抱えながら生活していることを理解し，支持的に接しねぎらうこと，負担の少ないような治療計画を共に立案することも必要である．

また継続性の維持が重要で，歯科医師や歯科衛生士が認知症初期の頃から定期的にかかわり

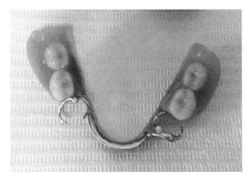

図16 右手だけで着脱できるように設計した義歯
(高木幸子先生のご厚意による)

続けることが，認知症が進行しても慣れた環境を提供することにつながる．歩行機能障害や虚弱などで外来診療受診が困難になったならば，長らく通院していたかかりつけ歯科から歯科医師や歯科衛生士が出向き，関係を途切れさせないことで，認知症の進行段階に見合った介入をすることが可能になる．

(2) 歯科治療計画への反映

認知症の認知機能障害の進行と経過に伴う身体機能低下および口腔機能低下のイメージを把握することで，それぞれの患者の未来の機能低下や治療困難を予測した，予知的な治療計画を立てることが可能になる．

歯周病やう蝕に伴う欠損補綴の計画において，健常成人であれば可及的に自身の歯根を利用し歯冠を製作することが一般的であるが，近い将来に機能低下が予想される認知症高齢者であれば，回転切削器具を利用した治療に対応できる（初期の）時期から，BPSDが顕著に出現する（ケアが困難な中等度以降の）時期のケア方法までをも想定した，ケアしやすく義歯の着脱がしやすい設計としておくことが予知的な計画となる（図16）．予知的な計画の中では，今後の動揺が懸念される歯周病の歯や，状態の悪い歯根なども全身状態がよい時を見計らい早期抜歯の対象になりうる．義歯の設計は複雑なものではなく，シンプルで力学的に安定する設計がふさわしいし，義歯のクラスプは頬に刺さらないような方向の設計を検討する．近い将来に備えてシンプルな口腔内にすること，また継続的な関わりの中で近い将来のトラブルを予測した時点での早期の介入が，咀嚼困難や感染症，粘膜疾患などのトラブルを未然に防ぐ歯科的対応になると考えられる[81]．

残念ながら認知症高齢者の歯はさまざまな理由で朽ちていく（図17，18）．しかしながら認知症の進行と廃用性萎縮で口腔の筋力低下が生じ，咬合高径が低い状態の方が嚥下圧をかけやすい時期がいずれ訪れることを考慮すると，歯の摩耗や破折は合理的に映るケースもある．

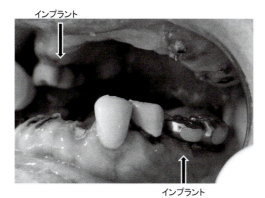

図17 インプラントとその隣在歯を残して天然歯が崩壊した口腔内

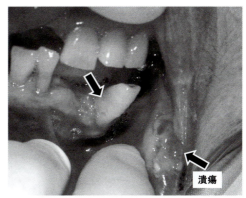

図18 咬合が崩壊した結果，力学的な負荷がかかった天然歯が移動したため，口唇の潰瘍の原因となった

継時的変化を理解したうえで，将来の口腔の機能低下に合わせた口腔内の補綴装置をデザインすることも必要である．認知症が重度に至って天然歯が朽ちた後に，一部の残存した補綴装置が身体を傷つけないような歯科治療が望まれる．

4） 終末期までのケア

これまでの知見から，アルツハイマー病の進行過程にそった口腔咽頭機能の低下と口腔衛生管理の要点についてまとめ掲載する[74]（**表9**）．アルツハイマー病の進行により日常生活機能が障害されていくが，更衣や歩行，排泄の自立よりも摂食行為は重度になるまで保たれる．軽度や中等度でも経口摂取が困難になることがあるが，実際の機能低下が要因とならない時期であれば環境変化や身体疾患による心理的な要因などの方が検討課題である．中等度での摂食行為は見当識障害や注意障害等による混乱から障害されやすく，環境の調整が摂食行為の自立に効果的であることも指摘されている．

一方で口腔咽頭機能においては加齢変化による機能低下があることはいうまでもないが，それを認知症による活動低下と神経原線維変化や神経伝達物質異常が修飾し，特に中等度から重度認知症の時期に急速に低下していく．初期にはガーグリングが困難になり，次第にリンシングや咀嚼運動は単純化していき，舌や頬の巧緻性は低下して口腔内で適切な食塊形成や送り込みができず，嚥下に至る過程の協調性は失われていく．

口腔の保清に関しては，中等度までは他動的な口腔機能向上を目指しながら本人の心情に配慮したケアを行うことが必要であるが，重度に至っては誤嚥性肺炎リスクを軽減する口腔ケアを行いながら可及的にQOLを保つことが必要になる．進行の経過に応じて，対応方法や目標設定が異なるため，適宜進行を判断し介護者やキーパーソン，主治医などの関係職種と相談しながら進めることが重要である．

表9 FASTによる認知症重症度評価と関連したアルツハイマー病の口腔のセルフケアおよび摂食嚥下機能と口腔管理の要点

FAST		既存のFASTの特徴	口腔のセルフケアと口腔機能	摂食・嚥下機能	口腔衛生と食の支援の要点
正常	1	認知機能低下認められない。	自立している。	正常。	特に支援なし。
年齢相応	2	物の置き忘れを訴えるが、年相応の物忘れ程度。	おおむね自立している。	正常。	料理が同等のの支援。
境界状態	3	日常生活の中で、これまでやってきた慣れた仕事（作業）は遂行できる。一方、熟練を要する複雑な仕事を遂行することが困難。新しい場所に出掛けることが困難。	一見自立しているが、セルフケアの精度が低下している。	正常。	新しい清掃用具を導入する場合は支援が必要。
軽度	4	夕食に客を招く段取りをつけたり、買い物をしたりする程度の仕事も支障を来す。例えば、買い物に必要なものを必要な数だけ買うことができなかったり、誰かがついていないと買った物の勘定を正しく払うことができない。入浴や更衣など家庭内での日常生活は概ね介助なしで可能。	口腔清掃のセルフケアが不十分となったり、忘れてしまうこともある。誘導がついていれば自立している。	大きな問題はないが、咀嚼が不十分になったり食べこぼしを主とする。	清掃用具の支援に加え、口腔清掃行為の誘導および習慣化に配慮する必要がある。介助の受け入れは自身や時間を要し困難となる場合が多い。
中等度	5	買い物をひとりですることはできない。自動車の安全な運転が出来ない。明らかに釣り合いがとれていない組合せで洋服を着たり、季節を自分で通知に選ぶことができないといった、介助が必要となる。毎日の入浴も忘れることもあるが、入浴に入うに入うにしてもらんとかうまくいって説得するこができる。入浴行為自体は自立している可能。	口腔清掃行為を一人で遂行することは困難誘導・介助が必要。義歯を装着したり、ブラッシングが困難になる。	口腔の巧緻性の低下。咀嚼運動の協調性の低下、咀嚼力低下が起こり始める。目の前に食べ物があることを食べてしまうことがある。	口腔清掃行為の誘導・拒否折さらにに、本人のペースに合わせて介助する必要がある。義歯紛失に注意が必要。食事の様子の変化を注意深く観察し、提供方法を工夫する。
やや高度	6a	寝衣の上に普段着を重ねて着てしまう。靴ひもが結べなかったり、ボタンを掛けられなかったり、左右間違えて靴を履いてしまうこともある。	口腔清掃に介助が必要。ガーグリングやブクブクうがいは徐々に困難となっていく。	食べ物の種類に合わせて食べ分ける方が少なくなり、機会誤嚥が生じる。	食事中、咀嚼せずに丸呑みしたり頻頚りすぎないように食具の工夫をするとに配慮する。
	6b	入浴時、お湯の温度・量を調節できなくなる、体もうまく洗えなくなる、風呂に入らない。浴槽に入ったり出たりするこを嫌なり、きちんとからだを拭くこが習得するこもなく、嫌症状入りたがらないため、入浴を拒否するという行動がみられることもある。	歯ブラシの使用困難になってくる。口腔清掃をしたがらない。	嚥下の協調運動が困難などによるこがある。隣人の皿から食べてしまうこがある。	口腔清掃を誘導する。必要があれば介助を得る、食事の提供の仕方、食具に配慮が必要。
	6c	トイレで用を済ませた後、水を流すのを忘れたり、拭くのを忘れたりするこが増えてくる。	うがいの水を飲んでしまう事があり、複雑な義歯の着脱、取り扱いが困難になってくる。	食塊形成をしたがらず、食塊形成が困難になる。	理解力低下に伴う口腔清掃介助拒否に配慮し、セルフケアしながら介助を行う。
	6d	尿失禁。	口腔清掃は全てに介助が必要になる。簡単な義歯の着脱も困難になる。	舌運動機能低下がみられず、舌運動と嚥下機能の協調の不整合が認められる。	口腔清掃はセルフケア後に介助する必要がある。義歯の着脱ケア後に配慮し、機能に合わせ食形態を変更する。
	6e	便失禁、適切な排泄行動が不能される。	口腔清掃の介助が必要。口腔清掃を嫌がる。	口腔機能低下により、特に舌の巧緻性が低下より著しい。食事介助に拒否がある場合もある。	口腔清掃を介助する必要がある。食事前に口腔ケアを行う。
高度	7a	言葉が最大限約6語程度に限定され、攻撃的行為、焦燥などがある。	セルフケア困難。コップを渡しても水をこぼシング困難となる。しばしば水を飲んでしまう。	口腔、特に舌のの巧緻性の低下がより著しい。食事介助に拒否がある場合もある。	口腔感覚の惹起を目的に、食事前に口腔ケアを行う。水分の誤嚥に配慮する。
	7b	理解し得る言葉が限定され、発語も限られた1つ程度の単語になる。	リンシング不可。	水分嚥下が困難になる。咳嗽反射が起きにくい。	誤嚥に留意して、姿勢に配慮してケアを行う。食事時、水分からの口腔乾燥になりやすく、ベーシングに配慮する。
	7c	歩行能力の喪失、歩行バランスが取れない、拘縮がある。	義歯使用困難になる。介助清掃行為の水分にも注意。	舌反射低下、嚥下反射が遅延し、水分嚥下時にもむせる。嚥出反射はあっても弱く肺炎リスクがある。	介助口腔清掃時の水分は咽頭に侵入しないように拭き取る、食事時、食事介助は疲労を避けて補助栄養を検討する。
	7d	着座能力の喪失、介助があっても座位を保てなくなる。	口腔清掃時の水分や唾液を誤嚥しやすくなり、介助清掃では水分の拭き取りが必要。	唾液が誤嚥しやすい、リクライニングの水分や唾液を誤嚥しやすい。食欲低下がある。	介助口腔清掃の水分は口頭に侵入しないように拭き取る、食事介助は疲労を避けて補助栄養を検討する。
	7e	笑う能力の喪失。	セルフケア不可。口腔乾燥機能低下がある。	口腔筋の緊張しがたく、口腔乾燥しやすく、咳嗽機能低下、さらに呼吸機能低下する。	介助機能の低下から口腔乾燥になりやすく、積極的な保湿が必要。
	7f	無表情で寝たきり。	積極的な保湿の必要がある。	常に唾液の誤嚥がある。	介助口腔清掃を確実に行うように、積極的に保湿することが必要。

本間昭、稲垣宏子、白井朝子、平野浩彦 他．認知症関連機能の変遷─Functional Assessment Staging（FAST）を基準にした検討─．老年歯科医学．29（2）．176-177．2014．
枝広あや子、平野浩彦．認知症高齢者のの口腔科学的観点からの進歩 臨床編 病期（ステージ）分類 Functional Assessment Staging（FAST）．日本臨床 2003；61（増9）；1225-1228．より改変引用．

（枝広あや子：Geriatric Medicine. 53（11）. 2015. 74）より転載）

認知症が重度となり末期に至るまでの変化を受け止め，適宜アセスメントを繰り返しその時その時の残存機能を活用する方法を検討することが，認知症患者本人の人生への寄り添い，家族への予期的グリーフケアとなる．

5）歯科医療者の認知症対応力の向上に向けて

世界的な流れを受け，厚生労働省は2015年認知症施策推進総合戦略（新オレンジプラン）を発表することになり，その中に歯科医師の認知症対応力向上研修の実施が明記された．2016年から各都道府県において実施された歯科医師の認知症対応力向上研修は，認知症を理解し，さらに偏見をなくし，「認知症」を歯科医療ができない理由にしないことが重視された構成である．しかしながら，臨床的に認知症対応力向上研修の対象は歯科医師のみならず，歯科衛生士や歯科医療に関わるすべてのスタッフにも必要であることが指摘されているところである．歯科医療に携わるすべての専門職が認知症患者への適切な対応を知ることが，高齢者のcommon diseaseへの対応として重要である．

〈枝広あや子〉

注1「注意転導性の亢進」（p.196）
　FTDでは進行性の前頭葉・側頭葉変性による注意障害により"注意の維持・分配・転導"の障害が生じる．**注意転導性の亢進**状態とは注意維持が低下し，注意転導が促進した状態，すなわち一つの作業の途中に，周囲の環境刺激に影響されて作業を中断して別のことを始めてしまう（**使用行動**），あるいは立ち去ってしまう（**立ち去り**）行動が生じる．たとえば歯磨きという作業を部分的には行うが集中し続けていられず，すぐに終了して，あるいは歯ブラシを放り出して周囲にある別のモノに気を取られてドアから出て行ってしまうなどの行動が起き，一連の作業が完遂できなくなる．

注2「被影響性の亢進」（p.196）
　被影響性の亢進は，**注意転導性の亢進**同様，**注意障害**に関わり，目についた物品に影響されやすくなる症状を指す．被影響性の亢進によって，目についた物品の"書いてある文字を思わす声に出して読む""思わず手に取って使ってしまう（物品のもつ意味に影響された**使用行動**）""目につく食べ物をパッと取って食べてしまう（他の人の食事であったとしても）"などの症状が生じ，さらに**脱抑制**によって**使用行動を抑制できない（自ら止められない）**という症状が生じる．これに**判断力低下・見当識障害**があいまって，進行したFTDでは調理前の食材や観葉植物の葉などの非栄養物を口に入れる**異食**が出現する．

注3「口唇傾向」（p.196）
　口唇傾向（hyperorality）はFTDにおいて前頭葉，側頭極，扁桃体の変性が関与する**クリューヴァー・ビューシー症候群**（Kluver-Bucy-syndrome）様症状の出現による[70,82]目につく物を口に入れてしまう症状を指す．**被影響性の亢進**や**判断力低下**も乗じ，"おもちゃを口に入れる（まるで口で確かめるように）[83]"，"目についた食べ物を食べつくしてしまう"，"急いで口に運ぶ詰め込み食べ"などが出現する．文献によっては嗜好の変化（特定の食物への固執）との関連も指摘される．

注4「保続」（p.198）

　保続は perseveration（保続）あるいは repetitive behaviors（反復行動）と表現される．認知症患者特にFTDにおける保続は前頭葉障害によってある行動から次の行動への遷移が困難である．つまり注意転導の障害に関連した"切り替えの障害"の症状を指す[84]．FTD中等度では"ずっと机をトントンとたたき続ける""繰り返し手を擦る"進行期に自発性の低下が目立ってくると，食事の場面でも食物をずっと嚥下せずに長い間もぐもぐと噛み続け，場合によっては次の食事まで噛み続けることもある[65]．眼窩前核および前帯状皮質，基底核および視床に関連する回路の機能不全が指摘されている[85]．

文　献

1) World Health Organization：International Statistical Classification of Diseases and Related Health Problems. 10th Revision. Geneva：World Health Organization；1993.
2) 「認知症疾患治療ガイドライン」作成合同委員会編：認知症疾患治療ガイドライン2010．日本神経学会監修，5，医学書院，東京，2011．
3) American Psychiatric Association：DSM-Ⅲ-R. Diagnostic and Statistical Manual of Mental Disorders, Third Edition, Revised. 103-107, American Psychiatric Association, Washington, DC, 1987.
4) American Psychiatric Association：DSM-Ⅳ-TR. Diagnostic and Statistical Manual of Mental Disorders, Fourth Edition, Text Revision. American Psychiatric Association, Washington, DC, 2000.
5) American Psychiatric Association：DSM-Ⅴ. Diagnostic and Statistical Manual of Mental Disorders, Fifth Edition. American Psychiatric Association, Washington, DC, 2013.
6) 日本精神神経学会　日本語版用語監修，髙橋三郎，大野　裕　監訳：DSM-5精神疾患の診断・統計マニュアル．594-596，医学書院，東京，2014．
7) 日本精神神経学会　精神科病名検討連絡会編：DSM-5病名・用語翻訳ガイドライン（初版）．精神経誌，116（6）：429-457，2014．
8) 「認知症疾患治療ガイドライン」作成合同委員会編：認知症疾患治療ガイドライン2010．日本神経学会監修，8-10，医学書院，東京，2011．
9) 日本老年医学会　日本医療研究開発機構研究費・高齢者の薬物治療の安全性に関する研究研究班編：高齢者の安全な薬物療法ガイドライン2015．52-59，メジカルビュー社，東京，2015．
10) 「認知症疾患治療ガイドライン」作成合同委員会編：認知症疾患治療ガイドライン2010．日本神経学会監修，61-63，医学書院，東京，2011．
11) Folstein MF, Folstein SE, McHugh PR：" Mini-mental state" A practical method for grading the cognitive state of patients for the clinician. J Psychiat Res, 12：189-198, 1975.
12) Folstein MF, Folstein SE, McHugh PR, Fanjiang G（原著），杉下守弘（日本語版訳著）：精神状態短時間検査-日本版-（MMSE-J）．日本文化科学社，東京，2012．
13) Griboletto F, Zappal'a G, Anderson DW, Lebowitz BD：Norms for the Mini-Mental State Examination in a healthy population. Neurology, 53：315-320, 1999.
14) 加藤伸司，下垣　光，小野寺敦志，他：改訂長谷川式簡易知能評価スケール（HDS-R）の作成．老年精医誌，2（11）：1339-1347，1991．
15) Holsinger T, Deveau J, Boustani M, et al.：Does this patient have dementia? JAMA, 297（21）：2391-2404, 2007.
16) Sugishita M, Omura K：Learning Chinese characters may improve visual recall. Percep Mot Skills, 93（3）：579-594, 2001.

17) 本間　昭：認知症の検査，評価尺度．認知症テキストブック，日本認知症学会編，114-138，中外医学社，東京，2008．
18) Hokoishi K, Ikeda M, Maki N, et al.：Interrater reliability of the Physical Self-Maintenance Scale and the Instrumental Activities of Daily Living Scale in a variety of health professional representatives. Aging Ment Health, 5（1）：38-40, 2001.
19) 石井徹郎，新名理恵，本間　昭，他：N式老年者用精神状態評価尺度（NMスケール）の臨床的妥当性．社会老年学，37：58-62，1993．
20) Morris JC：The Clinical Dementia Rating（CDR）：current version and scoring rules. Neurology, 43：2412-2414, 1993.
21) Wesnes KA：Assessing change in cognitive function in dementia：the relative unilities of the Alzheimer's Disease Assessment Scale-Cognitive Subscale and Cognitive Drug Research system. Neurodegener Dis, 5（3-4）：261-263, 2008.
22) 本間　昭，臼井樹子：痴呆症学　高齢社会と脳科学の進歩　臨床編　病期（ステージ）分類　Functional Assessment Staging（FAST）．日本臨床，61（増刊号9）：125-128，2003．
23) 目黒謙一：痴呆の臨床—CDR判定用ワークシート解説．104，医学書院，東京，2004．
24) Morris JC, Ernesto C, Schafer K, Coats M, Leon S, Sano M, Thal LJ, Woodbury P：Clinical Dementia Rating training and reliability in multicenter studies：The Alzheimer's Disease Cooperative Study experience. Neurology, 48：1508-1510, 1997.
25) 平野浩彦，枝広あや子：拒食・異食・嚥下障害をどうする？　認知症に伴う"食べる障害"を支えるケア．エキスパートナース，29（2）：22-27，2013．
26) 東京都福祉局：高齢者の健康と生活に関する実態調査　専門調査結果報告書．1996．
27) 永田久美子：3．痴呆高齢者の看護．新時代に求められる老年看護，柿川房子他編，269-281，日総研出版，東京，2000．
28) 田中稔久，武田雅俊：アルツハイマー型認知症（痴呆）．老年期認知症ナビゲーター，平井俊策監修，96-97，メディカルレビュー社，東京，2006．
29) 粟田主一：地域包括ケアシステムにおける認知症総合アセスメント　DASC-21標準テキスト．17，メディア・ケアプラス，東京，2016．
30) 目黒謙一：血管性認知症．25，ワールドプランニング，東京，2008．
31) 橋本　衛：アルツハイマー病．認知症　臨床の最前線，池田　学編，20-34，医歯薬出版，東京，2012．
32) Wada H, Nakajoh K, Satoh-Nakagawa T, Suzuki T, Ohrui T, Arai H, Sasaki H：Risk factors of aspiration pneumonia in Alzheimer's desease patients. Gerontology, 47（5）：271-276, 2001.
33) 粟田主一：スーパー図解　認知症・アルツハイマー病．井藤英喜・粟田主一監修，33，法研，東京，2010．
34) 立神粧子：前頭葉機能不全その先の戦略—Rusk通院プログラムと神経心理ピラミッド．58，医学書院，東京，2010．
35) 大槻美佳：標準言語聴覚障害学・高次脳機能障害学．藤田郁代，関　啓子編，134，医学書院，東京，2009．
36) 枝広あや子，平野浩彦：ワンポイント講座　認知症高齢者への口腔ケアと食支援（Vol.8）　アルツハイマー型認知症の注意障害（解説）．コミュニティケア，17（3）：42-43，2015．
37) Berkhout AMM, Cools HJM, Houwelingen HCV：The relationship between difficulties in feeding oneself and loss of weight in nursing-home patients with dementia. Age Ageing, 27：637-641, 1998.
38) Berrett-Connor E, Edelstein S, Corey-Bloom J, Wiederholt W：Weight loss precedes dementia in community-dwelling older adults. J Nutr Health Aging, 2（2）：113-114, 1998.

39) Keene J, Hope T：Natural history of hyperphagia and other eating changes in dementia. Int J Geriatr Psychiatry, 13（10）：700-706, 1998.
40) Chouinard J, Lavigne E, Villeneuve C：Weight loss, dysphagia and outcome in advanced dementia. Dysphagia, 13：151-155, 1988.
41) Erkinjuntti T, Rockwood K：Vascular dementia. Seminars in Clinical Neuropsychiatry, 8（1）：37-45, 2003.
42) Fischer P, Gatterer G, Marterer A, Simanyi M, Danielczyk W：Course characteristics in the differentiation of dementia of the Alzheimer type and multi-infarct dementia. Acta Psychiatr Scand, 81（6）：551-553, 1990.
43) Suhr J, Grace J, Allen J, Nadler J, McKenna M：Quantitative and qualitative performance of stroke versus normal elderly on six clock drawing systems. Arch Clin Neuropsychol, 13（6）：495-502, 1998.
44) Rockwood K, Wenzel C, Hachinski V, et al.：Prevalence and outcomes of vascular cognitive impairment. Neurology, 54：447-451, 2000.
45) Starkstein SE, Federoff JP, Price TR, et al.：Apathy following cerebrovascular lesions. Stroke, 24：1625-1630, 1993.
46) Nakagawa T, Sekizawa K, Arai H, et al.：High incidence of pneumonia in eldely patients with basal ganglia infarction. Arch Intern Med, 157：321-324, 1997.
47) Graham NL, Emery T, Hodges JR：Distinctive cognitive profiles in Alzheimer's disease and subcortical vascular dementia. J Neurol Neurosurg Psychiatry, 75：61-71, 2004.
48) Suh MK, Kim HH, Na DL：Dysphagia in patients with dementia；Alzheimer versus Vascular. Alzheimer Dis Assoc Disord, 23（2）：178-184, 2009.
49) Barer DH：The natural history and functional consequences of dysphagia after hemispheric stroke. J Neurol Psychiatry, 52（2）：236-241, 1989.
50) Yamaya M, Yanai M, Ohrui T, Arai H, Sasaki H：Interventions to prevent pneumonia among older adults. J Am Geriatr Soc, 49（1）：85-90, 2001.
51) Meguro K, Doi C, Ueda M, et al.：Decreased cerebral glucose metabolism associated with mental deterioration in multi-infarct dementia. Neuroradiology, 33：305-309, 1991.
52) Kertesz A, Clydesdale S：Neuropsychological deficits in vascular dementia vs Alzheimer's disease. Arch Neurol, 51（12）：1226-1231, 1994.
53) エーザイ：アルツハイマー型，レビー小体型認知症を支えるアリセプトホームページ，アリセプトについて，レビー小体型認知症に関する適応追加．http://www.aricept.jp/about/lewy/shindan.html（accessed 2016-11-17）
54) 小阪憲司：第5章原因疾患 7 レビー小体型認知症（痴呆）．老年期認知症ナビゲーター，平井俊策監修，荒井啓行，浦上克哉，武田雅俊，本間　昭編，106-107，メディカルレビュー社，東京，2006.
55) Reilly J, Rodriguez A, Lamy M, Neils-Strunjas J：Cognition, language, and clinical pathological features of non-Alzheimer's dementias：an overview. J Commun Disord, 43（5）：438-452, 2010.
56) Kosaka K：Epidemiology of dementia with Lewy bodies（DLB）. Cognition and Dementia, 2（4）：21-24, 2003.
57) Itabashi M, Okubo T, Togashi N, Shirata A, Yamane K：Markedly reduced hallucination by administration of donepezil hydrochloride in a case of Parkinson's disease with dementia. JMDD, 14：51-55, 2004.
58) McKeith IG：Dementia with Lewy bodies. Br J Psychiatry, 180：144-147, 2002.
59) Shinagawa S, Adachi H, Toyota Y, et al.：Characteristics of eating and swallowing problems in

patients who have dementia with Lewy bodies. Int Psychogeriatr, 21（3）：520-525, 2009.
60) Mosimann UP, Mather G, Weanes KA, O'Brien JT, Burn DJ, McKeith IG：Visual perception in Parkinson disease dementia and dementia with Lewy bodies. Neurology, 63：2091-2096, 2004.
61) Mori E, Shimomura T, Fujimori M, Hirono N, Imamura T, Hashimoto M, Tanimukai S, Kazui H, Hanihara T：Visuoperceptual impairment in dementia with Lewy bodies. Arch Neurol, 57：489-493, 2000.
62) 西川志保，原　智美，松井　博，塩田一雄，池田　学，繁信和恵，小森憲治郎：Lewy 小体型痴呆における症状の変動と ADL について．作業療法，18：268，1999.
63) 長岡研太郎，江原　嵩，前田　潔：Dopamine 補充療法が有用であった Lewy 小体型痴呆の 3 症例．臨床精神医学，32（2）：209-215, 2003.
64) 池田　学：前頭側頭型認知症の食行動変化．専門医のための精神科臨床リュミエール 12；前頭側頭型認知症の臨床，池田　学編，146-153，中山書店，東京，2010.
65) 池田　学：アルツハイマー型痴呆と関連疾患の最新知見　第 3 部　非アルツハイマー型変性痴呆の最近の話題　前頭側頭型痴呆の臨床症状と現在の治療・ケア．老年精医誌，14（増刊号）：45-53, 2003.
66) Srikanth S, Nagaraja AV, Ratnavalli E：Neuropsychiatric symptoms in dementia-frequency, relationship to dementia severity and comparison in Alzheimer's disease, vascular dementia and frontotemporal dementia. J Neurol Sci, 236：43-48, 2005.
67) Neary D, Snowden JS, Gustafson L, et al.：Frontotemporal lobar degeneration：a consensus on clinical diagnostic criteria. Neurology, 51（6）：1546-1554, 1998.
68) Langmore SE, Olney RK, Lomen-Hoerth C, et al.：Dysphagia in patients with frontotemporal lobar dementia, Arch Neurol, 64（1）：58-62, 2007.
69) 枝広あや子：第 2 章　精神疾患悪化による摂食嚥下障害の特徴とその支援　1 常同行為や精神運動興奮による食行動の変化．精神疾患の摂食嚥下障害ケア，高橋清美，戸原　玄編，5-12，医歯薬出版，東京，2014.
70) Ikeda M, Brown J, Holland AJ, et al.：Changes in appetite, food preference, and eating habits in frontotemporal dementia and Alzheimer's disease. J Neurol Neurosurg Psychiatry, 73：371-376, 2002.
71) 織田辰郎：前頭側頭葉変性症（FTLD）の診断と治療―前頭側頭型認知症・意味性認知症・進行性非流暢性失語―，18-24，弘文堂，東京，2008.
72) 繁信和恵，池田　学：特集　認知症の長期ケアにおける進歩　前頭側頭葉変性症のケア．老年精医誌，16（10）：1120-1126，2005.
73) Munoz DG, Feldman H：Causes of Alzheimer's disease. CMAJ, 162（1）：65-72, 2000.
74) 枝広あや子：高齢者医療での歯科に関する Minimum Skills，臨床に役立つ Q & A4．認知症などをもつ要介護高齢者の口の管理のポイントを教えてください．Geriat Med, 53（11）：1195-1198, 2015.
75) 枝広あや子：Part 3 身体的服薬能力と服薬管理能力の把握方法と改善方法 Q14 薬の副作用で起こる口腔内所見や嚥下障害（薬剤性嚥下障害）には，どのようなものがありますか．薬剤性嚥下障害を疑う場合の対応を教えてください．在宅訪問・かかりつけ薬剤師のための服薬管理はじめの一歩コツとわざ，吉澤明孝編，78-85，じほう，東京，2016.
76) 枝広あや子，平野浩彦，他：認知症重度化にともなう口腔関連機能の変遷―Functional Assessment Staging（FAST）を基準にした検討―．老年歯学，29（2）：176-177, 2014.
77) 枝広あや子，平野浩彦：特集認知症と歯科―いま地域歯科医院に求められることとは何か？　Part 3 実例からみる認知症と歯科 4 治療場面でのトラブル～その 1～，歯界展望，127（2）：250-259, 2016.

78) 榊原幹夫, 助川未枝保, 永田久美子：認知症の治療とケア—基本から実践まで—. 高瀬義昌編著, 88-114, じほう, 東京, 2011.
79) Alberto P, Troutman A 原著, 安原佳子, 佐久間徹訳：第6章 行動の生起頻度を増大させる随伴操作. はじめての応用行動分析, 佐久間徹, 谷普二監訳, 145-174, 二瓶社, 大阪府, 1992.
80) HAM・人社会研究所：平成27年度厚生労働省老人保健健康増進等事業「歯科医師, 薬剤師, 看護師および急性期病棟従事者等への認知症対応力向上研修教材開発に関する研究事業」, 歯科医師分科会編歯科医師認知症対応力向上研修教材, 2016.
81) 枝広あや子：特集 高齢者の食支援 Seminar 7. 認知症患者の食支援を見据えた歯科の関わり. Geriatr Med, 54（1）：49-52, 2016.
82) 品川俊一郎：前頭側頭型認知症の食行動変化. 池田 学編, 専門医のための精神科臨床リュミエール12. 前頭側頭型認知症の臨床, 155-161, 中山書店, 東京, 2010.
83) Mendez MF, Foti DJ：Lethal hyperoral behaviour from the Kluver-Bucy syndrome. J Neurol Neurosurg Psychiatry, 62：293-294, 1997.
84) Freeman T, Gathercole CE：Perseveration—the clinical symptoms—in chronic schizophrenia and organic dementia. Br J Psychiatry, 112（482）：27-32, 1966.
85) Huey ED, Armstrong N, Momeni P, Grafman J：Challenges and new opportunities in the investigation of new drug therapies to treat frontotemporal dementia. Expert Opin Ther Targets, 12：1367-76, 2008.

第10章

うつ病患者の口腔健康管理

　何か悲しいことを経験する，仕事が上手くいかない，そして，対人関係で悩んでいるなどが原因で，気分がすぐれない，やる気が出ない，くよくよする，注意力が散漫になる，というような落ち込んだ気分になることは誰にでもある．通常はこのような状態は長続きせずに，時間が経てば元の状態に戻る．一方で，いつまでたっても落ち込んだ気分が元に戻らず，日常生活に支障をきたす状態が「うつ病」と呼ばれる．特に高齢者では，配偶者・肉親や友人の死去，仕事や社会的な役割の喪失などの特有の喪失体験があることから，うつ病を発症しやすい[1]．

　日本人では，過去一年間にうつ病になった経験がある12か月有病率は1～2％，これまでにうつ病を経験した率である生涯有病率は3～7％である．欧米の有病率は，それぞれ1～8％，3～16％であり，日本人は低いといわれているが，それでも日本の有病者数は100万人を超えている[2]．精神科や心療内科などの専門診療科での受療は20％であり，多くの患者は内科などの診療科を受診している．その理由は，軽症のうつ病や仮面うつ病では精神症状があまり表に現れず，主に身体症状を訴えることが多いからである．たとえば，なかなか寝付けない，何を食べても美味しくない，食欲がでない，というような場合は内科を，いつも体のどこかが痛いときは整形外科を，職場で体調が悪い場合には産業医など，それぞれ身体症状に見合った診療科，もしくはかかりつけ医を受診することが多い．さらに，義歯不適合や咀嚼障害，歯肉や粘膜の違和感や痛みなど，口腔に関連する訴えも少なくないため，うつ病患者が最初に受診する医療機関は歯科であることは十分に考えられる．

　うつ病患者の自殺率は高く，自殺者の約40％はうつ病であると報告されている．うつ病患者の2/3が自殺念慮を示し，10～15％が自殺するという報告もある[3,4]．警視庁が発表している自殺統計原票データ（**図1**）では，近年減少傾向にあるとはいえ，平成26年の自殺者数は2万5千人を超え，交通事故死の6倍以上となっている．特に働き盛りである20～45歳の男性の自殺者数は多く，死因の第一位となっている．自殺の原因では，健康問題が約半数を占めていることからも，うつ病の自殺リスクを示している．さらに統計に表れる自殺者数には未遂者は入っておらず，自殺未遂者数は少なくとも自殺者数の10倍はいると考えられている．歯科診療の場でスクリーニングを行い，うつ病患者に対して適切な対応をすることは，患者の命を守ることにもつながる．そのため，歯科医療者がうつ病を知り，うつ病患者の口腔健康管理について学ぶことは意義があると考える．歯科医療者がうつ病について正しく理解することは，診療に訪

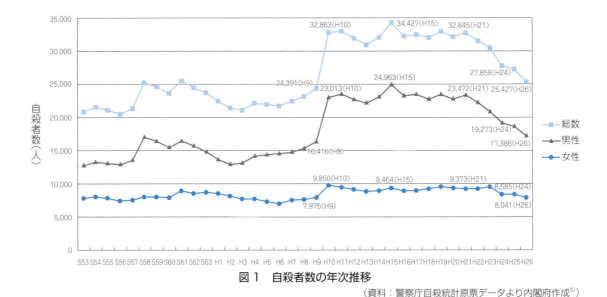

図1　自殺者数の年次推移

（資料：警察庁自殺統計原票データより内閣府作成[3]）

れる患者や家族・保護者などが抑うつ状態であることに気づき，抑うつ状態を改善するための支援（相談・専門医療機関への紹介・うつ病に対応した歯科治療）を得ることにつながる．

1. うつ病とは

1）定　義

　抑うつ気分（憂鬱：ゆううつ）と興味や喜びがない状態が一日中続き，さらに体重減少や睡眠障害などが2週間以上続くとうつ病とされる．躁状態を伴う場合には双極性障害（躁うつ病）と呼ばれる．身体症状が表面に出て精神症状が隠される病態のうつ病は，仮面うつ病と呼ばれ，高齢者に多くみられる．

2）原　因

　うつ病の原因は不明な点が多いものの，脳神経伝導物質の不足とストレスなどの環境の変化や身体的な問題が複合して発症すると考えられている．発症の原因により心因性，身体因性，内因性（性格環境因性）に分けられる．

（1）抑うつ気分

　抑うつ気分は，脳内神経伝達物質の働きの低下が原因と考えられている．すなわち，脳神経

間の情報を伝えるために必要な伝達物質であるセロトニンやノルアドレナリンが不足し，脳内で情報が上手く伝わらなくなり，精神の安定が乱される．

(2) 心因性うつ病
　家庭内での悩みや仕事量の増加による過労，子供の自立や配偶者・肉親の死去などの喪失体験，人間関係のトラブルや不慣れな子育てによるストレス，引っ越しや転職などの環境の変化などにより，ストレスが蓄積される，もしくは予期しない事態による心の動揺（ショック）によりうつ病を発症する．

(3) 身体因性うつ病
　病気や怪我も，うつの原因となる．脳血管疾患後遺症やアルツハイマー病などの脳疾患や甲状腺機能低下症やリウマチなどの疾患，副腎皮質ホルモンや高血圧治療薬などの薬剤は，うつ病の原因となりうる．

(4) 内因性うつ病
　抑うつ神経症とも呼ばれ，性格や環境がうつ状態に大きく影響すると考えられている典型的なうつ病である．抗うつ剤が著効し，経時的な自然治癒もある．

3) 治　療
　たとえ自然治癒が考えられるうつ病でも，患者本人の苦しみや自殺の可能性を考えると，できるだけ早期に治療すべきである．うつ病の原因を特定し的確な診断に基づく治療は，精神科などの専門医療機関で行うことが望ましい．うつ病の治療は，抗うつ薬の服用だけではなく，原因に対応した処置がなされるべきである．たとえば，身体疾患や薬剤が原因と考えられる場合には，疾患の治療や薬剤の変更を行う．また，環境や性格に起因していると考えられるならば，環境調整の可否や精神療法（認知行動療法や対人関係療法など）が行われる．抗うつ剤の副作用が懸念される高齢者や難治性のうつ病には，脳に電気を流す『無けいれん電撃療法 m-ECT modified electroconvulsive therapy』も有効とされている．

4) 症　状
　うつ病の症状は，精神と身体にそれぞれ現れる．なお，精神症状は患者自身で感じる自覚症状，自分以外の人が気付く他覚症状に分類できる．

(1) 精神症状
　気分が落ち込む抑うつ気分，ブレーキがかかったように考えが進まない思考停止，何に対し

表1 うつ病患者本人が自覚する主な精神症状

a．抑うつ気分：気分が落ち込む．
b．思考制止：ブレーキがかかったように考えが進まない．
c．意欲の低下：何に対しても興味がもてなくなる．
d．漠然とした不安・悲哀感：説明がつかない，原因がない不安に苛まれる．
e．集中力・注意力の低下：記憶力の低下も伴う．
f．自責感：常に自分を責める．
g．自殺念慮・希死念慮：死ななければならないという思い．

表2 主な身体症状

a．不眠，入眠困難，中途覚醒，早朝覚醒，熟眠感の欠如
b．食欲低下，胃の不快感，頭痛，肩こり
c．全身倦怠感，易疲労感，冷感，しびれ
d．動悸，便秘，性欲低下などの自律神経症状
e．口腔症状：口渇，味覚異常，口苦感，唾液の分泌異常，歯の違和感，顔面・顎関節痛，咬合不全感，舌痛など

ても興味がなくなる意欲の低下など，自覚する主な精神症状を表1に示した．ただし，軽症や仮面うつ病の場合にはこれらは伴わないことが多い．また，他覚症状として，表情が暗い，涙もろい，反応が遅い，落ち着かない，飲酒量が増える，などがあげられる．

(2) 身体症状

不眠，食欲低下，全身倦怠感など主な身体症状を表2に示した．軽症や仮面うつ病では，精神症状よりもこれらの身体症状を強く訴える．なお，口腔症状については重要なので，別に説明する．

5) 歯科診療の場におけるうつ病患者の発見（スクリーニング）

日本におけるうつ病患者の受診率は，先進諸国の中で非常に低い．医療機関を受診したうつ病経験者は27％で，さらに精神科を受診した患者は14％である[2]．うつ病の予防とできるだけ軽症のときに治療を始めるためには，口腔症状を訴える可能性が高いうつ病患者を早期に発見し，精神科などの専門医療機関への紹介を行うことが歯科医療者に必要な業務である．歯科に来院する患者が，表3に示した症状などを訴える場合にはうつ病が疑われる．これらのポイントに当てはまる場合には，一般健康状態で1．抑うつ気分，2．易疲労感，倦怠感，3．食欲不振（または増加），4．睡眠障害，について訊ねる必要があり，これに該当すれば，専門医療機関の受診を勧める．また，うつ病のスクリーニングには表4に示した老年期うつ病評価尺度（Geriatric Depression Scale 15：GDS15）も有用である．点数が高いほどうつ傾向が強く，5点

表3　歯科来院患者でうつ病を疑う訴え

①歯科受診にも関わらず口腔以外の身体症状を訴える．
②とらえどころのない曖昧な症状がある．
③身体所見や検査結果に比べて，症状が強い．
④すでにいろいろな検査を行っても異常がなく，しかも症状が長く持続している．
⑤「この症状さえとれたら，元気でやれそうな気がします」，「調子が悪くても，休むことができません」などと答える．

表4　老年期うつ病評価尺度（Geriatric Depression Scale 15；GDS15）

No.	質問事項	回答	
1	毎日の生活に満足していますか	いいえ	はい
2	毎日の活動力や周囲に対する興味が低下したと思いますか	はい	いいえ
3	生活が空虚だと思いますか	はい	いいえ
4	毎日が退屈だと思うことが多いですか	はい	いいえ
5	大抵は機嫌よく過ごすことが多いですか	いいえ	はい
6	将来の漠然とした不安に駆られることが多いですか	はい	いいえ
7	多くの場合は自分が幸福だと思いますか	いいえ	はい
8	自分が無力だなあと思うことが多いですか	はい	いいえ
9	外出したり何か新しいことをするより家にいたいと思いますか	はい	いいえ
10	何よりもまず、もの忘れが気になりますか	はい	いいえ
11	いま生きていることが素晴らしいと思いますか	いいえ	はい
12	生きていても仕方がないと思う気持ちになることがありますか	はい	いいえ
13	自分が活気にあふれていると思いますか	いいえ	はい
14	希望がないと思うことがありますか	はい	いいえ
15	周りの人があなたより幸せそうに見えますか	はい	いいえ

1，5，7，11，13には「はい」0点，「いいえ」に1点を，他にはその逆を配点し合計する．
5点以上がうつ傾向，10点以上がうつ病の疑いが強い．

（松林公蔵，他：Geriatric Medicine 32，1994.[5]より転載）

以上でうつ傾向，10点以上でうつ病の疑いが強いと考えられている[5]．

6）専門医療機関への紹介

　うつ病が疑われた場合は，積極的な治療は避けて，応急処置にとどめ，患者の話をよく聞き，よく説明を行ったうえで，精神科や心療内科への受診を勧める．抜歯などの非可逆的な処置が予想されるときや，すでに精神科などに通院している場合は，担当医に歯科診療情報を提供し，歯科処置を行う時期についての指示を得る．

表5　高齢者のうつ病の特徴

①精神症状よりも自律神経症状や身体症状を訴える．
②ボーとして反応が鈍いことから認知症と間違えられやすい．
③心気（病気にかかっている）そして貧困（お金がない），罪業（罪を感じる）の妄想に陥りやすい．
④周りの人たちが「年だからしょうがない」と考え放置され受診が遅れる．

7）高齢者のうつ病の特徴

　高齢者のうつ病では，表5に示すような特徴が認められ，身体症状，心気症状が全面に出やすいことがあげられる[6,7]．また，一般に若年成人のうつ病では精神運動抑制が顕著であるのに対して，高齢者では精神運動抑制が弱く，むしろ多弁になり，身体症状に強いこだわりを示し，繰り返し訴え，心気妄想につながりやすいといえる．抑うつ症状のために認知機能が低下し，一見すると認知症と間違えることも少なくない．見当識の確認で，今日の日付や過去の出来事をたずねると，うつ病では，「わかりません」「何もわからなくなりました」など，わからないことを表現するすることが多い．一方認知症では，答えがわからないにもかかわらず，答えられないことを取り繕おうとして，質問の意図からやや外れた回答をする傾向がある．

2. 歯科治療時・口腔健康管理時の注意点

　軽症うつ病や仮面うつ病では精神症状があまり表に現れず，主に身体症状を訴える．そのため，口腔内に症状が現れれば患者は歯科を受診する．患者の訴える歯科に関連のある身体症状としては，口渇，味覚異常，舌痛，口腔内の疼痛，顎関節症の症状などがある[8〜10]（表2）．また，患者は訴えないが特徴的な症状として，口腔衛生状態の不良がある．これらの身体症状の原因が歯科的に見あたらない場合，器質的異常がない場合「うつ病・うつ状態」の関与を疑う．

1）口腔内に現れる症状

（1）口腔衛生状態の不良

　意欲の低下により口腔清掃を行わなくなる．食物残渣やプラークが付着しても，口腔衛生に興味がなくなる．口臭があっても気にならない．唾液分泌の減少も口腔衛生状態を悪化させる．

（2）口　渇

　唾液分泌の減少は，うつ病自体で生じる場合と，治療薬である抗うつ薬の副作用で生じる場合がある．十分な唾液分泌がないので口腔内の自浄作用が低下し，口腔衛生状態が悪化する．また，舌背にカンジダ菌が付着して舌炎となり舌の痛みの原因となりうる．

（3）味覚異常

食欲の低下や体重減少は，味覚の異常が原因であることも考えられる．このような場合，何を食べてもおいしくない，砂を噛んでいるようだと訴えることが多い．

（4）舌　痛

カンジダ性舌炎とは異なり，器質的原因がなく，舌の痛みを訴える場合が多い．身近の舌がん患者の情報や，歯科受療を契機として発症する．食事など物が口の中に入っているときには痛みがないのが特徴で，中年以降の女性で訴える場合が多い．

（5）歯・歯肉・口腔内の疼痛

器質的な原因がないにもかかわらず，歯・歯肉や口腔内の漠然とした痛みを訴える．これらの痛みは，定位がはっきりしない，日によって痛みの程度・部位が変化する，食事中はあまり気にならない，眠れないほどの痛みではない，などの特徴を示す．

これらの痛みに対しては，鎮痛剤はほとんど効果がないなどの特徴がある．

（6）咬合の違和感・顎関節症の症状

物が噛めない，噛み合わせがおかしい，どこで噛んだらよいのかわからない，などの訴えがあるにも関わらず，診査では特に異常を認められない．患者の希望する咬合治療を行うと症状が悪化する．また，他院で装着された補綴装置に対する違和感や，かなり以前に装着されている義歯やブリッジが合わない，不快である，との訴えがある．

2）歯科診療における注意点

うつ病患者は自ら精神科などの専門診療外来を受診することは少ない．多くは身体的な訴えに固執し，内科などを受診する．口腔症状を訴える場合でも，歯科医院を訪れる前に複数の医科外来を受診していることもある．うつ病が疑われる患者の対応としては，まず話を傾聴し，症状の辛さを理解するように努めることが重要である．たとえ歯科学的に理解できない内容であったとしても，話を理解できたことを伝えることで，患者との意志疎通ができるようになる．その結果，精神的な問題から口腔内に症状が現れる可能性について，患者の理解が容易となり，専門医療機関（精神科や心療内科）への受診がスムーズになる．

うつ病による口腔症状が疑われる場合には，すでに専門医療機関に通院している患者であっても，初診での非可逆的な歯科処置は避ける．ただし，歯や補綴装置の鋭縁が原因と強く考えられる舌の褥瘡などの，明らかに痛みや不快の原因が診断できる場合には，積極的に除痛のための歯科処置を行う場合もある．

うつ病の症状の中で最も注意すべき症状は自殺念慮（希死念慮）である．理由もなく死にた

いと訴える患者には，その訴えを真摯に傾聴して医療者として心配していること，死んでは何もならないことを伝える必要がある．患者から「死なないこと」と専門医療機関での受療を継続的に行うことを約束するまで，繰り返し伝える努力が歯科医療者にも求められる[11]．

3) 歯科保健指導のポイント

(1) うつ病が疑われたら

効果的な歯科保健指導を行う場合には，患者の生活背景を知るだけでなく，表情や話し方，行動などを注意深く観察することが必要である．うつ病を疑うような症状や状態があり，専門診療を受療していなければ，必ず受診を促す．歯科保健指導は，定期的そして長期に渡るので，その時々の精神状態を考慮して行う．

(2) 専門医療機関との定期的な情報交換

うつ病治療が長期に渡っている場合には，うつ病治療薬の変更や減・増量により精神状態に変化が生じる場合がある．変化する精神状態に対応した歯科保健指導を行うために，定期的に専門医療機関から診療情報を得ること，そして，歯科からも診療内容や症状の変化などの診療情報を定期的に専門医療機関に提供することが望ましい．

うつ病治療薬の変更，減量，増量により口腔症状の再発や精神状態が不安定になったときなどは，歯科から積極的に情報提供を行う．また，うつ病治療の変更等は，患者から伝えられるだけでなくうつ病治療の担当医からの情報提供を得られるよう，専門医療機関と良好な関係の構築が必須となる．

(3) 患者を精神的に追い詰めない

口腔保健指導時に，患者のやる気がみられない，話し方や行動が辛そうにみえるなど，うつ病の悪化が予想される症状がある場合には，歯ブラシの歯面への当て方や動かし方等の患者の行動に期待するような指導は行わない．意欲の低下により口腔衛生状態に興味がない場合には，一度に多くのことは指導できない．強引な指導や積極的な処置はうつ状態の悪化を招く恐れがある．また，否定や叱咤・激励は避け，その時々の精神状態や口腔症状で，できることを行う．たとえば，気分の落ち込みや倦怠感がひどく，意欲の低下がみられ，朝晩の歯ブラシを勧めるなどの指導によりうつ状態の増悪が予想される場合には，歯磨きを休む指導もありうる．患者を精神的に追い詰めることのない話し方として，「今できないのは仕方がない」「辛いときには頑張る必要はない」などは勧められる．

(4) 本人と家族（保護者など）に告げること

うつ病の治療は，服薬治療だけでなく生活環境や人間関係などの調整を行う必要があるた

め，本人だけでなく家族にもうつ病であることを告げるのが原則となる．ただし，歯科医療者が本人以外に告知する場合には，本人の同意だけでなく通院している専門医療機関からの助言を必要とする．

(羽村　章)

文　献

1) 厚生労働省：知ることからはじめよう みんなのメンタルヘルス総合サイト こころの病気を知る 病名から知る うつ病. http://www.mhlw.go.jp/kokoro/know/disease_depressive.html (accessed 2016-12-1)
2) 川上憲人：世界のうつ病，日本のうつ病―疫学研究の現在．医学のあゆみ，219 (13)：925-929，2006.
3) 警察庁：自殺者数の年次推移. https://www.npa.go.jp/safetylife/seianki/jisatsu/H26/H26_jisatunojoukyou_03.pdf (accessed 2016-12-1)
4) 厚生労働省 社会・援護局障害保健福祉部 精神・障害保健課：自殺・うつ病等対策プロジェクトチームのまとめ. http://www.mhlw.go.jp/seisaku/2010/07/03.html (accessed 2016-12-1)
5) 松林公蔵，他：総合的日常生活機能評価法―Ⅰ評価の方法．d 老年者の情緒に関する評価．Geriatric Medicine，32：541-546，1994.
6) 平野浩彦：7-精神神経疾患(統合失調症，老年期うつ，認知症)．老年歯科医学，森戸光彦編集主幹，日本老年歯科医学会編集協力，200，医歯薬出版，東京，2015.
7) 中村広一：うつ病．スペシャルニーズデンティストリー障害者歯科，日本障害者歯科学会編，124-126，医歯薬出版，東京，2009.
8) 中原　泉，他編：常用歯科辞典　第4版．医歯薬出版，111，東京，2016.
9) 大津光寛，他：抜歯を契機としてうつ状態が増悪した一症例．日歯心身，16：67-69，2001.
10) 豊福　明：うつ病患者の正しい向き合い方．Quintessence，33：88-97，2014.
11) 大嶋依子，他：歯科衛生士が大うつ病性障害患者に対して長期にわたり歯科保健指導を行った1例．障歯誌，37：169-173，2016.

索　引

【あ】

アズレン製剤　19
アテローム血栓性　139
アテローム血栓性脳梗塞　143
アテローム性動脈硬化症　150
アミロイドβ　146
アルツハイマー病　11, 180

異化　49
意識レベル　155
移乗　152
胃食道逆流物　74
一過性脳虚血発作　135, 136, 149
遺伝子組み換え副甲状腺ホルモン　95
易怒性　198
意味性認知症　195
胃瘻　43
胃瘻造設　74
インターデンタルブラシ　12

う蝕抑制・象牙質知覚過敏鈍麻剤　17
うつ病　168, 181, 211
運動障害　166, 169

栄養過剰　48
栄養欠乏　48
栄養サポートチーム　48
栄養サポートチーム加算　44
栄養サポート連携加算1　44
栄養障害　48
栄養判定指数 PNI　54
エネルギー量換算　56
嚥下訓練食　57
嚥下障害　141
嚥下障害リスク評価尺度改訂版　31
嚥下食　57
嚥下食ピラミッド　57
嚥下造影　37
嚥下調整食　57
嚥下調整食分類2013　57

嚥下内視鏡検査　37
炎症性サイトカイン　149
エンゼルデンチャー　128
エンドタフトブラシ　12

オーラルフレイル　48

【か】

ガーグリング　3, 203
開口器　23, 152
開口補助器具　23
介護食　57
咳嗽反射　154
改訂長谷川式簡易知能評価スケール　4, 184
改訂水飲みテスト　31
概念的思考　199
海馬　187
拡散強調 MRI　136
核磁気共鳴血管撮影　137
仮性球麻痺　29
過鎮静　183
学会分類2013（とろみ）　60
滑落防止　77
痂皮　18
仮面うつ病　211, 212
過量服薬　200
がん　99
簡易栄養状態評価表　4, 52
感覚障害　166
環境因子　201
環境整備　67
環境整備・調整　198
管腔内消化　49
間歇的口腔食道経管栄養法　116
感情失禁　191
間接訓練　154
含嗽剤　18
感知能力低下　153
がんの症状　102
緘黙　195

緩和ケア　122
緩和ケア病棟　125

記憶障害　186
気管切開　114，156
気管挿管　154
気管内吸引　156
義歯性口内炎　24
義歯洗浄剤　24
希死念慮　217
義歯の使用　109
偽性球麻痺　29，191
機能的自立度評価法　4，61
基本チェックリスト　4
客観的栄養評価　52
吸引装置　155
嗅覚障害　167
吸収　50
急性障害　107
球麻痺　29
局所止血処置　153
虚血　108
虚血性脳卒中　137
起立性低血圧　10，165
筋強剛　163
菌血症　81
筋固縮　163，193

くも膜下出血　135，136，147
グラスゴー・コーマ・スケール　155
クリッピング術　148
クリンダマイシン　94
クロルヘキシジン　94
クワシオルコル　55

形骸化現象　187
経管経腸栄養療法　43
経口挿管　153
警告頭痛　147
頸動脈狭窄症　150
頸動脈ステント留置術　150
頸動脈内膜剥離術　150
軽度認知障害　11
経鼻胃経管栄養　114
経皮的脳血栓回収術　144

頸部聴診　35
頸部内頸動脈狭窄　135
外科療法　170
血管新生阻害薬　87，97
血管性認知症　141，180
血管内治療　149
欠損側隣接面　15
幻覚　168
健康寿命　44，46
健康寿命阻害因子　46
幻視　192
健常時除脂肪体重　54
顕性誤嚥　28
見当識障害　155，186

コイル塞栓術　148
誤飲　77
抗RANKLモノクローナル抗体製剤　87
抗VEGF抗体製剤　88
高圧酸素療法　95
高カロリー輸液　55
抗菌薬投与　83
口腔衛生管理　76，112
口腔がん　100，103
口腔乾燥　126
口腔虚弱　48
口腔ケア　150，171
口腔健康管理　106
口腔湿潤剤　22，126，128
口腔内吸引　78
口腔粘膜炎　107，110，117
高血圧　146
抗血小板薬　144
抗コリン作用　182
高次脳機能　178
咬傷　127
甲状腺機能低下症　180
口唇傾向　196，205
巧緻性　199
喉頭侵入　73
高齢者総合的機能評価簡易版　4
誤嚥　73
誤嚥性肺炎　70，115，119，150
誤嚥防止体位　64
5期モデル　28

呼吸管理下　153
骨壊死　108
骨枢　91
骨吸収抑制薬関連顎骨壊死　87，110
骨粗鬆症　90
骨代謝修飾因子BMA関連顎骨病変　87
骨転移　90
誤認　192
コミュニティケア　1
コルチコステロイド　97
コンピュータ断層撮影　137
根面う蝕　17

【さ】
サージカルクリップ　148
再出血　148
錯乱　72
左心耳閉鎖術　146
サブスタンスP　191

自覚症状　162
歯科処置　109
歯科訪問診療　77
歯間ブラシ　12
磁気共鳴イメージング　137
視空間認知障害　195
止血シーネ　153
自殺念慮　217
自殺率　211
歯周病　149
支持療法　106
ジスキネジア　170
姿勢　57
姿勢異常　166
姿勢代償　75
姿勢反射障害　164，193
持続吸引法　75
持続性注意　188
失語　153
失行　186
湿性嗄声　72，154，156
歯磨剤　16
習慣的行動　196
周術期口腔機能管理　117
周術期口腔機能管理計画書　117

周辺症状　186
終末期　123
主観的包括的評価　52
手段的日常生活動作尺度　4
出血性脳卒中　137
手用歯ブラシ　12
消化　49
障害高齢者の日常生活自立度（寝たきり度）判定基準　4
小血管病変　143
常同行動　196
静脈栄養　43
静脈内鎮静法　154
食形態　57，60
食事環境　57
食事姿勢　60
食事摂取基準　48
食物残渣　18
自律神経症状　192
シロリムス　89
心気症状　216
心筋虚血発作　157
シングルタフトブラシ　12
神経所見　162
神経心理学的症状　186
神経伝達物質　180
心血管系偶発症　156
心原性脳塞栓症　143
人工呼吸器関連性肺炎　119
人工呼吸器関連肺炎　70，126，151
進行性非流暢性失語　195
振戦　193
身体各部位％体重　65
身体症状　214，216
身体的ストレス　154
心電図モニタリング　152
心不全　83
心房細動　143
心療内科　211

遂行機能障害　186
衰弱　47
錐体外路症状　163，166，194
錘体路障害　191
睡眠障害　167

スタンダードプリコーション　7
ステロイド性骨粗鬆症　90
ステント型血栓回収デバイス　145
スニチニブ　89
スマイルケア食　58

生活習慣病予防　46
清潔観念　199
静止時（安静時）振戦　163
正常圧水頭症　180
精神運動抑制　216
精神科　211
精神症状　167，213，214
精神遅滞　181
精神療法　213
生体維持機能　188
静的栄養評価　54
正の強化子　201
聖隷式嚥下質問紙　31
咳テスト　34
摂食嚥下障害　165
摂食嚥下リハビリテーション　106，111，142
摂食開始困難　189
摂食機能訓練　78
舌接触補助床　113
舌苔　18，20
セミファウラー位　9
セルフケア　1
セロトニン　213
洗口液　16
洗口剤　16
洗滌　84
全身の偶発症　154
全人的苦痛　123
選択的注意　188
穿通動脈　146
前頭側頭型認知症　11，180
せん妄　181
専門的口腔ケア　106

象牙質知覚過敏鈍麻剤　17
巣症状　191
僧帽弁　81
塞栓　83
組織プラスミノーゲンアクチベーター　144

ソラフェニブ　89

【た】
対人関係療法　213
大脳基底核　191
多剤併用　182，200
脱抑制　186，196
段階的損傷　190

地域包括ケアシステム　129
窒素含有ビスフォスフォネート　87
窒素死　54
注意障害　188
注意転導性　196，205
中核症状　186
中心静脈栄養　55
直接訓練　154
直接経口抗凝固薬　144
治療方法　104

定位放射線治療　149
低酸素血症　156
ティッシュコンディショナー　25
デノスマブ　87
点状出血　82
デンタルフロス　12
デンチャープラーク　24
デンチャーマーキング　27
電動歯ブラシ　12

同化　49
頭蓋内動脈狭窄症　150
頭頸部悪性腫瘍　100
頭頸部角度　61
統合失調症　181
動作緩慢　193
動静脈奇形　147
動的栄養評価　54
投薬管理　200
特別用途食品　57
ドパミンアゴニスト　169
ドパミン補充療法　169
とりつくろい　187

【な】

軟質リライン材　25

日本昏睡尺度　155
ニューキノロン系　94
認知行動療法　213
認知症　129, 154, 177
認知症高齢者の日常生活自立度判定基準　4
認知症対応力向上研修　205

寝たきり顔　63

脳　134
脳アミロイドアンギオパチー　146
脳幹網様体　192
脳血管疾患　134, 135, 190
脳血管障害　135
（脳）血管内治療　145
脳血管内治療　144
脳梗塞　135, 136
脳腫瘍　180
脳小血管病　146
脳神経伝導物質　212
脳深部刺激療法　170
脳脊髄液検査　184
脳卒中　135, 136, 137
脳卒中後認知症　141
脳卒中データバンク2015　140
脳卒中発症率　139
脳卒中リハビリテーション　142
脳動静脈奇形　148
脳動脈瘤　147
脳内出血　135, 136, 146
ノルアドレナリン　213
ノンメタルクラスプデンチャー　25

【は】

パーキンソニズム　154
パーキンソン病　161
バーセルインデックス　4
肺炎　141
敗血性疾患　81
バイタルサイン　151
背板角度　61
剝離上皮膜　18

8020運動　45
8020達成率　46
発がん因子　101
抜歯　109
発話障害　142
歯の寿命　45
パルスオキシメーター　9, 156
晩期障害　108
ハンター舌炎　50
反復嚥下　156
反復唾液嚥下テスト　31

非運動症状　165
被影響性　196, 205
微小動脈瘤　146
ビタミンB_{12}欠乏症　180
一口量　67
非ビタミンK拮抗型経口抗凝固薬　144
非弁膜症性心房細動　144
びまん性嚥下性細気管支炎　70
標準予防策　7

ファウラー位　9
フードテスト　34
不穏　72
不健康寿命　46
不顕性誤嚥　28
腐骨形成　91
不整脈　157
フッ化物　16
フッ化物歯面塗布剤　17
負の強化子　201
フレイル　47
プロセスモデル　28
プロフェッショナルケア　1

平均寿命　46
米国心臓協会　135
米国脳卒中協会　135
ペーシング　67
ペニシリン系抗菌薬　94
ベバシズマブ　89
変性性認知症　180
ベンゼトニウム塩化物　18
片麻痺　142

保続　198, 206
ポビドンヨード　18
ポリファーマシー　200

【ま】
膜消化　49
マラスムス　55
マラスムス-クワシオルコル型　55
慢性硬膜下血腫　180

ミールラウンド　76, 130
ミニ脳卒中　149
ミニメンタルステート検査　4

無気肺　156
無症候性心筋虚血　157
無動　164

メンデルソン症候群　70

モニター装置　152

【や】
薬剤関連顎骨壊死　87

ゆううつ　212
ユニバーサルデザインフード UDF　58

要介護施設　154
ヨウ素製剤　18
抑うつ　212
予後判定栄養評価　54
予知的な治療計画　202
予防投与　85
四大臨床症状　162

【ら】
ラクナ梗塞　139, 143

理解力低下　186
リスクマネジメント　151
リハビリテーション　141, 171
流涎　166
臨床的重症度分類　38
リンシング　3, 203

レストレイナー　154
レビー小体型認知症　180
レム睡眠異常　192

老嚥　48
老年期うつ病評価尺度短縮版　4
老年症候群　47
老老介護状態　200

【わ】
ワルファリン　144
ワンタフトブラシ　12

【A】
anti-resorptive agents-related osteonecrosis of the jaw　87
ARONJ　87, 111
arteriovenous malformation　148
aspiration pneumonia　70
AVM　148

【B】
bacterial translocation　55
BDR 指標　5
BOHSE　3
bone modifying agent　87
BPSD　186
Brief Oral Health Status Examination　3

【C】
carotid artery stenting　150
carotid endarterectomy　150
carotid stenosis　150
CAS　150
CDR　184
CEA　150
cerebral aneurysm　147
cerebral infarction　136
cerebrovascular disease　135
cerebrovascular disorder　135
computed tomography　137
computed tomography angiography　137
CT　137, 184
CTA　137
CT 血管造影　137

【D】
DASC21　188
diffusion weighted image　136
DOACs　144
DSM-5　181
DWI　136

【E】
EAT-10 日本語版　31
Eilers Oral Assessment Guide　3
endovascular procedures　145

【F】
FAST　137, 138, 184
FIM　61

【G】
GCS　155
GDS15　214, 215

【H】
HDS-R　184
hemorrhagic stroke　146
Hoehn & Yahr の重症度分類　161

【I】
IADL　184
ICD10　136
ICH　146
intracerebral haemorrhage　136
intracerebral hemorrhage　146
intracranial artery stenosis　150
ischemic stroke　142

【J】
Japan Coma Scale　155
JSSRS　139

【K】
K-point　23

【L】
L-ドパ　169
lean body mass　54
LEMONADE Study　46

【M】
magnetic resonance angiogram　137
magnetic resonance imaging　137
medication-related osteonecrosis of the jaw　87
MMSE　184
MNA®-SF　52
MR CLEAN　144
MRA　137
MRI　137, 184
MRONJ　87

【N】
nitrogen death　54
NLS-FE　55
no on・delayed on 現象　170
NOAC　144
NPI　184
NST　48

【O】
OAG　3
ODA　52
OE 法　116
OHAT　3
Oral Health Assessment Tool　3

【P】
PET 検査　184
PMTC　84
post-stroke dementia　141
protein energy malnutrition　55
PSD　141

【Q】
QOD　123
quality of death　123

【R】
Revised Oral Assessment Guide　3
ROAG　3

【S】
SAH　147
SGA　52

Shaker exercise　155
SPECT　184
SpO$_2$　9, 155
SSS-TOAST 分類　143
Stop-Stroke Study TOAST　143
stroke　135, 136
subarachnoid haemorrhage　136
subarachnoid hemorrhage　147

【T】
t-PA　144
The Japan Standard Stroke Registry Study　139
TIA　149
tissue-type plasminogen activator　144
TOAST 分類　142

total pain　123
transient ischemic attack　149
Trial of Org 10172 in acute stroke treatment　142

【V】
VaD　141
VAP　119, 126
vascular dementia　141
Vincent 症状　90

【W】
wearing-off 現象　169
Wechsler 記憶検査改訂版　184
Willis 動脈輪　135, 147
WMS-R　184

編　集

下山　和弘　東京医科歯科大学歯学部 教授
羽村　　章　日本歯科大学生命歯学部高齢者歯科学 教授

執　筆（執筆順）

下山　和弘（東京医科歯科大学歯学部）
石井　良昌（海老名総合病院歯科口腔外科）
須田　牧夫（日本歯科大学附属病院口腔リハビリテーション科）
深山　治久（東京医科歯科大学大学院医歯学総合研究科 麻酔・生体管理学分野）
田中　　彰（日本歯科大学新潟生命歯学部口腔外科学講座）
岩佐　康行（原土井病院 歯科／摂食・栄養支援部）
福永大二郎（九州医療センター歯科口腔外科）
助川　顕士（原土井病院 歯科・歯科口腔外科）
大渡　凡人（九州歯科大学口腔保健・健康長寿推進センター）
三浦　雅明（埼玉県総合リハビリテーションセンター歯科診療部）
枝広あや子（東京都健康長寿医療センター研究所自立促進と介護予防研究チーム）
羽村　　章（日本歯科大学生命歯学部高齢者歯科学）

疾患を有する高齢者の口腔健康管理

2017年7月31日　第1版・第1刷発行

編　著　下山和弘／羽村　章
発　行　一般財団法人 口腔保健協会
〒170-0003　東京都豊島区駒込1-43-9
振替 00130-6-9297　電話（03）3947-8301
FAX（03）3947-8073

乱丁・落丁の際はお取り替えいたします．　　　印刷／三報社印刷・製本／愛千製本
©Kazuhiro Shimoyama, et al. 2017. Printed in Japan
ISBN978-4-89605-336-4　C3047

本書の内容を無断で複写・複製すると，著作権・出版権の侵害となることがありますので御注意下さい．
JCOPY ＜(社)出版者著作権管理機構 委託出版物＞
本書の無断複写は著作権法上での例外を除き禁じられています．複写される場合は，そのつど事前に，(社)出版者著作権管理機構（電話 03-3513-6969，FAX 03-3513-6979，e-mail：info@jcopy.or.jp）の許諾を得て下さい．